PREPPING
LEICHT GEMACHT

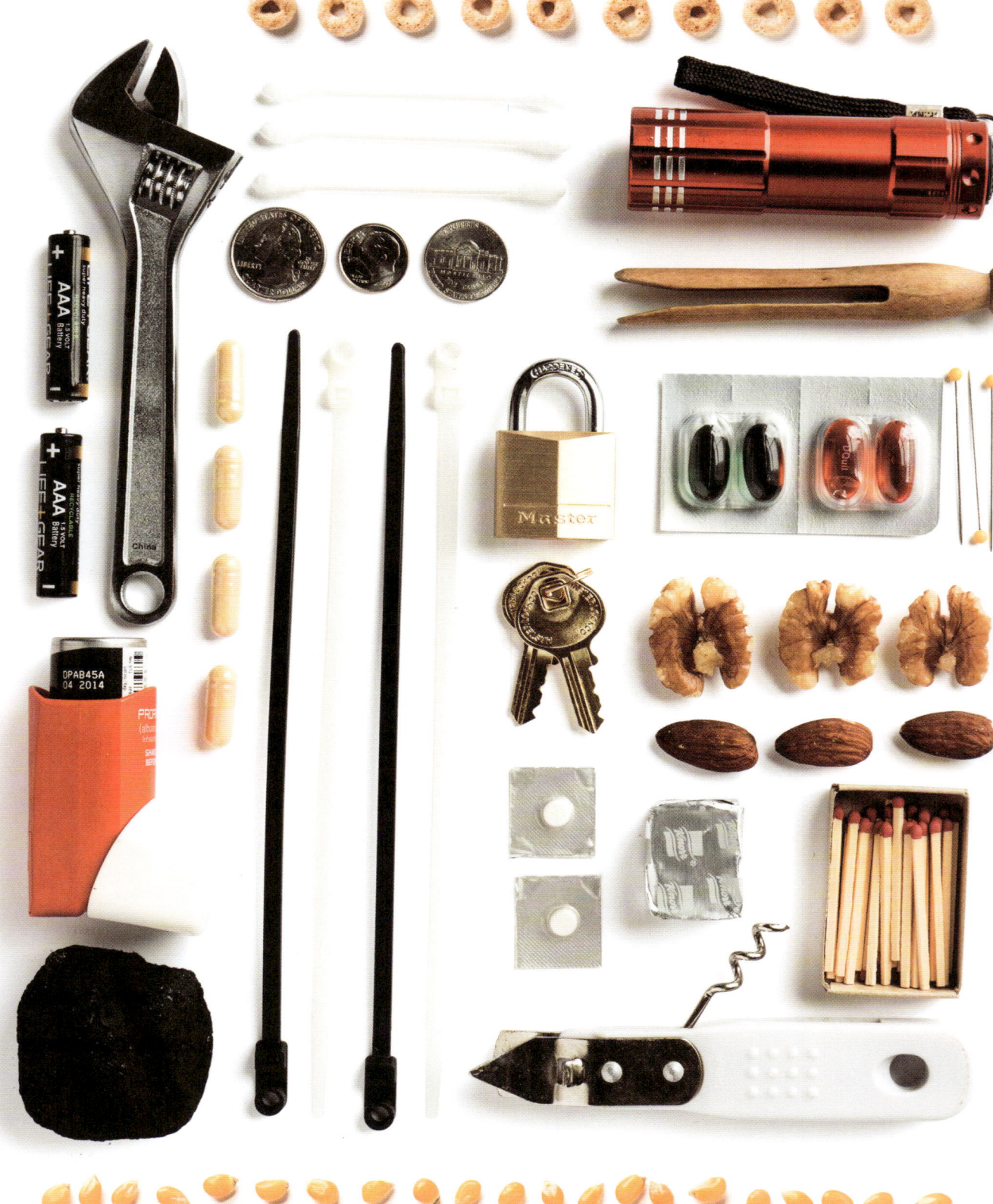

KATHY HARRISON

PREPPING LEICHT GEMACHT

VORSORGE FÜR KRISEN- UND KATASTROPHENFÄLLE

HEEL

HEEL Verlag GmbH
Gut Pottscheidt
53639 Königswinter
Tel.: 02223 9230-0
Fax: 02223 9230-13
info@heel-verlag.de
www.heel-verlag.de

© der deutschen Ausgabe
2020 HEEL Verlag GmbH

© 2018 Prepping 101 by Kathy Harrison.
Originally published in the United States by Storey Publishing, LLC
Autor: Kathy Harrison
Gestaltung: Carolyn Eckert
Zeichnungen: Ilona Sherratt (Seite 26, 43, 86–87 und 123)
Fotos: Mars Vilaubi
Mit Ausnahme siehe Seite 175

Originaltitel: Prepping 101: 40 steps you can take to be prepared: protect your family, prepare for weather disasters, and be ready and resilient when emergencies arise
Original ISBN: 978-1-61212957-0

Deutsche Ausgabe:
Übersetzung aus dem Englischen: Frederik Kugler, Berlin und Philippa Fischer
Satz: Axel Mertens, Königswinter
Coverdesign: Axel Mertens, Königswinter
Lektorat: Hannah Kwella und Helge Wittkopp

Alle Angaben ohne Gewähr. Irrtümer vorbehalten.

Alle Rechte, auch die des Nachdrucks, der Wiedergabe in jeder Form und der Übersetzung in andere Sprachen, behält sich der Herausgeber vor. Es ist ohne schriftliche Genehmigung des Verlags nicht erlaubt, das Buch und Teile daraus auf fotomechanischem Weg zu vervielfältigen oder unter Verwendung elektronischer bzw. mechanischer Systeme zu speichern, systematisch auszuwerten oder zu verbreiten.

– Alle Rechte vorbehalten –

Printed in Latvia

ISBN 978-3-96664-125-8

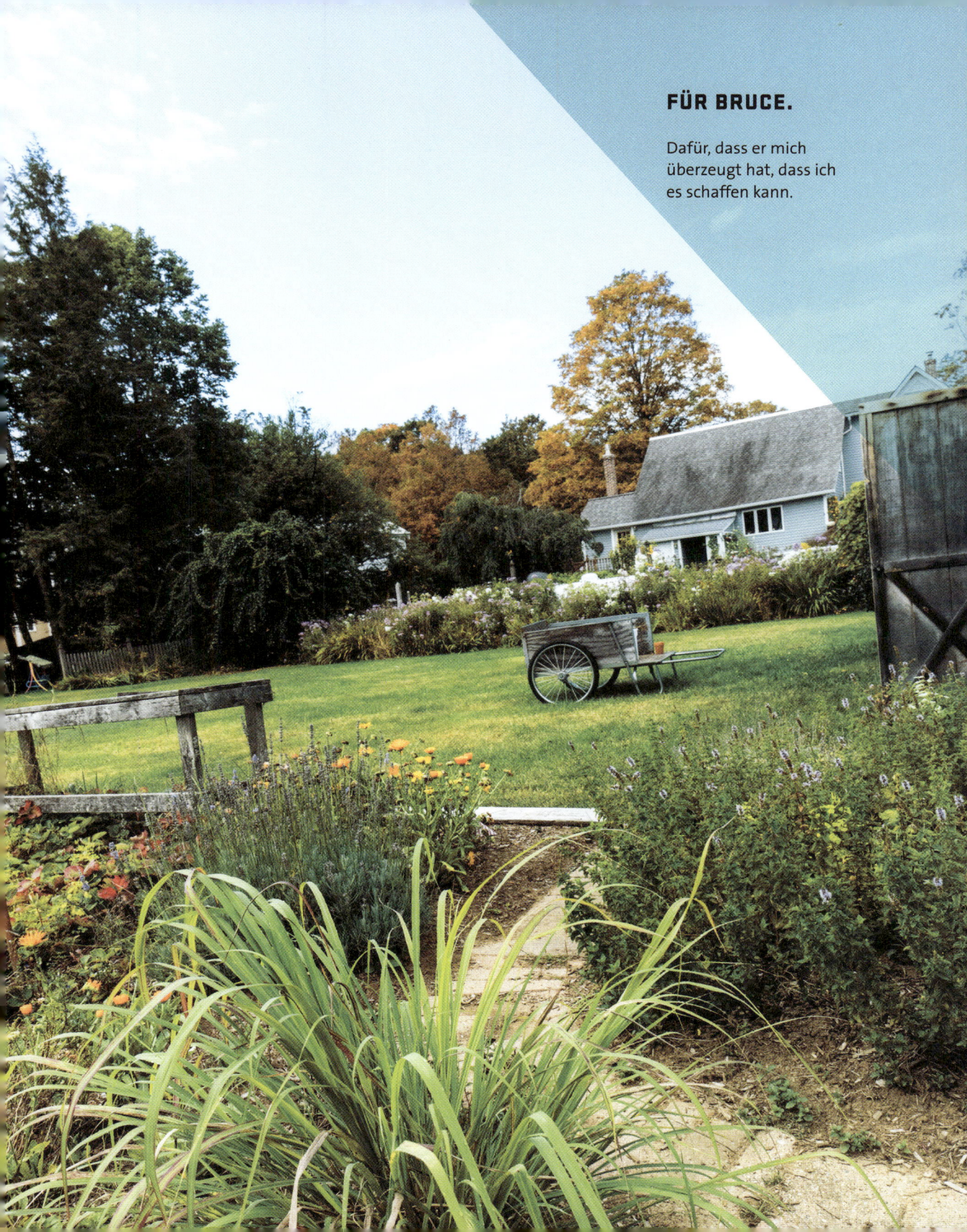

FÜR BRUCE.

Dafür, dass er mich überzeugt hat, dass ich es schaffen kann.

INHALT

Einführung 8

Dokumentenmappe erstellen
10
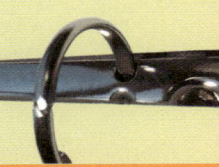

Licht ins Dunkel bringen
14
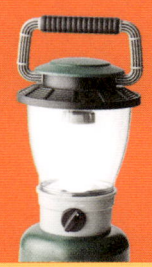

Wasserbedarf ermitteln
18

Langfristige und unabhängige Wassernutzung
22
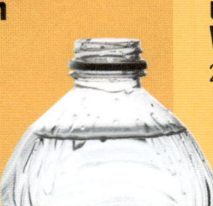

Nahrungsmittelbedarf ermitteln
28

Einen Plan zur Nahrungsmittellagerung erstellen
32

Lebensmittel lagern
36
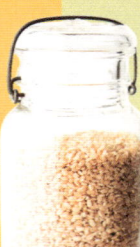

Erste-Hilfe-Set zusammenstellen
40

Werkzeugkasten zusammenstellen
44
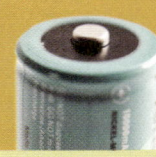

Batterien bevorraten
47

Auto vorbereiten
50

Das Zuhause vorbereiten
55
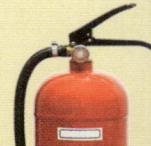

Finanzielle Situation überprüfen
59
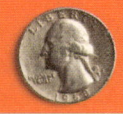

Elektronik schützen
62

Kinder vorbereiten
64

Haustiere vorbereiten
68
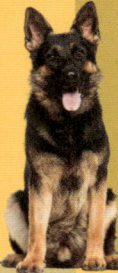

Kommunikationskanäle offen halten
71

Kopf, Hände und Füße schützen
75

Großeinkauf
78

Einen kleinen Garten anlegen
81

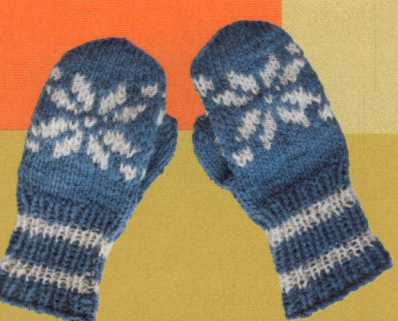

Lebensmittel haltbar machen 88 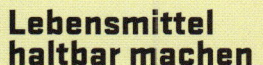 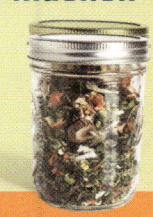	**Kochen in Krisenzeiten** 92	**Einen Tag mit Notmahlzeiten planen** 98 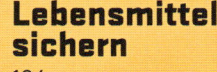	**Lebensmittel sichern** 104
Abfälle richtig entsorgen 107	**Schädlinge bekämpfen** 111 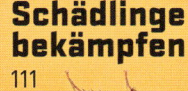 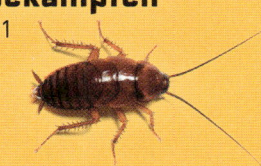	**Nachbarn und Gemeinde kennenlernen** 114	**Spiele und Unterhaltung einplanen** 118 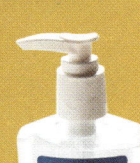
Eine Notfalltoilette einrichten 122	**Auf persönliche Hygiene achten** 126	**Wäsche waschen ohne Strom** 128	**Pandemien SARS, Covid-19 & Co.** 132
Schutz vor Betrügern und Dieben 136	**Einen Schutzraum einrichten** 139	**Warm halten** 142	**Kühl halten** 146 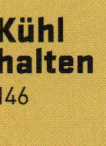
Evakuierungsplan erstellen 149	**Survival-Hacks** 153 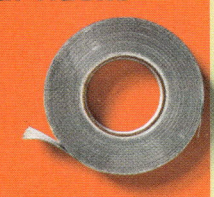	**Der gut sortierte Bücherschrank** 156	**Auf die Plätze, fertig, los!** 160 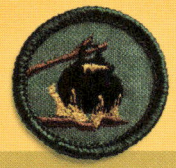
Nachwort: Was, wenn es länger dauert? 162	**Adressen** 164	**Empfohlene Lektüre** 166	**Checklisten** 172

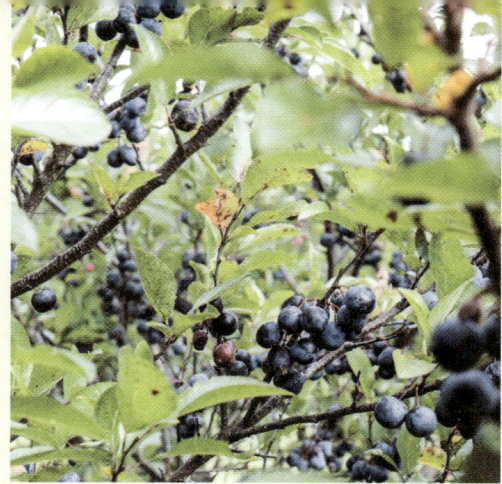
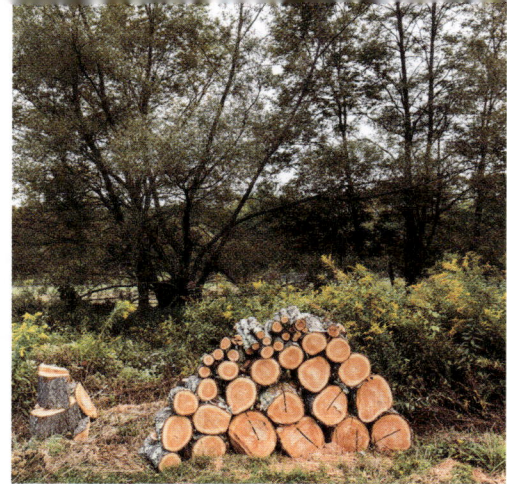

Einführung

WIE WÜRDEN SIE REAGIEREN, wenn Sie morgen aufwachen und feststellen würden, dass der Strom ausgefallen ist und Supermärkte und Tankstellen bis auf weiteres geschlossen sind? Könnten Sie die alltäglichen Probleme bewältigen und alle neuen Aufgaben in Angriff nehmen? Könnten Sie Ihre Familie ernähren und warm halten? Wären Sie vorbereitet?

Familien, die lernen müssen mit Krisen umzugehen, sind nichts Neues. Tatsächlich ist dies im Laufe der Geschichte überall auf der Welt häufig die Norm gewesen. Meine Großmutter ernährte und kleidete ihre Familie während der harten Jahre der Großen Depression. Mit einer jungen Familie und einem Mann, der im Ausland diente, musste meine Mutter während des Zweiten Weltkriegs mit der Rationierung zurechtkommen. Ich habe miterlebt, wie der Terrorismus zu einem alltäglichen Begriff wurde und wie die Große Rezession Menschen, die ich kannte, ihrer Häuser und ihrer Lebensgrundlage beraubte. Heutzutage nehmen die politischen Unruhen zu, das Klima verändert sich schneller, als die meisten Menschen erwartet haben, und die globale Verschuldung bedroht die Finanzmärkte. 2002 kam es mit dem SARS-Virus zur ersten Pandemie des 21. Jahrhunderts und ab Dezember 2019 breitete sich der bis dahin unbekannte SARS-CoV-2, auch Coronavirus genannt, aus und verursachte die Erkrankung COVID-19. In Zukunft werden wir uns wohl auch verstärkt mit Cyberkriegen auseinandersetzen müssen.

Der leichte Zugang zu Nachrichten und Informationen aus der ganzen Welt kann dazu führen, dass man überall Tod und Zerstörung vermutet. Es ist leicht, von der Fragilität unserer Systeme überwältigt und demoralisiert zu werden. Aber wo Schatten ist, da ist auch Licht. Immer mehr Gemeinschaften organisieren sich und investieren in ihre gemeinsamen Lebensräume. Immer mehr Sonnenkollektoren sind in der Landschaft zu finden und nach einer langen Periode des Rückgangs nimmt die Freiwilligenarbeit wieder zu. Gemeinschaftsgärten und von der Gemeinde unterstützte landwirtschaftliche Projekte entstehen in städtischen Gebieten. Wenn sich immer mehr Familien mit Selbstversorgung, Hühnerhaltung, Vorratshaltung und altem Handwerk auseinandersetzen ist das ein gutes Zeichen für uns alle.

Gemeinschaften, die sich auf Krisen vorbereiten, sind verbundene Gemeinschaften und vorbereitete Familien sind verbundene Familien.

Ich verstehe den Wunsch vollkommen, über etwas anderes nachzudenken, als über Katastrophenszenarien. An manchen Tagen weigere ich mich die Nachrichten zu sehen.

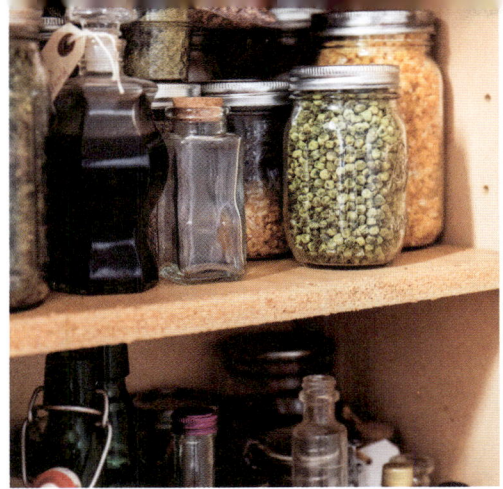
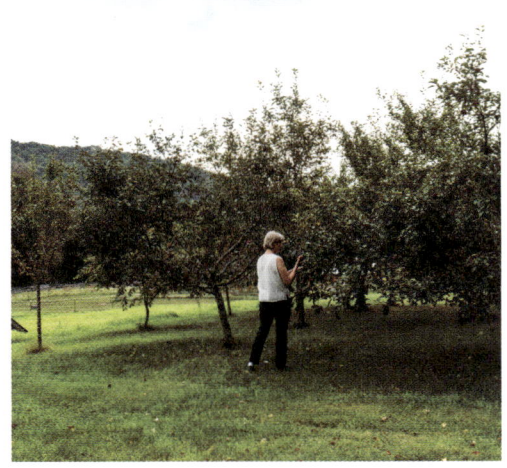

„Ich schlage nicht vor, dass Sie einen Bunker bauen sollen ..."

Stattdessen trinke ich Tee, rupfe Unkraut, gehe im Wald spazieren oder lese ein gutes Buch. Aber mein Wunsch die Augen zu verschließen hält nicht lange an. Es ist meine Aufgabe, mich jetzt darauf vorzubereiten, dass meine Familie geschützt wird.

Fernsehsendungen, die Menschen, die sich auf schwierige Zeiten vorbereiten wollen, als wahrhafte, schießwütige, in Bunkern lebende Paranoiker darstellen, haben dazu beigetragen, dass viele wichtige Gespräche darüber, wie ein Familien-Krisenplan aussehen könnte, beendet wurden oder gar nicht erst stattfanden. Mein Ziel ist es, voranzukommen und diese Gespräche zu führen, egal wie unangenehm es auch sein mag. Ich bitte Sie nicht darum, sich auf das Ende der Welt vorzubereiten, aber die Fähigkeiten und die Geisteshaltung die Sie lernen werden, sind auf kurze und auf lange Sicht nützlich. Der Wasserfilter, den Sie mit Ihrem Kind als kleines Wochenendprojekt bauen, funktioniert, wenn Sie sauberes Wasser brauchen und der Solarofen kocht eine Mahlzeit auch dann, wenn wirklich mal kein Strom, aber Sonnenlicht, vorhanden ist.

Ich schlage nicht vor, dass Sie einen Bunker bauen oder Ihre Geldreserven für einen Jahresvorrat an gefriergetrockneten Lebensmitteln ausgeben sollen. Sie werden nach der Lektüre dieses Buches kein Experte für das Überleben in der Wildnis sein und ich kann Ihnen nicht beibringen, wie Sie ein Reh auf dem Feld küchenfertig zerlegen oder wie Sie eine Notfall-Blinddarmoperation durchführen können.

Aber ich schlage vor, dass Sie einige Zeit damit verbringen, über Ihr Zuhause, Ihre Nachbarschaft und Gemeinde nachzudenken. Spielen Sie einmal durch, wie Sie einen längeren Stromausfall überstehen können oder was es für Sie bedeuten würde, wenn Sie aufgrund eines Sicherheitsrisikos Ihr Heim nicht verlassen dürfen. Die Handlungsweisen die ich vorschlage, bieten konkrete Schritte zum Abhaken und Möglichkeiten zur Bewältigung einer Notsituation. Sie werden Dinge kaufen, herstellen und lernen müssen. Die Vorbereitungen werden nicht Ihr Leben übernehmen – im Gegenteil, es kann dieses sogar noch verbessern. Sie werden Vertrauen in Ihre Fähigkeiten aufbauen und das gute Gefühl gewinnen, dass Sie die Bedürfnisse Ihrer Familie während einer Krise befriedigen können.

Werden Sie alles, was Sie hier lernen, anwenden? Vielleicht nicht, aber eines ist sicher: Nach einer unerwarteten Katastrophe werden Sie niemals jemanden sagen hören: „Mensch, ich wünschte, ich wäre nicht so gut vorbereitet gewesen."

DOKUMENTENMAPPE ERSTELLEN

Kaufen Sie einen Ordner und füllen Sie ihn mit allen wichtigen persönlichen Informationen und Unterlagen, damit er in einer Notsituation leicht zugänglich ist.

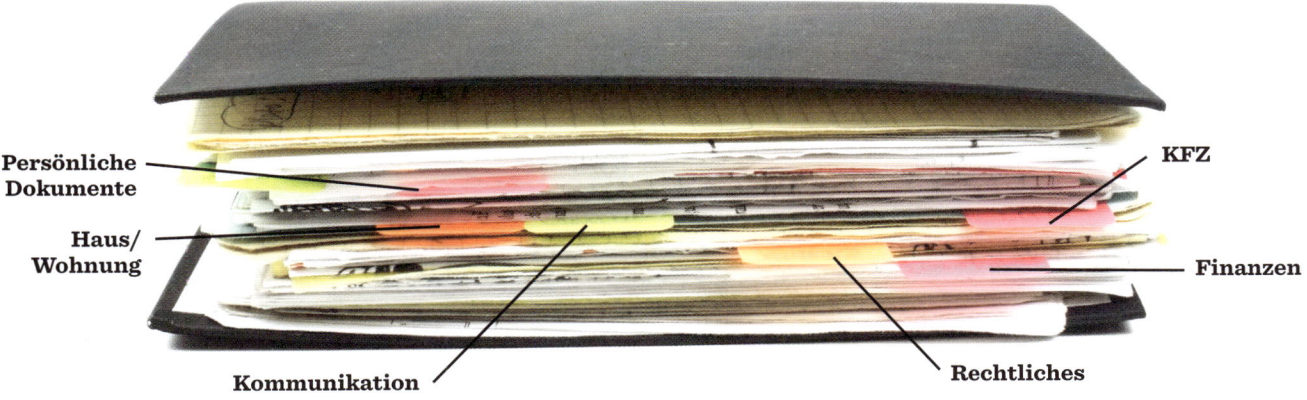

- Persönliche Dokumente
- Haus/Wohnung
- Kommunikation
- KFZ
- Finanzen
- Rechtliches

Ich muss Ihnen gestehen, dass ich Checklisten und Struktur liebe. In einem Notfall organisiere ich meine Sockenschublade genauso gut wie alles andere. Organisiert zu sein hilft mir, meinen Geist zur Ruhe zu bringen und rational zu denken, anstatt in Panik zu geraten und Wesentliches zu vergessen. Es sollte also nicht überraschen, dass das erste was ich Ihnen auf Ihrer Reise zur Krisenvorbereitung vorschlage, das Anlegen einer Dokumentenmappe ist.

Ich nenne es Dokumente-to-go, weil es der einzige Ordner ist, den man im Notfall auf dem Weg nach draußen mitnehmen muss. Wenn das Schlimmste passiert – Sie wachen durch Rauchgeruch auf oder ein Anruf fordert Sie auf, jetzt Ihr Heim zu evakuieren –, dann ist dies der Gegenstand, den Sie nach Ihren Kindern und Haustieren greifen und fliehen. Wenn nie etwas Schlimmes passiert und Ihr Leben ohne ein einziges ernsthaftes Ereignis an Ihnen vorbeizieht, dann werden Sie und Ihre Angehörigen am Ende immer noch dankbar sein, dass Sie Ihren Papierkram organisiert haben und alles zur Hand ist.

Ihre Dokumentenmappe könnte anders aussehen als meine. Wenn Sie in einer Wohnung in einer Großstadt leben, heften Sie einen Plan ab, wie Sie über die Stadtgrenzen hinauskommen können. Befinden Sie sich in einem Hochwassergebiet? Bewahren Sie eine Kopie der örtlichen Evakuierungswege und die Adressen der Orte auf, an denen Sie sich nach der Evakuierung aufhalten können. Das Schöne an dieser Mappe ist, dass sie, wie Ihr persönlicher Krisenbewältigungsplan, ein laufender, sich ständig verändernder Prozess ist. Seiten können hinzugefügt oder entfernt, aktualisiert und detaillierter ausgearbeitet werden. Sie wird Ihnen in einem Notfall gute Dienste leisten.

Sie können jede Art von Ordner oder Mappe verwenden; ich bevorzuge ein Präsentationsringbuch mit einer Außentasche, das es Ihnen erlaubt, ein Bild einzufügen. Auf meine habe ich „Home Sweet Home" geschrieben, aber vielleicht bevorzugen Sie ein Bild von Ihrem Haus, Ihrer Familie oder vielleicht sogar einem Zombie. Fügen Sie etwas liniertes Papier, viele Trennblätter (ich mag die mit Taschen) und stabile Klarsichthüllen für originale Dokumente hinzu. Einsteckhüllen für Sammelkarten mit kleinen Taschen eignen sich perfekt für Visitenkarten und einzelne Schlüssel.

EIN GROSSARTIGES GESCHENK

Wenn der Nachwuchs in die Selbstständigkeit zieht, können Sie ihm eine Dokumentenmappe schenken. Eine solche Mappe ist ein großartiges Einweihungsgeschenk für den jungen Erwachsenen, der gerade unabhängig geworden ist, aber auch für einen Eltern- oder Großelternteil, der nicht von sich aus über mögliche Notfälle nachdenkt.

Ein Bereich für jeden

Bereiten Sie für jedes Familienmitglied einen Abschnitt in der Mappe vor. Heften Sie Dokumente ab, die für Ihre Handlungsfähigkeit wichtig und schwer zu ersetzen sind, wie z. B. die folgenden:

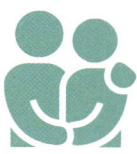
Adoptionsunterlagen

Eheurkunde

Führerschein

Geburtsurkunde

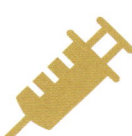
Impfpass

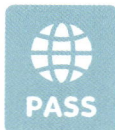
Reisepass

Rezepte für Medikamente

Sozialversicherungsausweis

Heften Sie unbedingt Fotos Ihrer Angehörigen ab, insbesondere wenn diese aufgrund ihres Alters oder besonderer Bedürfnisse keine Angaben zur eigenen Identifizierung machen können. Sollten Sie getrennt werden, helfen die Fotos beim Auffinden der Angehörigen.

Vergessen Sie eine Rubrik für Ihre Haustiere nicht. Heften Sie ein aktuelles Bild, den Impfpass und Notizen zu Medikamenten oder Gesundheitsproblemen sowie eine Liste von tierfreundlichen Notunterkünften ab.

Aufbewahrung

Sobald Ihr Ordner vollständig ist, wählen Sie einen speziellen Ort, um ihn aufzubewahren. Sie können ihn gut sichtbar in ein Bücherregal zu Ihren Fotoalben stellen – oder ihn an einem sichereren Ort aufbewahren. Seien Sie nur sicher, dass der Ordner im Notfall zugänglich ist und auch Ihre Familie weiß, wo er sich befindet.

Ich bewahre meine Originaldokumente in meinem Brandschutztresor und Kopien in meinem Ordner auf. Man sollte immer zwischen Sicherheit und Zugänglichkeit abwägen. Dies gilt insbesondere für Informationen, die Ihre finanzielle Sicherheit gefährden könnten, wie die Persönliche Identifikationsnummer (PIN) für Onlinebanking, Kredit- oder EC-Karte.

Andere wichtige Informationen

HAUS/WOHNUNG: Bewahren Sie wichtige Dokumente zu Ihrem Zuhause in einem anderen Abschnitt des Ordners auf. Meiner enthält den Kaufvertrag für unser Haus, eine Kopie unserer Hausversicherung und eine Kopie meiner letzten Quittung für die Zahlung der Grundsteuer. Ich habe dort auch Kopien meiner Hausschlüssel verwahrt.

FINANZEN: Heften Sie einen Ausdruck mit jedem Konto, Kontonummern und der zugehörigen PIN sowie eine Kopie Ihrer Kreditkarteninformationen ab. Diese sollten aus Sicherheitsgründen in versiegelten Umschlägen verpackt sein.

Eventuell möchten Sie eine Liste Ihrer Wertgegenstände wie Schmuck oder Kunstgegenstände mit abheften. Sie allein wissen, welche Informationen in einem Notfall für Sie entscheidend sind. Ich würde lieber ein bisschen zu viel abheften, als dass ich später ein Dokument benötige, das einfach in Rauch aufgegangen ist. Sie brauchen keine ganze Steuererklärung, aber Sie könnten das Deckblatt behalten, aus dem hervorgeht, wie viel Steuern Sie im vergangenen Jahr bezahlt haben (siehe auch „Finanzielle Situation überprüfen", Seite 59).

KONTAKTINFORMATIONEN: Wie viele Menschen können Freunde und Familie nicht anrufen, wenn sie keinen Zugang zu der Kontaktliste ihres Smartphones haben? Zu viele, fürchte ich. Nach einem schrecklichen Eissturm mussten die Menschen in meiner Gemeinde wertvolle Zeit damit verbringen, eine Liste von gefährdeten Nachbarn zu erstellen, nach denen gesehen werden musste. Jetzt habe ich diese Liste zur Hand.

Erstellen Sie einen Ausdruck von wichtigen Telefonnummern, E-Mail-Adressen und Postanschriften. Fügen Sie natürlich auch Familie und Freunde hinzu, aber auch die Nummern Ihrer Versicherungen, medizinischen Dienstleister, Notfalldienste und ggf. Geistlichen. Wenn Sie Haustiere haben, fügen Sie die Adresse Ihres Tierarztes und die der örtlichen Tierheime hinzu. Geben Sie die Nummern einiger Hotels an, in die Sie eventuell umziehen könnten, falls Sie evakuiert werden müssen. Auf jede dieser Kategorien gehe ich später näher ein, aber Sie brauchen einen Startpunkt (siehe auch „Kommunikationskanäle offen halten", Seite 71).

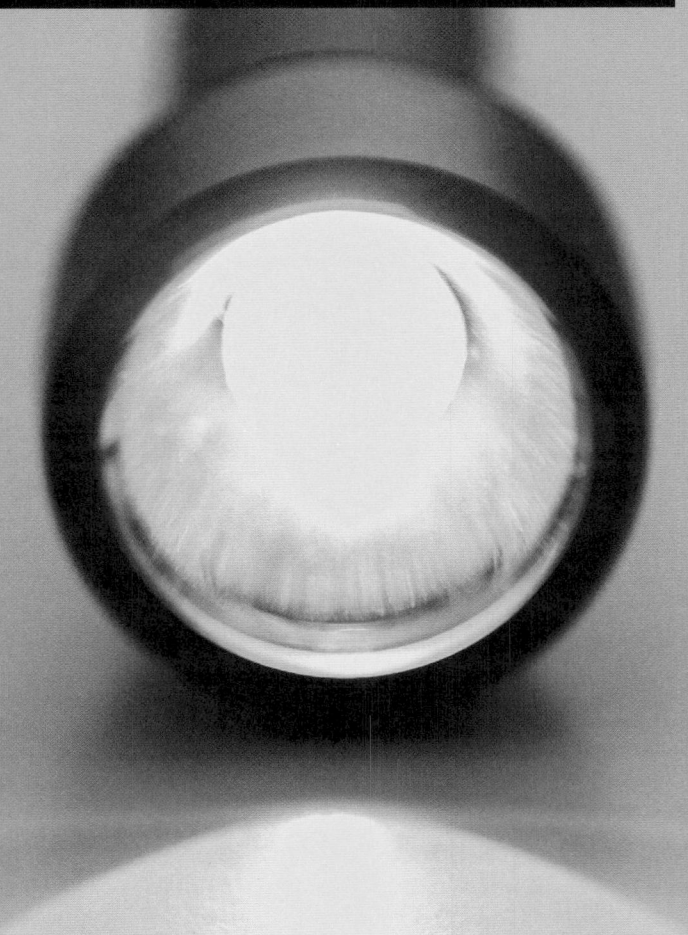

LICHT INS DUNKEL BRINGEN

Überlegen Sie, wie viel Licht Sie bei einem längeren Stromausfall benötigen würden.

Wenn der Januarwind in meiner Heimat kalt weht und der Himmel unerbittlich grau ist, tröste ich mich mit dem Wissen, dass die Tage bald länger und die Saatgutkataloge eintreffen werden. Trotzdem ist es eine sehr dunkle Zeit, die Sonne geht erst um 7 Uhr morgens auf und geht bereits vor 17 Uhr wieder unter. Ab 16 Uhr muss das Licht an sein, vor allem wenn wir lesen oder Feinarbeiten verrichten wollen. Wenn der Strom jetzt ausfällt, wie es oft in meiner Heimat der Fall ist, sind wir in unseren Aktivitäten stark eingeschränkt, es sei denn, wir haben eine alternative Lichtquelle (siehe auch „Batterien bevorraten", Seite 47).

Taschenlampen

Ich bin eine Sammlerin, wenn es um Taschenlampen geht. Es gibt so viele Situationen, in denen das richtige Licht entscheidend ist und Taschenlampen sind da oft die beste Wahl. Sie sind sicher und im Allgemeinen preiswert. Neuere Modelle haben eine lange Lebensdauer von Batterie und Glühbirne. Die richtige Art der Taschenlampe hängt meist von den Umständen ab. Winzige Lampen eignen sich perfekt zum Anbringen an Schlüsselringen oder für die Hand- oder Hosentasche. Achten Sie darauf, dass Sie immer frische Batterien auf Vorrat haben oder Ihre Taschenlampe aufladen können (siehe „Batterien bevorraten", Seite 47).

Für Ihr Zuhause benötigen Sie mittelgroße Lampen, die neben jedem Bett platziert werden und eine günstig platzierte in jedem Zimmer. So haben Sie immer eine Lampe griffbereit, falls der Strom unerwartet ausfällt. Diese Größe ist auch perfekt für Ihren Fluchtrucksack und Ihre Autoausrüstung, denn sie ist bequem zu tragen und bietet dennoch genug Licht für die Navigation im Dunkeln.

Eine größere Lampe eignet sich, um weite Teile Ihres Grundstücks zu beleuchten. Dies ist nützlich, um Schäden oder Gefahren zu beurteilen (denken Sie z. B. an Hochwasser oder verdächtige Geräusche). Ich empfehle dafür einen Handstrahler mit einem Griff.

Viele Taschenlampen sind mit nützlichen Extras ausgestattet. Einige verfügen über zwei Lichteinstellungen, hohe und niedrige Helligkeit, welche die Lebensdauer der Batterie verlängern kann. Auch gibt es häufig SOS-Blinkoptionen, die gut sind, um Hilfesuche zu signalisieren. Andere werden mit Farbfiltern geliefert. Blaue Filter eignen sich gut zum Lesen von Karten im Dunkeln und rote Filter beeinträchtigen Ihre Nachtsicht nicht.

Preisfrage

Die Preise variieren stark bei Taschenlampen. Die günstigsten fangen bei einem Euro an, doch auch hier gilt die Devise: Qualität hat ihren Preis. Schnäppchenlampen haben oft brüchige Gehäuse und eine kurze Lebensdauer der Glühbirne. Kaufen Sie lieber Lampen, die

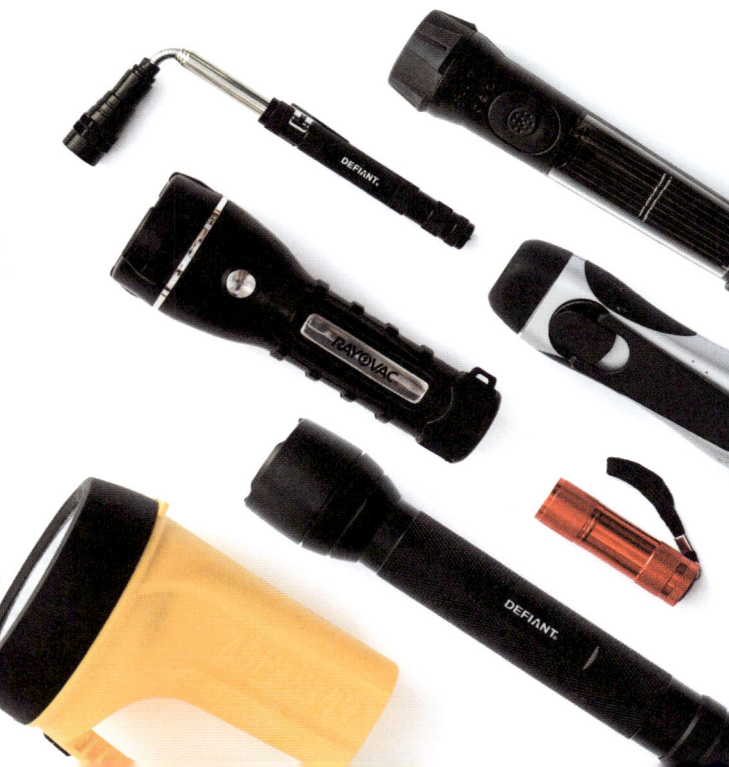

bequeme Griffe und haltbare Gummihüllen haben. Dadurch stellen Sie sicher, dass die Lampe relativ wasserabweisend und sturzsicher ist. Ihre Notfalltaschenlampe sollte eine Reichweite von ca. 250 m haben und über folgende Modi verfügen: hohe, mittlere und niedrige Helligkeit, Stroboskop und SOS.

Kurbellampen

Man dreht an einer Kurbel, um einen kleinen elektrischen Generator anzutreiben, der wiederum die Glühbirne mit Strom versorgt. Die LED-Lampen, die die meisten von ihnen haben, sind sehr hell, aber selbst die energieeffizientesten brauchen viel Kurbelkraft und die Ladung hält dennoch nicht lange. Dies gilt insbesondere für billige Lampenmarken, die dazu neigen, schon nach wenigen Einsätzen kaputt zu gehen.

Kinder kurbeln meist gerne, aber ich hatte es schnell satt. Ich gehe davon aus, dass sich die Technik weiter verbessern wird, aber sie wären im momentanen Zustand nicht meine erste Wahl.

Andere batteriebetriebene Lampen

Eine LED-Stirnlampe für jedes Familienmitglied ist eine sinnvolle Investition. Es gibt sie in verschiedenen Preisklassen und sie sind extrem praktisch. Sie sehen zwar aus wie ein Bergarbeiter, aber Sie haben beide Hände frei, um Holz zu sammeln, aufzuräumen oder Essen vorzubereiten.

Notlampen für die Steckdose sind in Fluren und in der Nähe von Treppen eine gute Idee. Bei einem Stromausfall schalten sie auf Akku-Betrieb um und sorgen für genügend Licht, um sich zu orientieren.

Eines meiner praktischsten Gadgets ist eine batteriebetriebene Klemmleuchte. Sie hat mir so gut gefallen, dass ich für jedes Familienmitglied ein Exemplar gekauft habe. Wir alle lesen gerne oder machen abends Handarbeiten und sie lenken das Licht genau dorthin, wo man es braucht.

Kerzen

Kerzen sind in der Regel preiswert und leicht erhältlich. Auf Flohmärkten bekommt man sie noch preiswerter. Da es sich um Notfall-Kerzen handelt, ist es egal, ob sie schon angebrannt oder es Weihnachts- oder Osterkerzen sind. Legen Sie auch immer eine Packung Streichhölzer zu Ihren Kerzen.

Kerzen haben jedoch einige erhebliche Nachteile. Das Hauptproblem ist die Sicherheit. Offene Flammen sind mit Kindern und Haustieren ein Problem. Suchen Sie einen sicheren Platz für Ihre brennende Kerze, weg von Vorhängen und brennbaren Materialien und stellen Sie sicher, dass der Kerzenhalter eine breite, schwere Basis hat. Hohe Kerzenhalter sind zwar schön, aber sie fallen leicht um. Wir verwenden auch gerne Windlichter, damit die Flammen eingeschlossen sind. Stellen Sie sicher, dass ein Feuerlöscher in der Nähe ist und lassen Sie

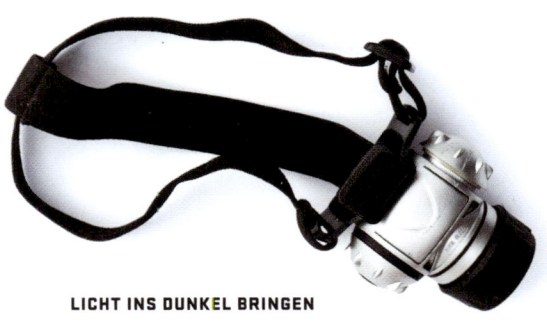
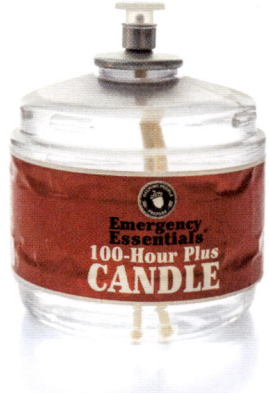

brennende Kerzen niemals ohne Aufsicht stehen, auch nicht für eine Minute.

Ein weiteres Problem ist, dass die meisten Kerzen aus Paraffin, einem Erdöldestillat, hergestellt werden und einige Menschen auf den Geruch negativ reagieren. Kerzen mit zusätzlichem Duft können für Menschen mit Empfindlichkeiten noch schlimmer sein. Bienenwachskerzen sind schön und werden die meisten nicht stören, aber die Kosten sind deutlich höher.

Das letzte Problem ist die Lichtqualität: Kerzenlicht ist einfach nicht sehr hell. Dennoch gibt es eine Möglichkeit, die Helligkeit zu erhöhen, indem man Kerzen vor und auf einen Spiegel stellt.

Auf diese Weise wird viel mehr Licht in einen Raum reflektiert. Große Kerzen mit dicken Dochten geben auch mehr Licht ab als dünne Kerzen.

Öllampen

Wie Kerzen profitieren Öllampen davon, dass sie vor einen Spiegel gestellt werden. Da die Glaszylinder leicht zerbrechen, ist es sinnvoll Ersatz vorrätig zu haben. Außerdem ist es wichtig zusätzliches Lampenöl und Streichhölzer bereit zu halten.

Öllampen brauchen eine gewisse Grundpflege. Nach jedem Gebrauch sollten Sie den Docht abschneiden und den Glaszylinder reinigen, um die Lichtleistung zu maximieren. Das Licht von Öllampen hat einen gelben Farbton und ist nicht sehr hell, obwohl ich damit lesen kann, wenn ich ganz nah sitze. Ein weiteres Problem ist der Geruch, der manchen Menschen Kopfschmerzen bereitet. Auch muss die Lampe in der Nähe von Kindern und Haustieren sorgfältig beobachtet werden. Neben den Tischlampen gibt es Öllampen die man mit speziellen Halterungen an der Wand oder Decke befestigen kann. Dadurch kann das Licht besser im Raum verteilt werden.

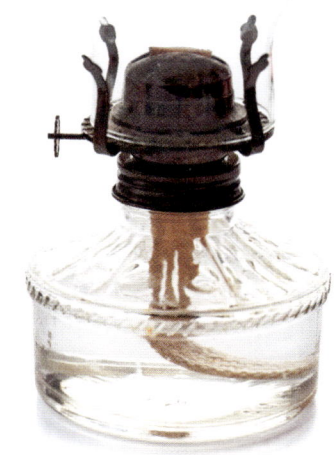

Solarlampen

Theoretisch sind Solarleuchten eine gute Sache und ich habe auch mehrere, aber sie haben einen entscheidenden Nachteil: sie müssen bei starkem Sonnenlicht vollständig aufgeladen werden, um nützlich zu sein. Während eines Sturms gibt es dieses Licht nicht und in nördlichen Klimazonen ist es schwierig, im Winter genug Sonnenlicht zu bekommen – egal wie hell der Tag ist. Aber im Sommer oder in sonnigeren Teilen der Welt können Solarlampen nützlich sein.

WASSERBEDARF ERMITTELN

Finden Sie heraus, wie viel Wasser Ihre Familie, einschließlich Haustiere, für mindestens zehn Tage benötigt und bevorraten Sie diese Menge.

Wenn es ernst wird, dann steht auf der Liste der Dinge, die aus den Regalen der Supermärkte verschwinden, Wasser fast immer ganz oben. Haben Sie schon einmal ein Überwachungsvideo eines amerikanischen Supermarktes am Tag vor dem Eintreffen eines größeren Sturms gesehen? Die Einkaufswagen sind voll mit Wasserflaschen und die Regale sind leer. Menschen die abwarten, haben das Nachsehen.

Solange Strom vorhanden ist, funktionieren auch meist die Wasserwerke und man kann sich aus der Leitung fast kostenlos mit Wasser eindecken. Die schlechte Nachricht ist aber, dass es schwierig ist, dieses Wasser für mehr als ein paar Tage haltbar zu machen.

Berechnen Sie die Menge

Das Bundesamt für Bevölkerungsschutz und Katastrophenhilfe empfiehlt pro Person für 10 Tage 20 Liter Wasser zu lagern und zusätzlich genügend Wasser für Haustiere zu bevorraten. Man geht pro Tag von mindestens 1,5 Liter Wasser zum Trinken und 0,5 Liter für die Zubereitung von Nahrung aus. Es gibt jedoch mehrere Gründe, warum Sie vielleicht mehr als das bloße Minimum zur Verfügung haben möchten. Ein einfacher Grund ist, dass viele Notfälle länger als 10 Tage andauern. Die angegebenen 2 Liter pro Tag enthalten kein Wasser für die Spülung, Abwasch oder Hygiene und berücksichtigen nicht, dass man ggf. aufgrund extremer Temperaturen oder erhöhter körperlicher Anstrengung zusätzliches Wasser benötigt.

Lagerung von Leitungswasser

Wasserkanister, IBC Container oder Wassertanks sind die erste Wahl. Es gibt sie in vielen Formen und Größen. Bei faltbaren Kanistern mit einem Volumen von 5–10 Litern, die sich nicht stapeln lassen und daher eher für einen kleinen Vorrat sind, fängt es an. Weiter geht es mit kleinen Wasserkanistern mit 5 Litern Volumen, die meist einen Henkel aufweisen. Größere Kanister haben meist einen Wasserauslauf und lassen sich stapeln. Achten Sie darauf, dass die Kanister aber nicht zu groß sind, sodass Sie sie noch tragen können, auch müssen Sie ggf. die Statik des Regals beachten, denn 10 Liter Wasser wiegen bekanntlich 10 Kilogramm. Egal für welche Größe Sie sich entscheiden, achten Sie unbedingt darauf, dass es sich um lebensmittelechte und temperaturbeständige Gefäße handelt. Behälter, die etwas anderes als Lebensmittel enthielten sind nicht geeignet. Für Abwasch- oder Spülwasser können Sie jedoch z. B. große Regenwassercontainer für den Garten nehmen.

Um das Wasser für 6 Monate haltbar zu machen, verwendet man am besten fertige

WIE VIEL TRINKWASSER BENÖTIGEN SIE MINDESTENS?

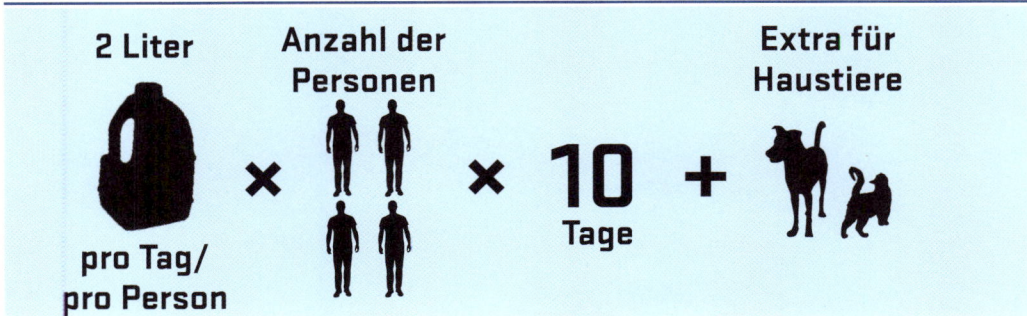

Produkte wie Micropur Classic, das das Wasser mit Silberionen konserviert. Silber und Silberchlorid wurden von der Liste der erlaubten Mittel zu Wasseraufbereitung von der Trinkwasserverordnung gestrichen. Für den Eigengebrauch darf Silber aber auch weiterhin eingesetzt werden. Das Bundesinstitut für Risikobewertung erklärte bereits 2009, dass von Silber keine erkennbare Gefahr ausgehe.

Zum Reinigen der Kanister bietet sich Wasserstoffperoxid an. Man erhält es in unterschiedlichen Konzentrationen in Apotheken. Achten Sie immer auf die richtige Anwendung und tragen Sie Schutzbrille und Handschuhe – fragen Sie im Zweifel Ihren Apotheker.

Wasser in Kanistern kaufen

Eine Alternative zur Wasseraufbereitung aus dem Hahn ist der Kauf von Wasser in Flaschen. Plastikflaschen haben nur ein beschränktes Mindesthaltbarkeitsdatum und werden dann brüchig und gehen mit der Zeit ins Wasser über (Hitze und Licht beschleunigt den Prozess zusätzlich). Laut dem Bundeszentrum für Ernährung, haben PET-Flaschen bei richtiger Lagerung eine Mindesthaltbarkeit von einem Jahr.

Sie müssen also darauf achten, dass Sie die Flaschen im Alltag auch trinken und immer wieder ersetzen, damit eine Rotation gewährleistet ist.

Wenn Sie keine andere Wahl haben, als Wasser zu kaufen, ist es besser, es in 18,9 Liter-Behältern zu kaufen, die in den meisten Baumärkten oder im Internet erhältlich sind. Diese Größe kommt auf ein Gewicht von ca. 19 Kilogramm, was Sie vermutlich gerade noch so ohne Hilfsmittel wie Rollwagen bewältigen können. Beachten Sie aber auch hier das Haltbarkeitsdatum und wechseln Sie Ihren Vorrat regelmäßig aus.

Große Wassertonnen

Wassertonnen oder -Kanister mit einem Fassungsvermögen von 150 bis 1000 Liter können bei mehreren verschiedenen Anbietern erworben werden, darunter auch in Gartencentern und Prepper-Shops im Internet. Planen Sie mindestens 100 Euro für die kleinste Variante ein. Ein volles 200-Liter-Fass wiegt etwa 200 Kilogramm, also füllen Sie es dort ab, wo Sie es lagern wollen. Sie müssen eine Art Pumpe oder ähnliches erwerben, es sei denn, Sie kaufen ein Modell mit einem Hahn am Boden.

SIE BRAUCHEN

Achten Sie beim nächsten Einkauf auf Vorräte, die in einer Krise Ihren täglichen Wasserverbrauch reduzieren können, damit mehr für den Verzehr zur Verfügung steht.

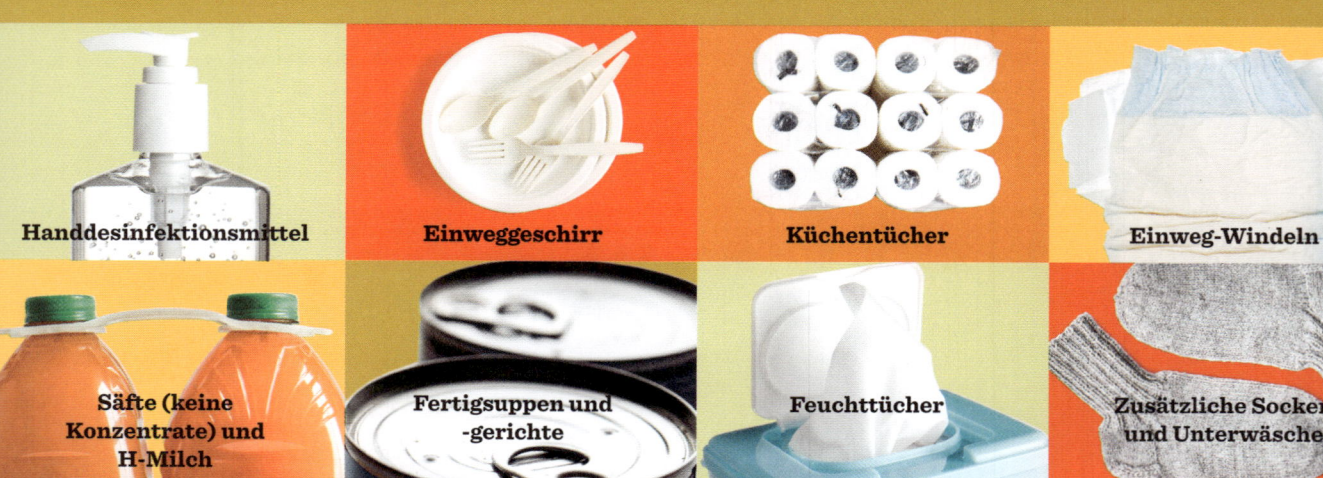

Handdesinfektionsmittel · Einweggeschirr · Küchentücher · Einweg-Windeln

Säfte (keine Konzentrate) und H-Milch · Fertigsuppen und -gerichte · Feuchttücher · Zusätzliche Socken und Unterwäsche

Wenn Sie ein gebrauchtes Fass kaufen, sollten Sie sicher sein, dass es nur Lebensmittel bzw. Wasser enthielt. Für die richtige Reinigung eines gebrauchten Fasses ist etwas Muskelschmalz erforderlich, aber die Einsparungen sind beträchtlich. Wenn es einen abnehmbaren Deckel hat, schrubben Sie das Fass mit heißem Seifenwasser aus und spülen Sie es mehrmals aus, bis alle Seifenspuren entfernt sind. Geben Sie nun Wasserstoffperoxid in das gespülte Fass. Verwenden Sie einen an einem langen Stiel befestigten Schwamm, um diese Lösung über die gesamte Oberfläche, einschließlich der Innenseite des Deckels, zu wischen (Schutzbrille und Handschuhe!). Gießen Sie die Lösung aus, spülen Sie mit Wasser nach und lassen Sie das Fass an der Luft trocknen, bevor Sie es füllen.

Wenn die Oberseite nur eine kleine Öffnung hat, verwenden Sie das gleiche Verfahren – aber anstatt zu schrubben, rollen Sie das Fass mehrere Minuten lang umher. Ich würde Trinkwasser immer filtern, aber ich bin in Bezug auf die Reinheit ein wenig konservativ.

Wo Sie es lagern können

Es kann ein Problem sein, Platz für all dieses Wasser zu finden. Es sollte vor Wärme und Licht geschützt werden, ein Keller oder Schrank wäre also ideal. Denken Sie daran, dass Plastik durchlässig ist. Wenn Sie also Ihr Wasser in einem Bereich bevorraten, in dem Sie auch Chemikalien lagern, können die Gerüche Ihre Vorräte negativ beeinflussen.

Ich lagere eine Menge Wasser in meinem Gefrierschrank. Ein voller Gefrierschrank ist ohnehin effizienter und sollte der Strom ausfallen, bleibt ein voller Gefrierschrank länger kalt als ein teilweise leerer. Wenn Sie einen Wasserbehälter zum Einfrieren füllen, lassen Sie Platz für die Wasserausdehnung. Sie werden im Gefäß wahrscheinlich mehr Platz brauchen, als Sie denken: Wenn Wasser gefriert, nimmt sein Volumen um $1/11$ zu.

Glas ist nicht das beste Material zum Einfrieren, aber ich habe Hunderte von Gläsern, also benutze ich sie. Plastik dehnt sich etwas aus und bricht nicht so leicht.

Wasser in letzter Minute sammeln

Vielleicht haben Sie schon einmal den Ratschlag gehört, vor einem Unwetter die Badewanne mit Wasser zu füllen. Dies kann eine schnelle Möglichkeit sein, Wasser für Dinge wie die Toilettenspülung zu sammeln. Allerdings wird die Wanne wahrscheinlich nach und nach Wasser verlieren und es werden vermutlich Rückstände von Seife, Fett und anderen Verunreinigungen vorhanden sein, die das Wasser zum Trinken ungeeignet machen.

Wenn Sie planen, Ihre Badewanne zur Wasserspeicherung zu verwenden, sollten Sie einen Einsatz in Betracht ziehen. Ich habe einen Waterbob aus einem Prepper-Shop, es handelt sich um einen lebensmitteltauglichen Kunststoff-Badewanneneinsatz, der knapp 240 Liter fasst. Sie können ihn vor einem Unwetter oder bei der Ankündigung einer Katastrophe füllen. Es dauert etwa 20 Minuten, bis er vollständig gefüllt ist und hält das Wasser bis zu 16 Wochen frisch. Wenn dies jedoch das einzige Wasser ist, das Sie haben, wird es schon lange vorher verbraucht sein. Betrachten Sie den Waterbob als eine zusätzliche Versicherung und nicht als Ihre einzige Wasserquelle.

Darüber hinaus können Sie saubere Töpfe, Einmachgläser und alle anderen lebensmitteltauglichen Behälter mit Leitungswasser füllen, wenn Sie vorhaben, es schnell zu verbrauchen. Große Plastikbehälter, die nicht lebensmittelecht sind, können mit zusätzlichem Wasser zum Waschen oder Spülen gefüllt werden.

LANGFRISTIGE UND UNABHÄNGIGE WASSERNUTZUNG

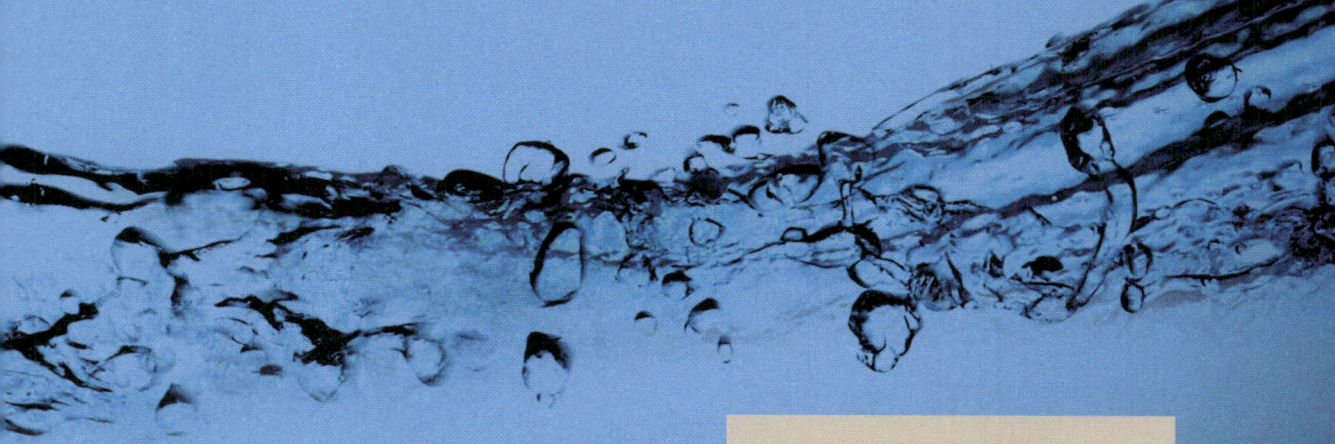

Finden Sie alternative Wasserquellen und stellen Sie einen einfachen Wasserfilter her.

Nachdem Sie sich um Ihren 10-Tages-Wasserbedarf gekümmert haben, besteht Ihre nächste Aufgabe darin, sich mit einer langandauernden Wasserknappheit zu beschäftigen. Die traurige Wahrheit ist, dass sich die Welt verändert. Unsere Systeme sind anfällig und der Status Quo kann sich jederzeit ändern. Wenn man Katastrophen in den Nachrichten sieht, passieren sie meist in weit entfernten Ländern. Das verleitet zu dem Denken, dass uns hier ja nichts passieren kann. Jedoch können Stromausfälle zu Störungen der öffentlichen Wasserversorgung führen, Chemie- oder Reaktorunfälle können Wasser verunreinigen und Wasserrohrbrüche können zu aufwändigen und langen Straßen- und Erdarbeiten führen, währenddessen kein Leitungswasser verfügbar ist.

Auch wenn Deutschland zu den wasserreichen Ländern gehört, führt der Klimawandel immer häufiger zu Wasserknappheit — laut dem Deutschen Wetterdienst häufen sich seit 2018 Trockenheit und Hitzerekorde. Zwar gibt es noch keinen Wassermangel, aber in den vergangenen beiden Jahren hat es so wenig geregnet, dass sich die Grundwasserstände noch nicht erholt haben. Die Grundwasserneubildung ist bereits heute in Teilen Thüringens, Sachsen-Anhalts und Sachsens sowie Brandenburgs vergleichsweise niedrig.

Vor diesem Hintergrund sollten wir die Wasserverfügbarkeit etwas umfassender betrachten.

Es gibt fünf wichtige Schritte, um sicherzustellen, dass Sie den langfristigen Wasserbedarf Ihrer Familie in einer Krise decken können.

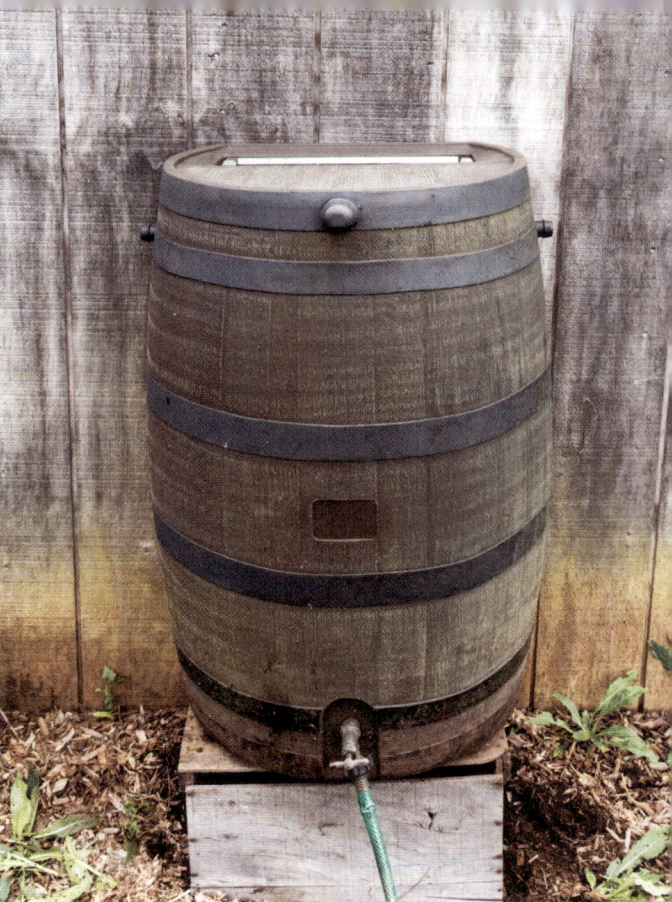

Eine Regentonne ist eine gute Möglichkeit, eine große Menge Wasser zu sammeln

1. SCHÄTZEN SIE DAS RISIKO EIN: Jedes Wohngebiet hat einen anderen Grad der Wassergefährdung. Hängt Ihre Wasserversorgung von der Elektrizität ab? Wohnen Sie in einem Hochwasser-, Lawinen- oder Unwettergebiet? Können Sie Zugang zu Oberflächenwasser erhalten?

2. DIE VORHANDENEN VORRÄTE SCHÜTZEN: Sollte ein Erdbeben oder eine Überschwemmung die Wasserleitungen beschädigen oder Ihre kommunale Wasserquelle verunreinigen, müssen Sie verhindern, dass dieses Wasser in Ihr Haus gelangt und das Wasser in Ihren Rohren oder Ihrem Warmwassertank verunreinigt. Suchen Sie den Haupthahn (normalerweise im Keller) und informieren Sie sich, wie Sie das Wasser abdrehen können. Möglicherweise benötigen Sie eine Rohrzange und viel Kraft, um ihn zuzudrehen.

3. ALTERNATIVE WASSERQUELLEN FINDEN: Machen Sie einen Spaziergang durch Ihre Nachbarschaft und suchen Sie nach alternativen Wasserquellen. Sie müssen immer davon ausgehen, dass Oberflächenwasser verunreinigt ist, auch wenn es sauber erscheint. Das bedeutet aber nicht, dass Sie eine solche Wasserquelle ausschließen sollten. Überlegen Sie sich nun, wie Sie das Wasser im Notfall nach Hause transportieren könnten. Sie bräuchten natürlich Gefäße und eventuell einen Handwagen. Brauchen Sie vielleicht eine Pumpe, eine Schöpfkelle oder einen kleinen Eimer, um das Wasser in ein Fass zu füllen? Wasser ist schwer: Ein 20-Liter-Eimer wiegt etwa 20 Kilogramm und lässt sich ohne einen Wagen oder Karren kaum angenehm transportieren.

4. REGENWASSER AUFFANGEN: Wenn Sie in einem Gebiet mit ausreichendem Regen- und Schneefall leben, sollten Sie erwägen, das vom Dach abfließende Wasser aufzufangen. Sie können grob ausrechnen, wie viel Wasser Sie sammeln würden: Dachfläche in m² (Länge x Breite inkl. Dachüberstände) multipliziert mit dem Niederschlagswert L/m² Ihrer Region. Gehen wir von einem Dach mit 100 m² aus, dann haben Sie mit Dachüberstand ca. 115 m² x 900 L/m² (normaler Niederschlag) = 103.500 L/Jahr. Wenn Sie es genauer errechnen wollen, dann müssen Sie den Minderungswert, der vom Dachmaterial durch Verwehen und/oder Verdunsten ausgeht mit einbeziehen. Um das Wasser in einer vernünftigen Menge aufzufangen, müssen Sie ein Auffangsystem schaffen. Das kann einfach eine Abzweigung des Fallrohrs zu einem Fass sein. Ein feinmaschiges Sieb fängt größere Schmutzteile vom Dach ab, aber das Wasser muss trotzdem vor dem Trinken noch behandelt werden.

5. TRINKWASSERAUFBEREITUNG: Sie müssen gesammeltes Wasser immer als potenziell verunreinigt behandeln und lernen, wie man es aufbereitet, bevor Sie es nutzen. Viele schädliche Bakterien und Parasiten verunreinigen das Wasser: E-coli, Giardia und Salmonellen sind häufig. Vibrio cholerae (verursacht Cholera), Legionellen und Cryptosporidien werden in unbehandeltem Wasser ebenfalls gefunden. Wasser aus jeder oberirdischen Quelle kann sauber aussehen, gut riechen und gut schmecken und dennoch tödliche Krankheitserreger enthalten. Selbst der

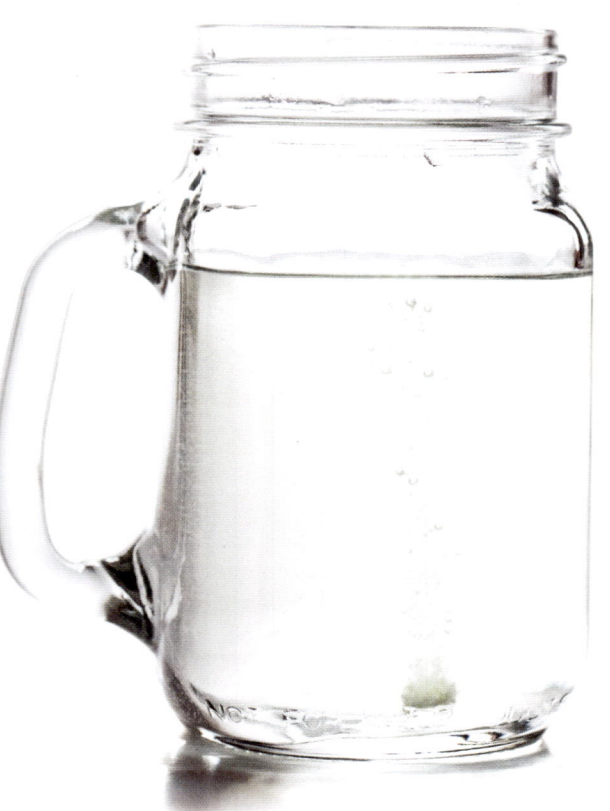

Wasserreinigungstabletten sind zwar etwas teurer, aber sie haben eine lange Haltbarkeit, brauchen nur sehr wenig Platz und sind sicher Einsetzbar. Für eine optimale Wirkung sollten Sie die Anweisungen auf der Verpackung befolgen.

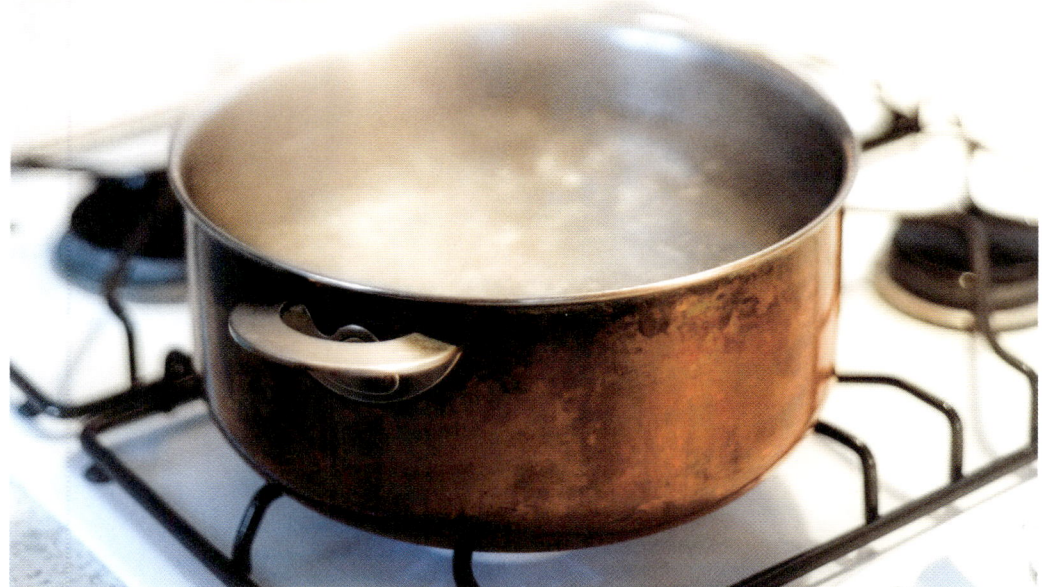

romantisch aussehende Gebirgsbach kann mit tierischen oder menschlichen Fäkalien, Abwässern von Bauernhöfen oder stromaufwärts gelegenen Häusern verunreinigt sein.

Grundlagen der Wasseraufbereitung

Nehmen wir an, Sie beginnen mit einem Eimer voll schmutzigen Wassers. Der erste Schritt ist das Herausfiltern der auffälligen Verschmutzungen und Schwebstoffe. Lassen Sie das Wasser so lange stehen, bis das Sediment auf den Boden sinkt. Während sich das Wasser absetzt, konstruieren Sie einen einfachen Wasserfilter (siehe „Einen einfachen Wasserfilter bauen", Seite 26). Schöpfen Sie das abgesetzte Wasser vorsichtig in Ihren Filter – gießen würde die Feststoffe wieder aufwühlen. Das Wasser, das durch den Filter tröpfelt, sollte viel sauberer aussehen als das im Eimer. Es kann notwendig sein, das Wasser mehr als einmal durch den Filter laufen zu lassen. Jetzt können Sie das Wasser auf eine von zwei Arten behandeln.

KOCHEN SIE ES AB: Die sicherste Art der Wasseraufbereitung ist das Abkochen des Wassers. Ich habe empfohlene Kochzeiten gesehen, die von 1 Minute bis zu 10 Minuten reichen. Man könnte auf Nummer Sicher gehen und die 10 Minuten nehmen, aber wenn der Brennstoff knapp ist, will man ihn nicht unnötig verschwenden. Die meisten Krankheitserreger überleben im Wasser bis 65 °C. Wasser kocht unter normalen Bedingungen (nicht in großen Höhen) erst bei 100 °C, sodass Wasser, das den Siedepunkt erreicht hat, unbedenklich ist. Das bedeutet, dass Cryptosporidien, Giardia und andere Bakterien und Viren abgetötet werden. Lassen Sie das Wasser abkühlen und lagern Sie es an einem möglichst kühlen Ort.

Jetzt können Sie das Wasser mit einem Konservierungsmittel wie Micropur Classic konservieren. Die Silberionen befreien für sechs Monate das Wasser von Bakterien, Keimen und Gerüchen. Geben Sie 1 Tablette Micropur Classic oder MC auf 1 Liter Wasser. Mischen Sie es für 10 Minuten gut durch und lassen Sie es dann etwa 2 Stunden einwirken.

Ein Nachteil des Abkochens ist, neben dem Brennstoffverbrauch, die Zeit. Es kann eine Weile dauern, bis genügend Wasser für eine große Gruppe gereinigt ist, besonders wenn

EINEN EINFACHEN WASSERFILTER BAUEN

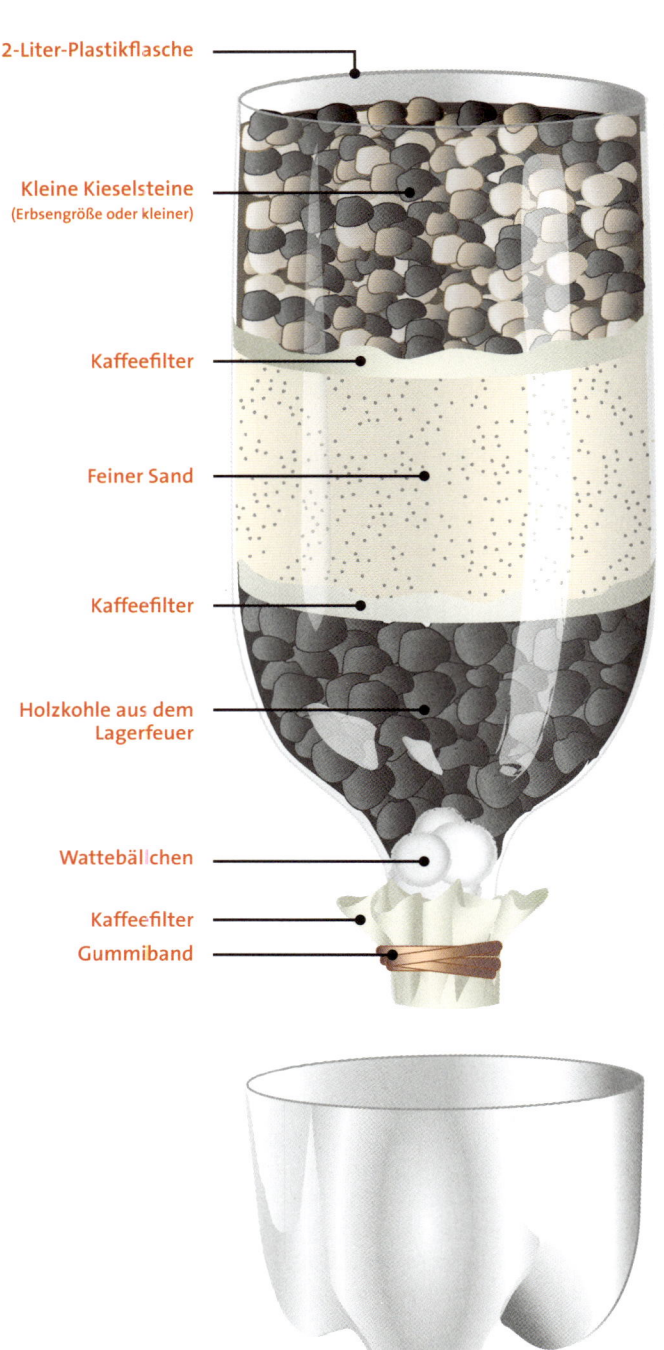

- 2-Liter-Plastikflasche
- Kleine Kieselsteine (Erbsengröße oder kleiner)
- Kaffeefilter
- Feiner Sand
- Kaffeefilter
- Holzkohle aus dem Lagerfeuer
- Wattebällchen
- Kaffeefilter
- Gummiband

BAUANLEITUNG

Entfernen Sie den Boden der Flasche. Drehen Sie den Deckel ab und bedecken Sie die kleine Öffnung mit einem Kaffeefilter, der mit einem Gummiband gehalten wird. Stopfen Sie den Flaschenhals mit Wattebällchen aus. Füllen Sie je ein Drittel der Flasche mit Kohle, feinem Sand und Kies, vergessen Sie nicht den Kaffeefilter zwischen jeder Schicht.

Ich muss ein Wort der Vorsicht bezüglich der Holzkohle hinzufügen, denn es kann eine schreckliche Sauerei sein, mit ihr zu arbeiten. Sie sollten Kleidung tragen, die schmutzig werden darf und Latexhandschuhe. Eine Staubmaske ist eine sehr gute Idee und arbeiten Sie am besten draußen.

Zum Gebrauch positionieren Sie den Filter wie einen Trichter über einen sauberen Behälter und gießen Sie langsam Wasser ein. Fügen Sie bei Bedarf mehr Wasser hinzu, um den Behälter zu füllen. Sie müssen das gefilterte Wasser vor dem Verbrauch noch wie beschrieben aufbereiten.

Wenn sich die Wattebällchen verfärben, ist es an der Zeit, Ihren Filter zu erneuern. Sie können den Sand und Kies wiederverwenden, aber die Holzkohle, die Kaffeefilter und die Wattebällchen müssen Sie austauschen.

das Wasser abkühlen muss, bevor man es trinken kann.

NUTZEN SIE WASSERREINIGUNGSTABLETTEN: Ist das Wasser nach dem Filtern klar, aber die Wasserqualität ist fragwürdig oder es besteht der Verdacht auf Krankheitserreger, Bakterien, Viren, Pilze usw., dann ist das Reinigen mit Wasserreinigungtabletten möglich. Achten Sie darauf, dass sich keine Schmutzpartikel mehr im Wasser befinden, da sich sonst das Mittel nicht richtig verteilen kann. Den besten Ruf unter den Wasserreinigungstabletten hat Micropur Forte MC. Auch hier beträgt der Konservierungszeitraum, wie bei Micropur Classic, 6 Monate. Und auch hier gilt 1 Tablette pro Liter. Etwas günstiger in der Anschaffung ist das Reinigungsmittel in flüssiger Form. Hier gelten 25 Tropfen auf 10 Liter Wasser.

Ein Nachteil ist, dass das Wasser nun nach Chlor schmeckt. Viele Länder chloren

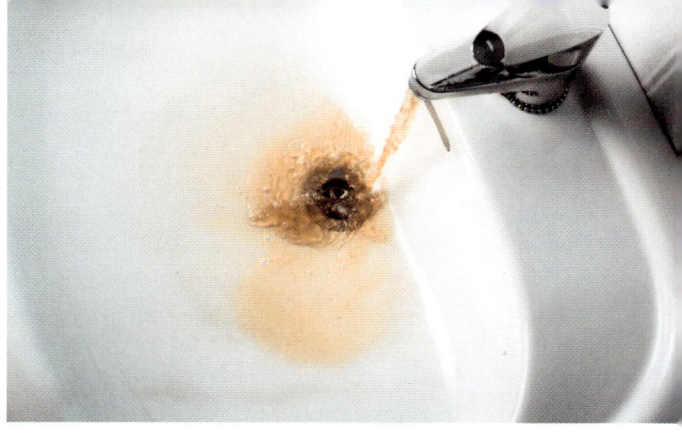

ihr Trinkwasser und in dieser geringen Dosis konnte keine Gesundheitsgefährdung festgestellt werden. Um den Geschmack zu neutralisieren können Sie nach Bedarf z. B. Micropur Antichlor verwenden. Beginnen Sie mit 3 Tropfen auf 1 Liter Wasser und lassen Sie es 3 Minuten einwirken. Je nach Bedarf können Sie anschließend weitere Tropfen, bis zu 15, in das Wasser geben. Der Nachteil daran ist, dass Ihr Trinkwasser dadurch vergleichsweise teuer wird.

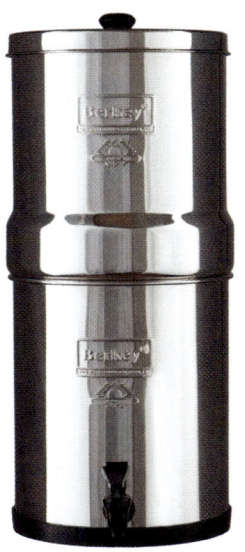

EIN PROFFESIONELLER WASSERFILTER

Es gibt noch eine weitere Option zur Wasseraufbereitung, die ich erwähnen möchte.

Wenn Sie sich wirklich Sorgen um Ihre Wasserversorgung machen, sollten Sie vielleicht professionelle Wasserfilter wie den „Big Berkey-Wasserfilter" in Betracht ziehen. Solche großen Komplettsysteme können nicht nur Krankheitserreger herausfiltern, sondern auch Schwermetalle und Chemikalien sowie Herbizide und Pestizide entfernen. Diese Wasserfilter sind teuer, aber Ihre Investition in Höhe von 300 Euro kann mit nur zwei der vier möglichen Filter 22.700 Liter filtern. Die Filter können gereinigt und wiederverwendet werden und es können auch Ersatzfilter bevorratet werden.

Solche Systeme benötigen keinen Strom (sie funktionieren durch Schwerkraft). Hinweis: Es gibt einige Einschränkungen bezüglich des Lieferlandes. Für Europa gibt es eine eigene Website, aber sollten Sie dort nicht fündig werden, dann können Sie sich vor der Bestellung einfach mit dem Unternehmen in Verbindung setzen.

NAHRUNGS- MITTELBEDARF ERMITTELN

Berechnen Sie, wie viele Lebensmitteln Sie für Ihre Familie zur Bewältigung eines zehntägigen Notfalls benötigen würden. Überprüfen Sie dann Ihren Vorrat an haltbaren Lebensmitteln.

Bevor Sie sich an die Feinheiten der Vorratshaltung heranwagen, müssen Sie genau festlegen, was Sie für die Lagerung Ihrer Lebensmittel benötigen. Sie müssen wissen, wie viele Menschen Sie wahrscheinlich ernähren werden und mit wie viel Notvorrat Sie sich wohlfühlen. Sie sollten notieren, was Sie bereits haben und was Sie regelmäßig gerne verwenden. Die Verfügbarkeit von Wasser und Ihre Kochmöglichkeiten (siehe „Kochen in Krisenzeiten", Seite 92) werden bei der Wahl eine Rolle spielen. Stellen Sie sich folgende Fragen:

FÜR WIE VIELE PERSONEN SOLL ICH PLANEN? In unserem Haus wohnen nur mein Mann, meine jüngste Tochter und ich selbst, sodass es vernünftig erscheint, für drei Personen zu planen, aber diese Zahl spiegelt nicht meine Realität wider. Ich habe sechs erwachsene Kinder und zehn Enkelkinder. Je nach den Umständen könnten einige oder aber auch alle bei uns Zuflucht suchen. Denken Sie an die Menschen, die von Ihnen abhängig sein könnten. Gibt es ältere Nachbarn oder enge Freunde, die im Ernstfall vielleicht eine Unterkunft brauchen? Besuchen Ihre Eltern Sie oft? Es ist immer besser, großzügiger zu kalkulieren und zusätzliche Mäuler einzuplanen, die gefüttert werden müssen.

WIE LANG? Wenn Ihr Worst-Case-Szenario ein dreitägiger Stromausfall ist, haben Sie wahrscheinlich genug Essen im Haus, um sich zu versorgen. Aber wenn Sie die Nachrichten sehen, haben Sie vielleicht das Gefühl, dass dies nicht lange genug ist.

Mir reicht das nicht, aber das Wohlbefinden ist individuell. Es ist aber wichtig zu wissen, dass man sich auf eine viel längere Krise nicht von heute auf morgen vorbereiten kann; man muss die Aufgabe systematisch angehen.

WAS ESSEN SIE GERNE? Sind irgendwelche Familienmitglieder Vegetarier oder Veganer? Essen Sie nur Bio oder glutenfreie Lebensmittel? Gibt es Lebensmittel, auf die Sie oder Ihre Familienmitglieder allergisch reagieren oder die einige von Ihnen einfach nicht mögen? In einer Krise sind Sie vielleicht bereit, auf Bio-Lebensmittel zu verzichten, aber Sie können sich nicht für Lebensmittel entscheiden, die Sie krank machen. Berücksichtigen Sie diese Dinge bei der Berechnung Ihres Nahrungsmittelbedarfs.

WIE SEHEN IHRE KOCHMÖGLICHKEITEN AUS? Wenn Sie einen Holzofen oder eine andere stromunabhängige Möglichkeit des Kochens zur Verfügung haben, haben Sie einen großen Spielraum bei der Wahl der Lebensmittel. Wenn Sie sich jedoch auf einen Campingkocher verlassen müssen, gibt es einige Einschränkungen; so sind zum Beispiel lang kochende getrocknete Bohnen nicht geeignet, jedoch Bohnen in Dosen umso mehr.

Wenn Sie unbeschränkt Wasser zur Verfügung haben, können Sie einige Lebensmittel in Betracht ziehen, die getrocknet oder gedörrt sind. Bei begrenztem Wasser sind Konserven einfacher zu handhaben.

Konservierungsmethoden verstehen

Lebensmittel gibt es in verschiedenen Formen. Äpfel zum Beispiel können selbst gesammelt oder gekauft werden, als Saft, Sauce oder Mus in Dosen, getrocknet, gefriergetrocknet oder in Scheiben eingefroren gelagert werden. Wenn Sie sich über die verschiedenen Arten Gedanken machen, dann können Sie besser entscheiden, was Sie benötigen.

KONSERVEN: Diese Lebensmittel können entweder fertig gekauft oder zu Hause selbst eingemacht werden. Viele Menschen mögen Obstkonserven sehr gerne, sind aber mit Gemüsekonserven weniger zufrieden. Der Nährstoffgehalt von Konserven ist im Vergleich zu frischen Lebensmitteln gut. Nur wenige Fleischsorten sind in Dosen erhältlich, obwohl es eine gute Auswahl an Meeresfrüchten in Dosen gibt. Das Verfallsdatum ist

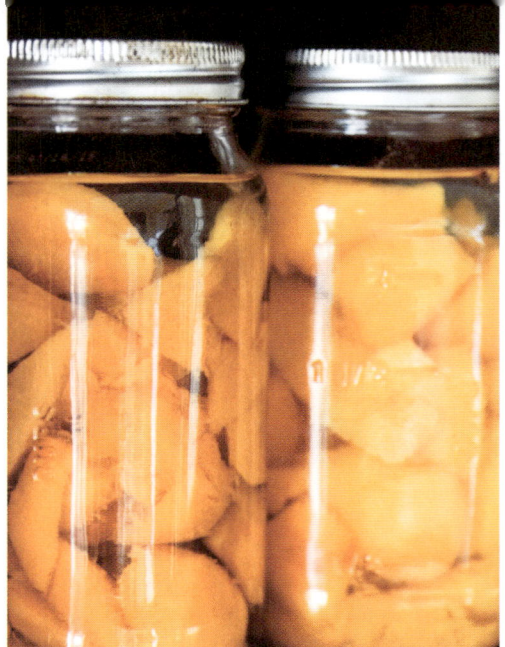 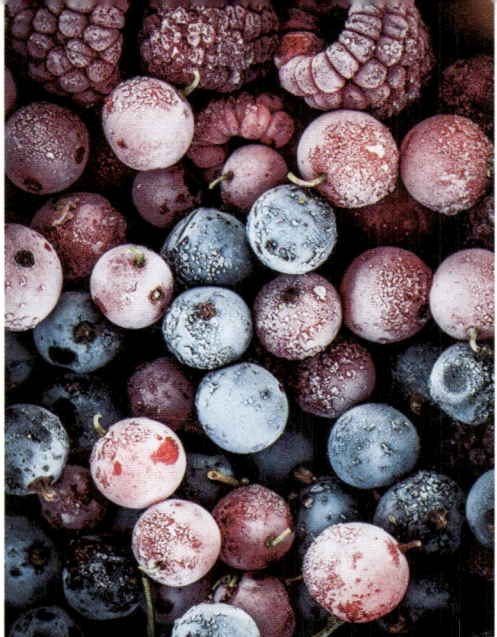

im Allgemeinen ein Jahr ab dem Verpackungsdatum, obwohl die meisten Konserven noch lange nach dem gestempelten Datum sicher verwendet werden können. Abgesehen von Marmeladen, Gelees und Essiggurken verwende ich keine hobbymäßig eingemachten Lebensmittel, es sei denn, ich habe sie selbst eingemacht oder bin sicher, dass gut gearbeitet wurde. Schlecht eingemachte Lebensmittel können tödlich sein.

TIEFKÜHLKOST: Tiefkühlkost ist bequem und die Qualität ist im Allgemeinen ausgezeichnet. Die Kehrseite ist offensichtlich: Ohne Strom ist Tiefkühlware eine große Herausforderung. Wenn Sie sich auf eine Gefriertruhe verlassen, sollten Sie eine Versicherung in Betracht ziehen, wenn diese nicht bereits in der Hausratsversicherung enthalten ist.

GEDÖRRTES: Wahrscheinlich essen Sie eine Menge Lebensmittel, die Sie nicht als gedörrt bezeichnen würden. Rosinen, Bananenchips und Trockenfrüchte sind recht beliebt. Gedörrten Lebensmitteln wird die meiste Feuchtigkeit entzogen, um den Verderb zu verzögern. Sie sind sehr lange haltbar, wenn sie richtig verpackt sind. Sie können Lebensmittel auch zu Hause dörren (siehe auch „Lebensmittel haltbar machen", Seite 88). Einige Lebensmittel sind in getrockneter Form köstlich, während anderen erst wieder Wasser zugesetzt werden muss, um sie verzehren zu können.

GEFRIERGETROCKNETES: Gefriergetrocknete Lebensmittel werden schockgefrostet; die Eiskristalle werden dann unter Vakuum entfernt. Es ist zwar möglich, Lebensmittel zu Hause mit dem richtigen Gerät gefrierzutrocknen, aber das ist nicht sinnvoll.

Die Maschine ist groß, teuer, laut und es ist zeitaufwendig. Wenn sich die Technologie nicht verbessert und der Preis nicht sinkt, wird die Gefriertrocknung für zu Hause nur sehr wenig Abnehmer finden.

Es ist möglich, fast alle Lebensmittel in gefriergetrockneter Form bei Spezialanbietern zu kaufen (siehe „Adressen", Seite 164). Die Qualität ist ausgezeichnet und bei Gemüse bevorzugen wir die Gefriertrocknung gegenüber fast jeder anderen Konservierungsmethode. Es ist auch die einzige Möglichkeit, um

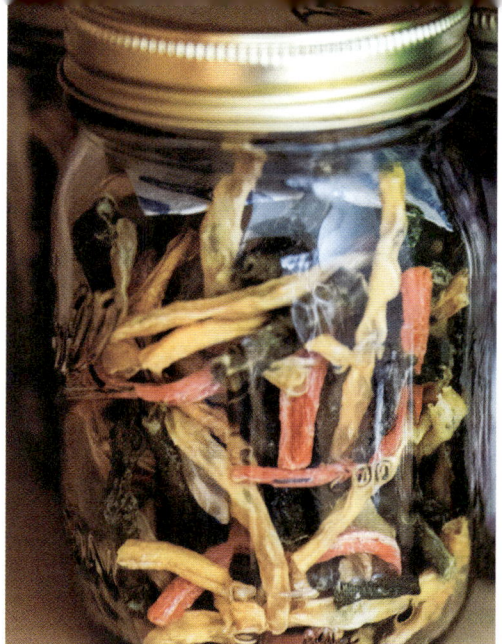

"frisches" Fleisch jederzeit zur Verfügung zu haben, es sei denn, man schlachtet selbst. Es gibt fast alles: Fleisch, Obst und Gemüse bis hin zu Butter, Aufläufen und Milchpulver. Der größte Vorteil ist die Haltbarkeit von mehr als 25 Jahren.

Der Kauf von gefriergetrockneten Lebensmitteln hat aber auch einige Nachteile. Es ist der teuerste Weg, um Lebensmittel einzukaufen. Sobald eine Packung geöffnet wird, kann das Lebensmittel Luftfeuchtigkeit aufnehmen, sodass Sie es innerhalb weniger Tage verwenden müssen. Hüten Sie sich auch vor Werbeaussagen: Ich habe Angebote für gefriergetrocknete Lebensmittel gesehen, die einen angeblichen Jahresvorrat zur Krisenvorsorge in einer handlichen Verpackung versprachen. Ich habe mir einige angeschaut und festgestellt, dass diese Behauptungen übertrieben sind; außerdem sind solche Pakete viel zu teuer.

Für die meisten Familien ist eine Mischung unterschiedlicher Konservierungsweisen die beste Wahl, um genügend Kalorien, Nährstoffe und Geschmack zu erhalten und Ihre Lieben mit vollem Magen durch jede Krise zu bringen.

SIE BRAUCHEN

Planen Sie beim wöchentlichen Einkauf zusätzliche Lebensmittel für Ihre Vorratskammer ein. Ich kaufe folgende zehn Lebensmittel bei den meisten Einkaufstouren gleich mit. Sie sind alle lange haltbar und können leicht auf verschiedene Weise zubereitet werden.

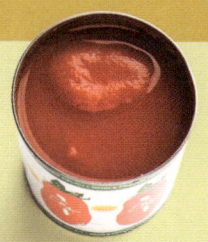
Tomaten in Dosen

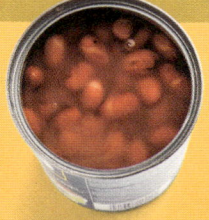
Bohnen in Dosen

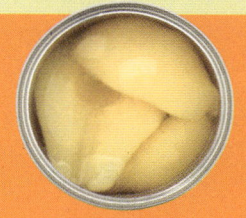
Dosenobst

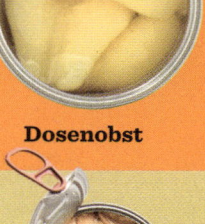
Reis

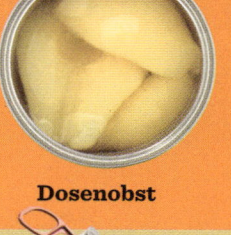
Thunfisch und Lachs in Dosen

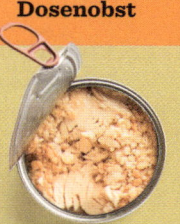
Erdnussbutter

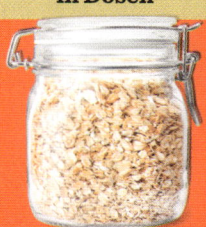
Haferflocken

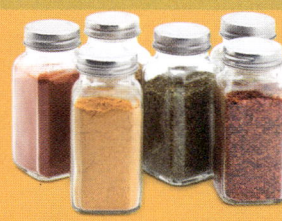
Kräuter und Gewürze

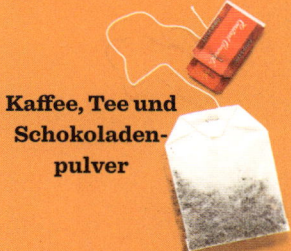
Kaffee, Tee und Schokoladenpulver

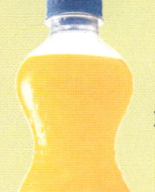
Säfte in Flaschen

EINEN PLAN ZUR NAHRUNGS- MITTELLAGERUNG ERSTELLEN

Erstellen Sie einen Plan zur Nahrungsmittellagerung, der so flexibel ist, dass er sich Ihren Bedürfnissen an einen Langzeitvorrat anpasst.

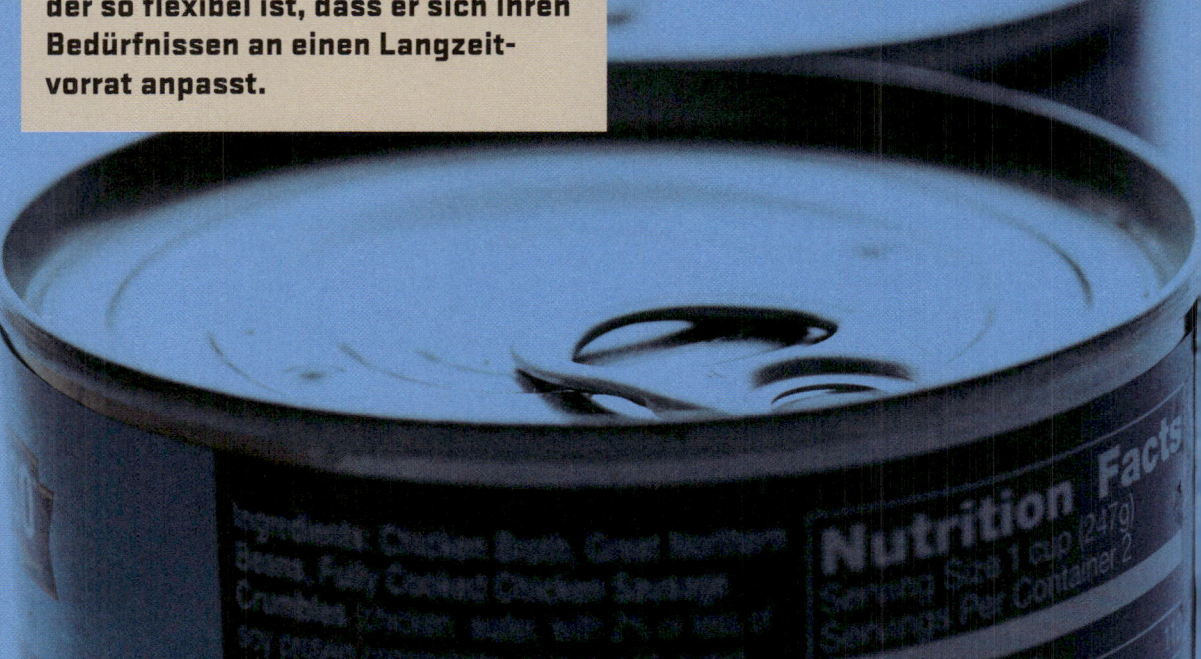

Eine Online-Suche wird Sie zu Dutzenden von Büchern über die Lagerung und Zubereitung von Lebensmitteln in Notfällen führen. Ein schneller Blick in mein Bücherregal würde Ihnen zeigen, dass ich die meisten davon besitze. Sie reichen von Kochbüchern, die Gourmet-Mahlzeiten aus der Dose versprechen, bis hin zu Rezeptbüchern, die sich ausschließlich auf gefriergetrocknete Lebensmittel stützen. In vielen Büchern wird detailliert beschrieben, wie man genügend Lebensmittel für ein Jahr aufbewahren kann, um eine Familie zu ernähren. Da die meisten Familien mit Budget- und Platzbeschränkungen arbeiten müssen, ganz zu schweigen von wählerischen Essern und den praktischen Einschränkungen beim Kochen, erweisen sich viele dieser Bücher als weniger nützlich, als man hoffen würde. Dennoch kann man aus den meisten etwas lernen.

Beginnen Sie mit einem Vorrat für zehn Tage

Der kürzeste Zeitrahmen, den Sie in Betracht ziehen sollten, sind zehn Tage. Ich halte dies für das absolute Minimum, aber es wird Sie durch einen längeren Stromausfall bringen. Wenn Sie die Lebensmittel für zehn Tage eingelagert haben, können Sie auf zwanzig Tage hinarbeiten und dann noch Lebensmittel für ein paar Tage mehr einlagern, bis Sie sich mit Ihrem Vorrat wohlfühlen. Ich kann mir nicht mehr vorstellen, weniger als einen Dreimonatsvorrat zur Verfügung zu haben und habe eher einen Vorrat für sechs Monate. Die Lebensmittel, die Sie einlagern, müssen unverderblich sein, d. h. sie müssen nicht tiefgekühlt oder gekühlt werden und verderben nicht bei Zimmertemperatur.

Denken Sie zu Beginn an Gerichte, die Ihre Familie gerne isst. Gibt es eine Möglichkeit, sie mit haltbaren Lebensmitteln zuzubereiten? Gibt es Gerichte, an die Sie Ihre Familie jetzt

> Gewöhnen Sie sich an, das Verfallsdatum von Lebensmitteln zu überprüfen. Ein Artikel, der dieses Datum überschritten hat, könnte natürlich noch verzehrt werden, aber bei vielen Lebensmittelkonserven leidet die Qualität nach einigen Jahren. Um Verschwendung zu vermeiden, essen Sie Ihre Lebensmittel und füllen Sie sie wieder auf, wobei Sie immer das älteste zuerst essen (siehe Seite 37).

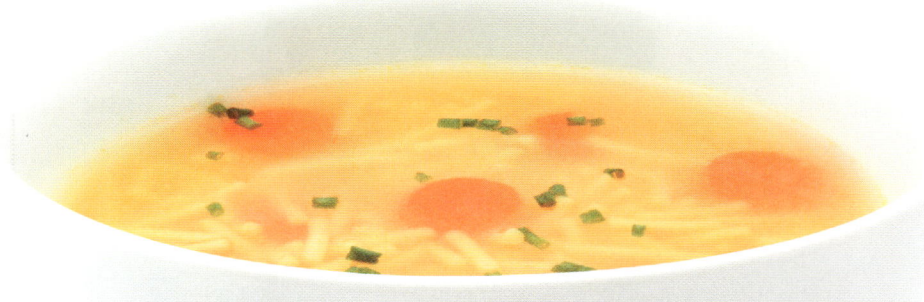

gewöhnen könnten? Eine Krise ist nicht der richtige Zeitpunkt, um Ihre Kinder von bunten Zuckerbomben auf einfachen Haferbrei umzustellen. Die folgende Liste enthält Lebensmittel, die Ihre Familie vielleicht bereits verwendet und mag.

- Dosengerichte mit Fleisch, Obst oder Gemüse
- Fertige Müslimischungen
- Dosengerichte wie Eintöpfe und herzhafte Suppen
- Getrocknete Fertiggerichte in Beuteln und Tüten
- Getrocknete Früchte, Nüsse und Kerne
- Säfte
- Milchpulver, Dosenmilch oder haltbare Milch
- Kartoffelbrei, Nudeln, Reis
- Zucker, Salz, Kräuter und Gewürze
- Backmischungen

Einige dieser Lebensmittel benötigen Wasser für die Zubereitung, daher müssen Sie diese Menge Wasser zu Ihrem Vorrat hinzufügen. Nicht inbegriffen, aber sehr wichtig sind Wohlfühlspeisen und Getränke. Kaffee, Tee, heiße Schokolade und andere Leckereien helfen Ihnen, Krisenerlebnisse zu normalisieren und die Stimmung zu heben. Es ist zwar weitaus günstiger, größere Portionen zu kaufen, aber Sie möchten keine großen Reste übrig haben, wenn Ihr Kühlschrank nicht funktioniert, sodass einzelne Portionen vielleicht die bessere Wahl sind.

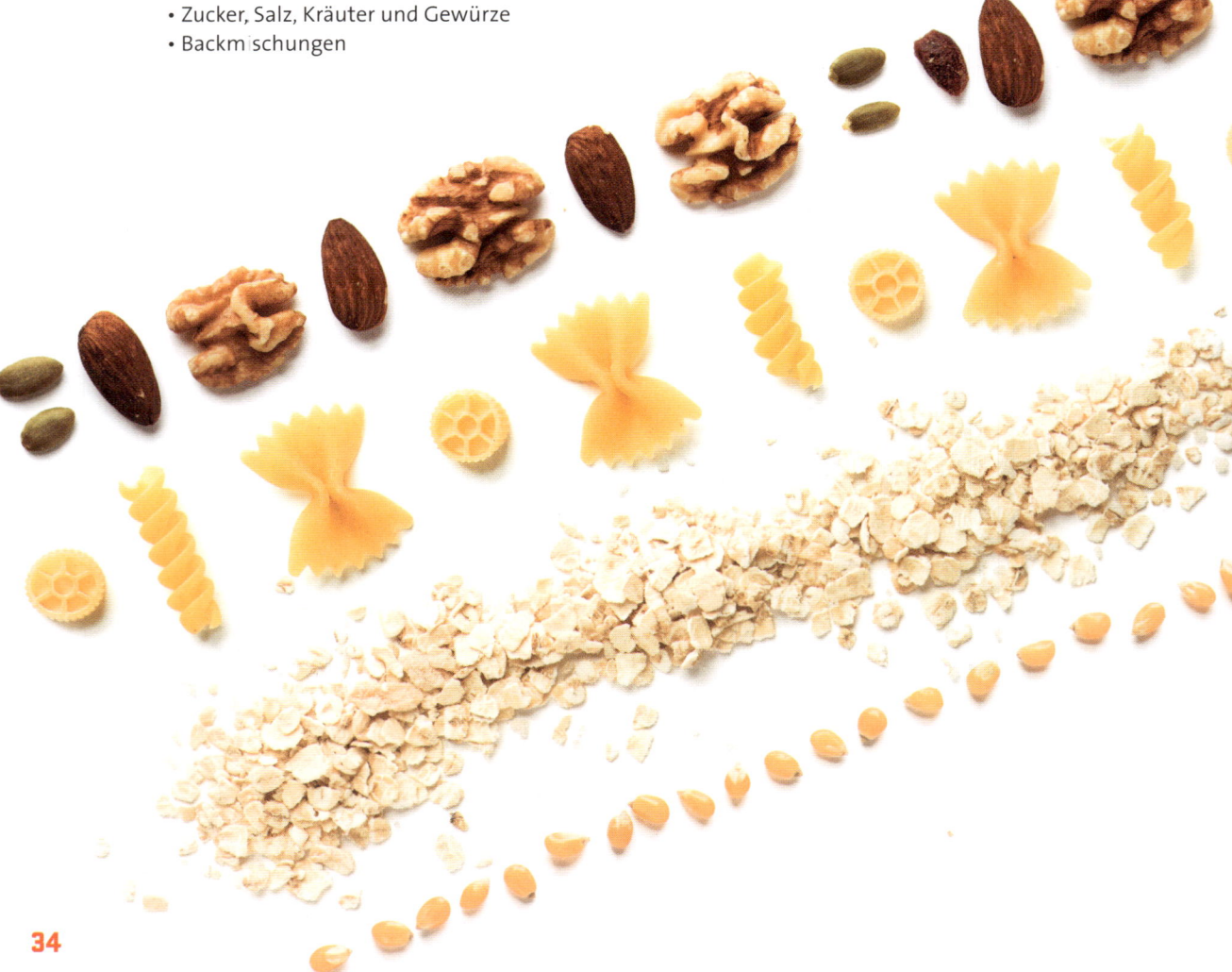

Nutzen Sie Ihren Vorrat

Lassen Sie uns nun mal schauen, was Sie aus Ihren gelagerten Lebensmitteln während eines Notfalls zubereiten können. Mit einem Vorrat aus den genannten Lebensmitteln können Sie bereits eine Reihe von Mahlzeiten zubereiten. Probieren Sie einige davon aus (siehe auch „Einen Tag mit Notmahlzeiten planen", Seite 98).

- **FRÜHSTÜCK:** Haferflocken mit Obst; Pfannkuchen mit Sirup; Müsli

- **MITTAGESSEN:** Thunfisch und Nudelsalat; Makkaroni mit Käse; herzhafte Suppen mit Kräckern

- **ABENDESSEN:** Reis mit Bohnen; Hühnchen mit Kartoffeln, Sauce und Dosengemüse; Lachsfrikadellen mit Reis und Dosengemüse

Dazu reichen Sie Saft, haltbare Milch, Kaffee und Tee. All diese Lebensmittel sind leicht erhältlich, und nichts davon ist sehr teuer. Dies sind auch Lebensmittel, die oft als Sonderangebot erhältlich sind oder in großen Mengen günstig gekauft werden können.

Der Nachteil dieses Menüs ist, dass es weder frisches Gemüse noch viele Ballaststoffe enthält und einiges davon stark gesalzen ist. Trotzdem, wenn Sie einen Startpunkt für die Notversorgung suchen, die Ihre Kinder nicht in die nächste Suppenküche treibt, wird das funktionieren. Wenn Sie an einen längerfristigen Vorrat (zwei Wochen oder mehr) denken, müssen Sie andere Dinge im Auge behalten.

> Bei richtiger Lagerung sind folgende Lebensmittel fast ewig haltbar: getrocknete Bohnen, Reis, die meisten Getreidearten, Popcorn, Milchpulver, Backpulver, Natron, reiner Vanilleextrakt, Essig, Sojasauce, Honig, Ahornsirup, Zucker, Salz, Maisstärke, hochprozentiger Alkohol und Kakaopulver.

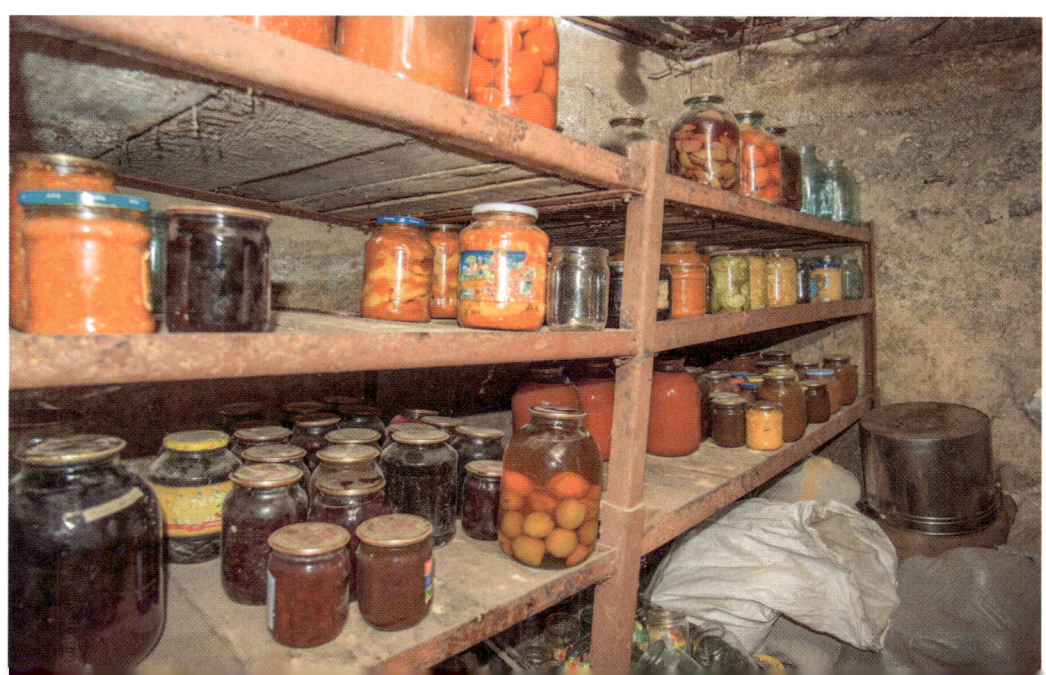

LEBENSMITTEL LAGERN

Schaffen Sie Stauraum
für die langfristige Lagerung von Lebensmitteln und erstellen Sie eine Lagerbestandsliste.

Wenn Sie Ihre Lebensmittel immer nur für eine Woche einkaufen, sie aufbrauchen und dann wieder einkaufen gehen, müssen Sie sich nicht allzu viele Gedanken über die Aufbewahrung machen. Aber wenn Sie Lebensmittel kaufen, die viele Wochen oder sogar für Monate aufbewahrt werden sollen, ist es wichtig, wie Sie sie verpacken und lagern.

Lebensmittel haben Feinde, wie Feuchtigkeit und Insekten, die Qualität und Geschmack beeinträchtigen können. Wenn Sie Ihre Vorräte vor diesen Feinden schützen, werden sie lange halten.

UNGEZIEFER: Lebensmittelmotten, Käfer, Mäuse und Ratten können von Ihrer Vorratskammer angezogen werden.

FEUCHTIGKEIT: Feuchtigkeit führt dazu, dass Mehl verklumpt und getrocknete Lebensmittel ungenießbar werden. Sie kann Schimmelbildung verursachen, insbesondere bei süßen Lebensmitteln, und sie kann Zucker verhärten. Feuchtigkeit lässt Dosen rosten und führt dazu, dass Einmachgläser ihre Dichtigkeit verlieren.

LICHT: Zu viel Licht raubt Kräutern und Gewürzen ihre Farbe und ihr Aroma. Sonnenlicht kann einige Nährstoffe von Lebensmitteln zerstören und begünstigt das Wachstum von Algen in Wasser.

WÄRME: Die Haltbarkeit von Lebensmitteln nimmt mit steigender Temperatur ab. Allerdings werden Lebensmittel durch dramatische Temperaturunterschiede stärker beeinträchtigt als durch konstant hohe Temperaturen.

SAUERSTOFF: Sauerstoff reagiert mit vielen Substanzen in Lebensmitteln und verändert sie auf unangenehme Weise. Selbst wenn sie noch essbar sind, sehen die meisten Lebensmittel unappetitlich aus.

Ergreifen Sie folgende Maßnahmen, um Ihre Lebensmittelvorräte zu schützen:

WELCHE BEHÄLTER? Der erste Schritt zum Schutz von Lebensmitteln ist die Wahl geeigneter Gefäße. Die besten Behälter bestehen aus Glas oder lebensmitteltauglichem Kunststoff. Sie müssen sauber und vollständig trocken sein, bevor Sie sie mit Lebensmittel füllen. Wenn Sie nicht lebensmitteltaugliches Plastik verwenden, legen Sie es mit einer Frischhaltefolie oder einer anderen stabilen, lebensmitteltauglichen Plastikfolie aus.

TROCKENE VORRÄTE VORBEREITEN: Wenn ich Mehl, Getreide oder Bohnen kaufe, stelle ich die Packungen für mehrere Tage in meinen Gefrierschrank, um eventuell vorhandene Eier oder Käferlarven zu töten. Nach dem

TIPPS FÜR DIE VORRATSKAMMER

■ Lagern Sie ähnliche Nahrungsmittel zusammen und immer mit den Etiketten nach außen.

■ Stellen Sie neu erworbene Lebensmittel nach hinten, sodass Sie das älteste zuerst verwenden. Es hilft, wenn Sie hindernisfrei von hinten nachstellen und von vorne wegnehmen können.

■ Lagern Sie schwere Eimer, Dosen und Gläser in den unteren Regalen und leichtere Konserven weiter oben.

■ Achten Sie darauf, dass Ihre Vorräte nicht bis an den Rand des Regals geschoben werden, wo die Gefahr besteht, dass sie runterfallen.

■ Halten Sie einen Block und einen Stift in der Nähe, um zu notieren, was bei einem Sonderangebot wieder aufgefüllt werden muss.

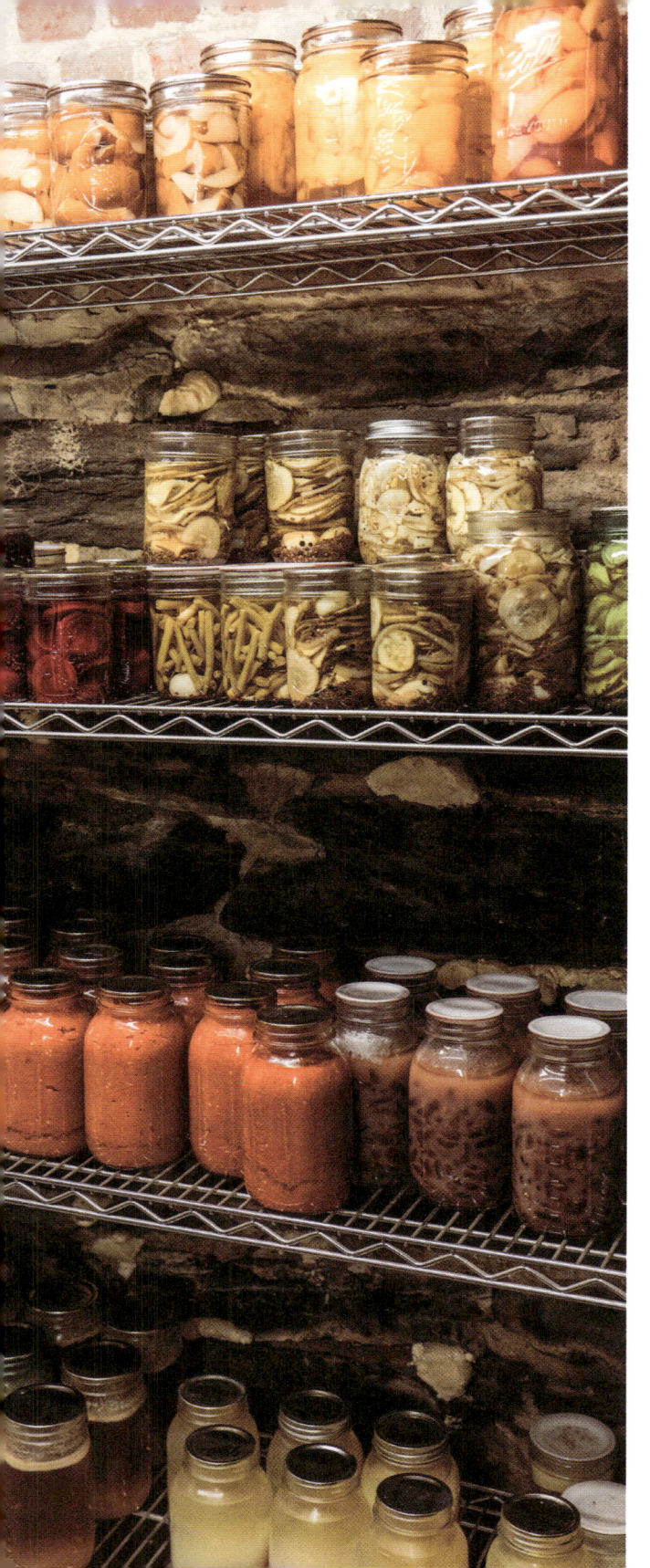

Einfrieren packe ich Fertigmischungen, wie z. B. Backmischungen, in ein Einmachglas mit Schraubverschluss. Dies ist besonders wichtig, wenn Mäuse ein Problem sein könnten. Ich schreibe das Rezept auf eine Karte und lege sie in das Glas.

LEBENSMITTEL ETIKETTIEREN: Man muss nicht zu besonders hübschen Etiketten greifen. Es reicht, wenn Sie einen Streifen Kreppband mit dem Inhalt, dem Verfallsdatum und ggf. speziellen Anweisungen aufkleben. Sie denken vielleicht, dass Sie sich daran erinnern, was das weiße Pulver im Einmachglas ist, aber in drei Monaten werden Sie nicht mehr wissen, ob es sich um eine Kuchen- oder Brotmischung handelt.

EINE BESTANDSLISTE FÜHREN: Wenn Sie nicht so viele Vorräte haben, kommen Sie vielleicht ohne Bestandsliste aus. Aber wenn Sie erst einmal festgestellt haben, dass es viel bequemer und preiswerter ist, Lebensmittel in großen Mengen zu kaufen und zu lagern, werden Sie sicher auch von der Notwendigkeit einer Bestandsliste überzeugt sein. Auch hier können Sie an der Optik sparen. Ein einfaches Notizbuch, das Sie in Ihrer Küche aufbewahren, reicht aus. Sie können auch übersichtliche Vorratstabellen aus dem Internet herunterladen und ausdrucken.

VORRÄTE IMMER ROTIEREN: Ich kann die Rotation nicht genug betonen. Essen Sie Ihre Vorräte! In einem Notfall wollen Sie nicht mit Lebensmitteln zu tun haben, die muffig oder ungenießbar sind. Essen und ersetzen, essen und ersetzen. Das Mindesthaltbarkeitsdatum Ihrer Vorräte bleibt aktueller und Sie haben immer das im Haus, was Sie mögen.

Wie lange wird Ihr Vorrat reichen? Hier gibt es viele Variablen. Wenn Sie einen trockenen, kühlen Lagerraum haben und Ihre Lebensmittel richtig verpackt haben, werden sie lange haltbar sein. Mein eigener Plan ist es, dass ich während eines Jahres meine Lebensmittel einmal komplett ausgetauscht habe, damit ich weiß, dass das, was ich meiner Familie vorsetze, frisch und gesund ist.

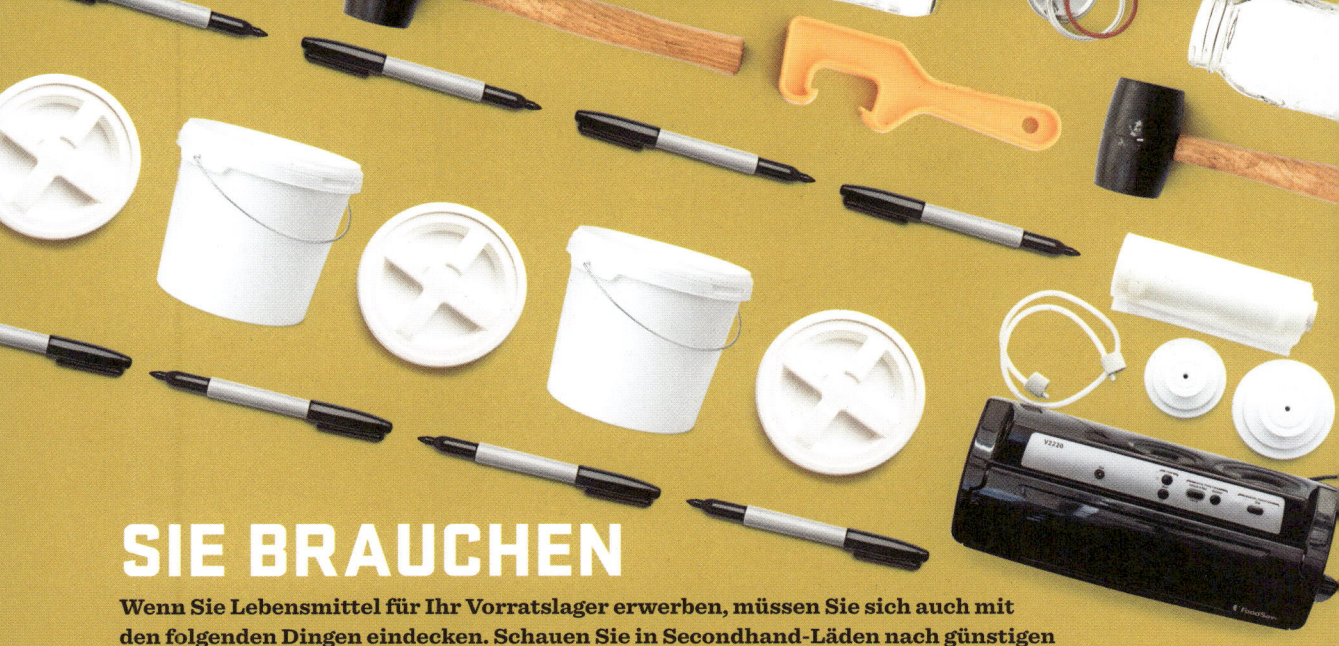

SIE BRAUCHEN

Wenn Sie Lebensmittel für Ihr Vorratslager erwerben, müssen Sie sich auch mit den folgenden Dingen eindecken. Schauen Sie in Secondhand-Läden nach günstigen Angeboten für Lagerschränke.

- **2-LITER-EINMACHGLÄSER MIT SAUBEREN DECKELN.**

- **LEBENSMITTELECHTE EIMER:** Wenn auf dem Etikett nicht angegeben ist, dass ein Eimer lebensmitteltauglich ist, dann sollten Sie annehmen, dass er es nicht ist. Weithalstonnen bieten sich besonders an.

- **SCHRAUBDECKEL:** Eimer zur Aufbewahrung von Lebensmitteln werden meist mit Schnappdeckeln geliefert. Schraubdeckel werden mit einem Dichtungsring, der über den Eimerrand passt, und einem leicht zu greifenden Deckel geliefert. Sie sind zwar etwas teuer, aber sie werden Ihnen das Leben wesentlich erleichtern.

- **GUMMIHAMMER:** Sie benötigen einen Gummihammer, um einen Spannverschluss an einem Eimer zu befestigen und um normale Deckel auf großen Lebensmitteleimern vernünftig abzudichten.

- **DECKELHEBER:** Wenn Sie keine Schraubdeckel verwenden, benötigen Sie einen Deckelheber, um aufgeschlagene Deckel abzunehmen.

- **ALUBEUTEL:** Beutel mit einer Alubeschichtung halten Licht und Sauerstoff ab und schützen die Lebensmittel vor Insektenbefall.

- **VAKUUMIERGERÄT:** Das Gerät entfernt die Luft aus einem Beutel und versiegelt dann das Ende. Es gibt Zubehör, das den Sauerstoff aus Einmachgläsern entfernt. Die Beutel können wiederverwendet werden, wenn sie nur trockene Zutaten enthielten.

- **SAUERSTOFFABSORBER:** Sauerstoffabsorber (kleine Päckchen, die ein Eisenpulver enthalten), die jedem Eimer beigefügt werden sollten, entfernen überschüssigen Sauerstoff und machen Lebensmittel somit haltbarer.

- **DAUERHAFTE KENNZEICHNUNG:** Es ist wichtig, alle Lebensmittelbehälter zu kennzeichnen. Sie werden denken, dass Sie sich daran erinnern, was Sie in diesem Eimer verpackt haben – das werden Sie aber nicht.

ERSTE-HILFE-SET ZUSAMMEN-STELLEN

Stellen Sie einen Erste-Hilfe-Kasten zusammen oder rüsten Sie einen vorhandenen auf. Die Anmeldung zu einem Kurs ist auch eine gute Idee, wenn Sie noch nie an einem solchen teilgenommen haben oder er schon länger her ist.

Eine Krisensituation kann sich negativ auf den Körper auswirken. Oft ist dann der Schlaf gestört und es kann sein, dass man mit vielen Menschen auf engem Raum auskommen muss. Mahlzeiten können unregelmäßig und nicht das sein, was Sie gewohnt sind. Es könnte schwierig werden, so sauber zu bleiben, wie Sie es gerne hätten. Stress allein reicht aus, um Ihr Immunsystem zu beeinträchtigen. All dies führt dazu, dass eine Krankheit eine ohnehin schwierige Situation noch komplizierter machen kann. Ein Virus oder eine Infektion sind nicht das Einzige, worüber man sich Sorgen machen muss. Wenn Sie Trümmer wegräumen, Schnee oder Eis entfernen oder Reparaturen an Ihrem Haus vornehmen müssen, sind Verletzungen eine reale Gefahr, selbst wenn es nicht während der konkreten Tätigkeit passiert.

HINWEIS: Dieser Abschnitt soll kein Erste-Hilfe-Handbuch oder gar -Kurs ersetzen und es würde den Rahmen dieses Buches sprengen, tiefergreifende medizinische Ratschläge zu geben. Fragen Sie sich, welche Dinge notwendig sein könnten, um mit dem Erstellen oder der Aufstockung eines eigenen Erste-Hilfe-Sets zu beginnen. Ein Erste-Hilfe-Kasten fürs Auto funktioniert als Grundkomponente und das Design nutzt den Platz gut aus. Wählen Sie als Aufbewahrungsort einen Schrank, der vor Hitze und Feuchtigkeit geschützt ist und beginnen Sie mit dem Ergänzen (siehe auch „Auto vorbereiten", Seite 50).

ELEKTROLYTLÖSUNG

Während Kinder, ältere Menschen und alle mit einem schlechten Immunsystem anfällig für Krankheiten sind, kann eine Dehydrierung für jeden tödlich sein. Eine Elektrolytlösung zur Verfügung zu haben und zu wissen, wie sie zu verabreichen ist, könnte lebensrettend sein.

Für eine selbstgemachte Version mischen Sie die untenstehenden Zutaten.

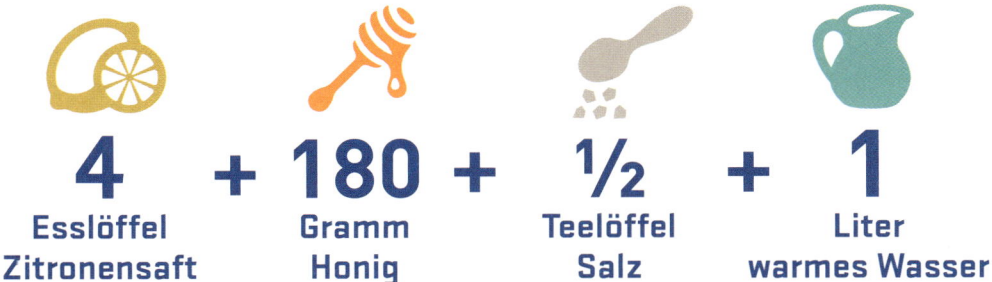

4 Esslöffel Zitronensaft + **180** Gramm Honig + **½** Teelöffel Salz + **1** Liter warmes Wasser

Es schmeckt ziemlich schrecklich, aber nippen Sie langsam, um den Elektrolythaushalt Ihres Körpers nach einer Magen-Darm-Erkrankung wieder aufzufüllen.

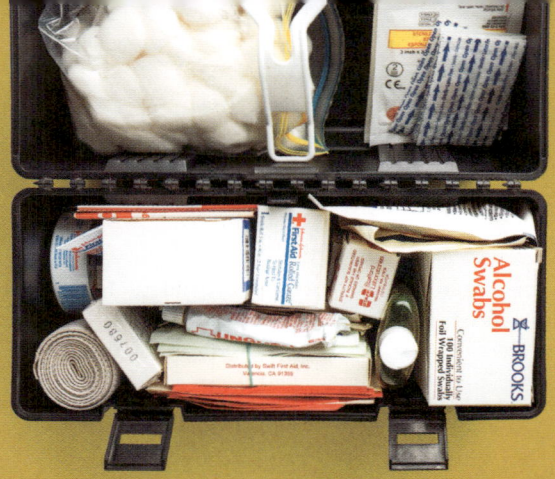

Erste Hilfe lernen

In Ihrem Haushalt sollte jeder Erwachsene über eine Erste-Hilfe-Ausbildung verfügen und wissen, wie und wann eine Herz-Lungen-Wiederbelebung (HLW) durchgeführt werden muss. Sie können die Ausbildung über das Rote Kreuz, den Malteser Hilfsdienst e.V., den Arbeiter-Samariter-Bund und viele weitere Stellen erhalten.

Es ist keine schlechte Idee, eine Bestandsaufnahme in der Nachbarschaft zu machen, um zu sehen, wer in einem medizinischen Notfall helfen kann. Gibt es Ärzte, Krankenschwestern oder Rettungssanitäter auf die Sie zurückgreifen können? Wenn der Strom längerfristig ausfällt, könnte es sein, dass Apotheken geschlossen bleiben müssen, aber vielleicht gibt es einen Chiropraktiker oder einen Physiotherapeuten, der Ihnen helfen kann, wenn Sie sich beim Schneeschaufeln den Rücken verrenken.

Wenn Sie regelmäßig Medikamente gegen eine chronische oder lebensbedrohliche Erkrankung einnehmen, sprechen Sie mit Ihrem Arzt über einen zusätzlichen Monatsvorrat als Reserve. Dazu gehören auch Inhalatoren für Asthmatiker. Warten Sie mit dem Nachfüllen nicht bis zum letzten Tag, sondern bestellen Sie Medikamente immer so schnell wie möglich nach. Eine andere Idee ist es, jeden Monat eine oder zwei Einheiten zur Seite zu legen; wenn Sie das tun können, wird sich Ihr Vorrat irgendwann summieren. Natürlich müssen Sie die Verfallsdaten im Auge behalten und die Medizin auswechseln, um sie auf dem neuesten Stand zu halten.

SIE BRAUCHEN

- Brandsalbe
- Elektrolytlösung
- Tabletten gegen Übelkeit und Diarrhoe
- Tabletten gegen Verstopfung
- Tabletten gegen Sodbrennen
- Fiebersenkende Schmerzmittel
- Hustenmittel
- Nasenspray
- Antibiotische Salbe
- Salbe gegen Pilzinfektionen
- Antihistaminika
- Wasserdichte Pflaster in verschiedenen Größen und Formen (billige Pflaster sind die Einsparungen in der Regel nicht wert)
- Eine Schlinge und ein oder zwei elastische Verbände
- Pinzette zum Entfernen von Splittern
- Eine scharfe Schere
- Ein digitales Thermometer
- Wattestäbchen und Wattebällchen
- Isopropylalkohol und/oder Wasserstoffperoxid
- Medizinisches Klebeband und Mullbinden
- Ein paar dicke Damenbinden für Kompressen

Gehen Sie regelmäßig zum Zahnarzt

Es gibt nicht viel schlimmere Schmerzen als Zahnschmerzen. Wenn Sie sorgfältig mit Ihrer Mundgesundheit umgehen und Ihren Zahnarzt regelmäßig aufsuchen, können Sie große Probleme vermeiden, die entstehen können, wenn der Zugang zur zahnärztlichen Versorgung eingeschränkt ist. Apotheken verkaufen provisorischen Zahnzement, der bei einer gebrochenen Füllung vorübergehend Abhilfe schafft. Mein Zahnarzt ist kein Fan von provisorischen Füllungen, da sie später aufgebohrt werden müssen, aber im Notfall ist eine provisorische Füllung besser als ein freiliegender Nerv. Benzocainhaltige Medikamente können Zahnfleischschmerzen lindern; achten Sie hier aber besonders auf die Nebenwirkungen.

EINE ALOE VERA PFLANZE ZIEHEN

Ein gutes Projekt ist der Anbau einer Aloe Vera Pflanze. Das Gel eignet sich wunderbar für die Behandlung von kleinen Hautabschürfungen und -verbrennungen, einschließlich Sonnenbrand. Wenn Sie einen Freund mit einer Aloe Vera Pflanze haben, fragen Sie nach einem Ableger. Dies geschieht am besten im Frühjahr oder Frühsommer, wenn die Pflanze aktiv wächst.

- Schieben Sie die Erde zur Seite, damit Sie sehen können, wo der Ableger an der Mutterpflanze hängt. Sie können die kleine Pflanze auch einfach von der Elternpflanze schneiden, aber das Abziehen geht meist leicht und richtet weniger Schaden an.
- Lassen Sie die Schnittstellen des Ablegers einige Tage lang an einem hellen, luftigen Ort antrocknen, bevor Sie ihn wieder einpflanzen.
- Wählen Sie einen sauberen Tontopf und bedecken Sie das untere Loch mit einer Tonscherbe oder etwas Kies. Füllen Sie den Topf je zu einem Drittel mit Sand, Blumenerde und einer weiteren Schicht Sand.
- Graben Sie ein kleines Loch und stecken Sie die neue Pflanze in den Sand und klopfen Sie sie fest. Gießen Sie zwei Wochen lang nicht.
- Sobald die Pflanze gut angewachsen ist, können Sie im Sommer wöchentlich gießen; im Winter sollten Sie jedoch die Bewässerung einstellen.
- Ihre Aloe Vera Pflanze sollte jahrelang leben und wird nicht durch das gelegentliche Abschneiden eines fleischigen Stängels zur Gelgewinnung beeinträchtigt.

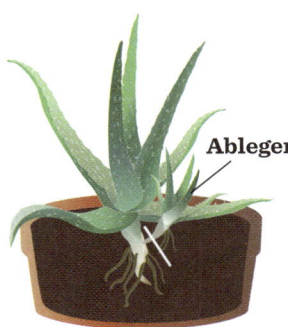
Ableger

WERKZEUGKASTEN
ZUSAMMENSTELLEN

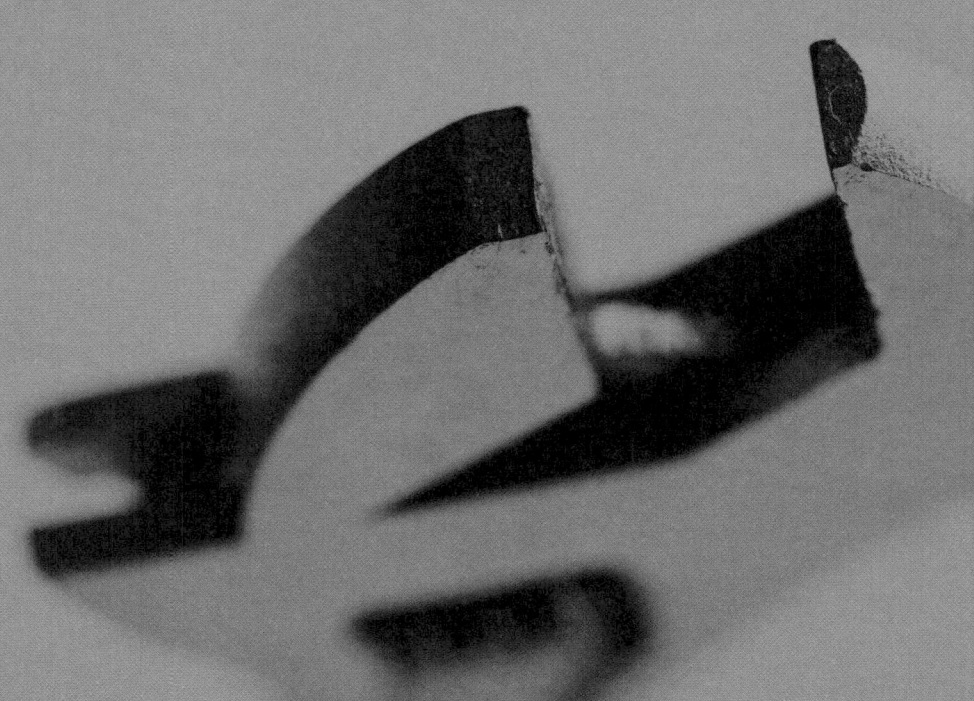

Lagern Sie alle Werkzeuge die Sie besitzen an einem zugänglichen Aufbewahrungsort und ergänzen Sie Ihre Sammlung bei Bedarf.

Dieses Kapitel habe ich nicht für die Berufshandwerker da draußen geschrieben. Es ist für den Rest von uns, weil Sie, ob Sie nun in einer Stadtwohnung oder auf dem Land wohnen, als Krisenvorsorge Werkzeuge und einige grundlegende Kenntnisse benötigen. Denken Sie an Murphys Gesetz: Wenn etwas schief gehen kann, dann wird es schief gehen – und zwar zum ungünstigsten Zeitpunkt. Eine gut ausgestattete Werkzeugkiste ermöglicht es Ihnen, einfache Reparaturen selbst durchzuführen und zwar zu einem Zeitpunkt, an dem Ihnen ein schnelles Handeln weitere Kopfschmerzen ersparen kann.

Viele von uns (mich eingeschlossen) wissen sehr wenig über das Heimwerken. Ein Haus ist meist die teuerste Investition – das Dach über dem Kopf, unser Schutz vor dem Sturm – und die meisten von uns haben keine Ahnung, wie das Haus eigentlich funktioniert. Wasser und Elektrizität kommen an, Abwasser fließt ab. Wie diese Dinge geschehen, ist ein Rätsel.

Unser wichtigstes Werkzeug ist die Information, deshalb schlage ich vor, dass Sie damit beginnen, im Internet zu recherchieren und sich Heimwerkerbücher zulegen. Es gibt Dutzende von guten Büchern, aus denen Sie wählen können. Ich tendiere zu illustrierten Bänden, da ich visuell lerne.

Neben dem Wissen brauchen Sie aber auch einige weitere Hilfsmittel. Ich will hier nichts Ausgefallenes vorstellen, nur das, was Sie für grundlegende Reparaturen benötigen. Ich schlage jedoch vor, dass Sie immer qualitativ hochwertige Werkzeuge kaufen. Billige Werkzeuge sind nicht nur unwirksam – sie können auch gefährlich sein. Es ist also besser, qualitativ hochwertige gebrauchte Werkzeuge zu kaufen als neue, aber fragwürdige.

Selbst wenn Sie ein bestimmtes Werkzeug nicht selbst benutzen können oder wollen, haben Sie es für andere vor Ort zur Verfügung. Heimwerken ist wie jede andere Fähigkeit: Man kann mit Übung besser werden. Wenn Sie einen Berufshandwerker im Haus haben, dann schauen Sie was und wie er etwas macht.

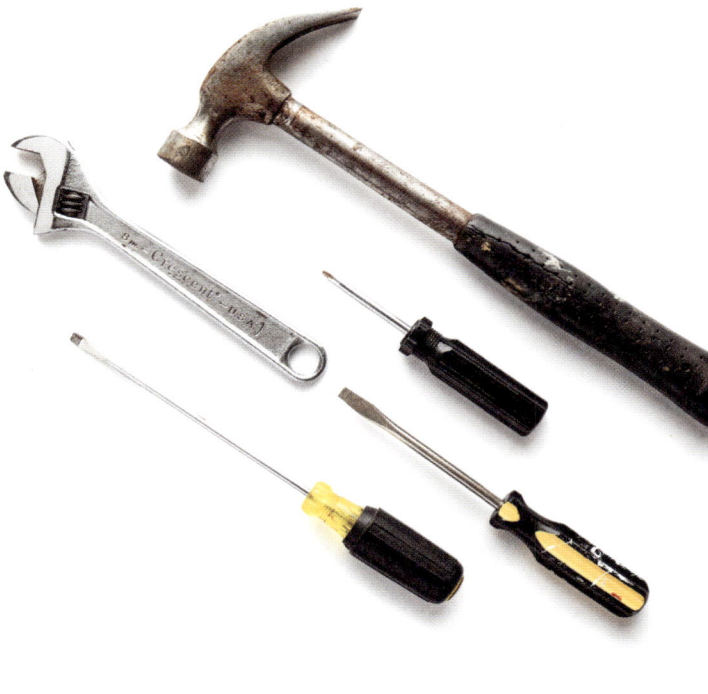

Vielleicht können Sie einige wertvolle Tipps mitnehmen (siehe auch „Das Zuhause vorbereiten", Seite 55).

Legen Sie einen Bereich in Ihrem Keller oder Ihrer Garage für Heimwerkertätigkeiten fest. Halten Sie dort Ihre Werkzeuge organisiert und in gutem Zustand. Wenn Sie in einer netten Nachbarschaft wohnen, können Sie einen Werkzeugtausch gegen größere, teurere, aber weniger häufig verwendete Werkzeuge in Erwägung ziehen. Investieren Sie in diesem Fall in einen Etikettendrucker oder stellen Sie auf eine andere Art und Weise sicher, dass Sie Ihre eigenen Werkzeuge identifizieren können. Behalten Sie unbedingt auch die Übersicht über Werkzeuge, die Sie sich ausleihen. Ein Freund leiht Ihnen viel lieber seinen besten Hammer, wenn Sie ihn umgehend und in gutem Zustand zurückgeben.

DIE WICHTIGSTEN WERKZEUGE FÜR
NOTFALLREPARATUREN

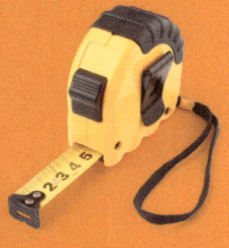
Bandmaß

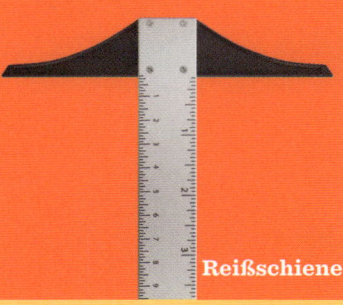
Reißschiene

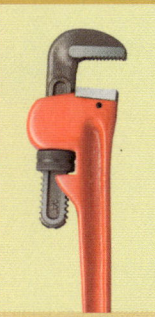
Rohrzange

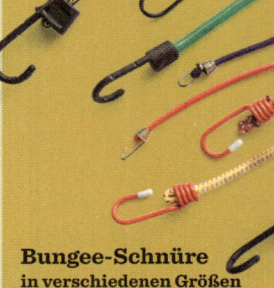
Bungee-Schnüre in verschiedenen Größen

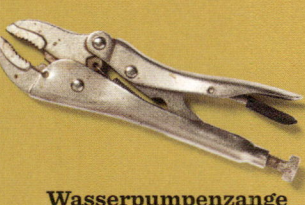
Wasserpumpenzange

Klebstoff aller Art

Zimmermannshammer

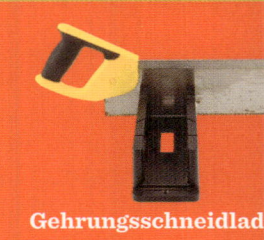
Gehrungsschneidlade

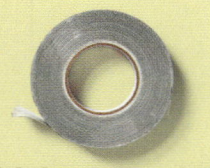
Silikon

Klebeband: Kreppband, Elektroklebeband und jede Menge Panzerband!

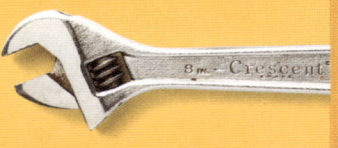
Verstellbarer Schraubenschlüssel

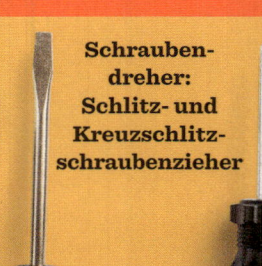
Schraubendreher: Schlitz- und Kreuzschlitzschraubenzieher

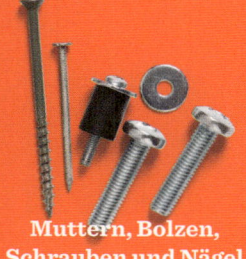
Muttern, Bolzen, Schrauben und Nägel in einer Vielzahl von Größen

Kabelbinder in verschiedenen Größen

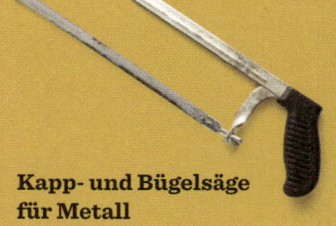
Kapp- und Bügelsäge für Metall

Wasserwaage

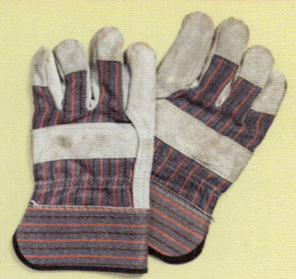
Arbeitshandschuhe

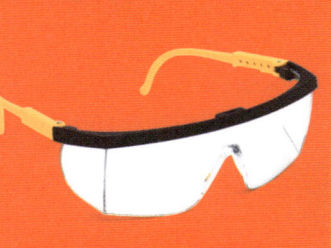
Schutzbrille

Ich habe keine Elektrowerkzeuge in diese Liste aufgenommen. Wenn ich aber nur eines wählen müsste, dann wäre es ein starker Akkuschrauber. Eine Ladung hält lange Zeit und kann viele Arbeitsstunden und Blasen sparen.

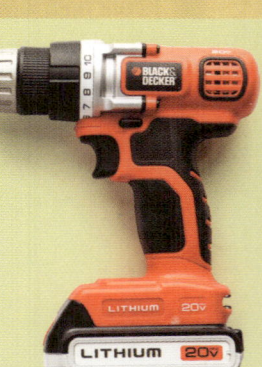

BATTERIEN BEVORRATEN

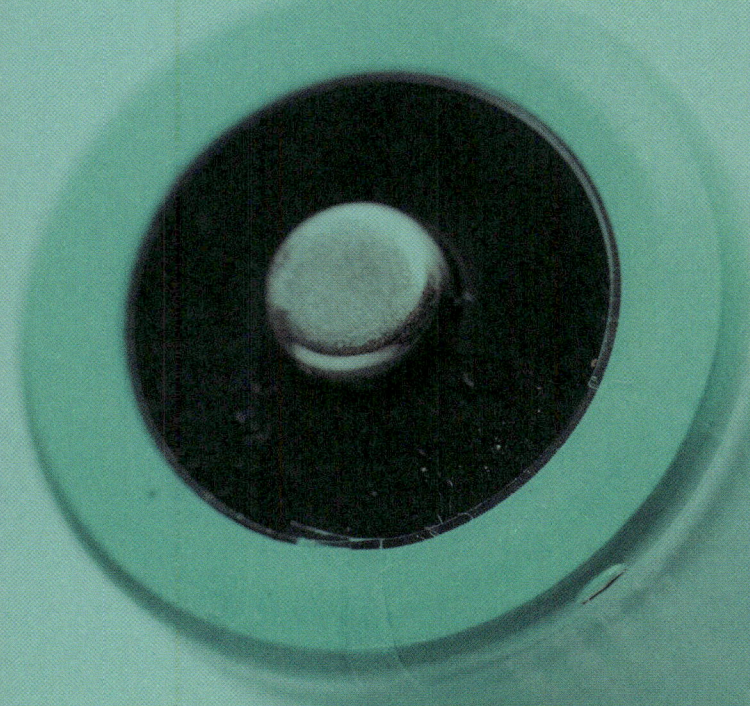

Prüfen Sie, welche Arten von Batterien Sie für Ihre Geräte benötigen und legen Sie einen Vorrat jeden Typs an.

Wir sind auf Batterien angewiesen, vor allem in Bezug auf die Krisenvorsorge. Taschenlampen, Radios, Telefone, Computer und viele andere Geräte benötigen irgendeine Art von Strom. Wenn dieser Strom nicht aus dem Netz kommt, wird er normalerweise durch Batterien zur Verfügung gestellt. Vor nicht allzu langer Zeit waren wir auf Alkalibatterien beschränkt. Diese waren jedoch eine Umweltkatastrophe und diese Tatsache führte zu Innovationen. Heute haben wir viele verschiedene Arten von Batterien zur Auswahl, alle mit positiven und negativen Eigenschaften (kein Wortspiel beabsichtigt!). Gehen wir einmal das übliche Sortiment durch.

Ein paar Fakten zur Batterie

Batterien sollten bei Raumtemperatur gelagert werden. Sie haben vielleicht schon gehört, dass die Lagerung im Gefrierfach ihre Lebensdauer verlängert, aber das stimmt nicht. Bewahren Sie sie in der Originalverpackung auf. Lassen Sie keine losen Batterien in einer Schachtel herumfliegen, denn wenn sich die Kontakte gegenseitig berühren lauert hier eine Brandgefahr. Wenn Sie ein Batteriepaar haben und eine davon entladen ist, die andere aber noch etwas Ladung hat, entsorgen Sie besser beide. Mischen Sie keine alten und neuen Batterien oder sogar verschiedene Marken.

Arten von Batterien und Akkus

Erstellen Sie eine Liste aller Geräte in Ihrem Haus und Auto, die Batterien benötigen und vermerken Sie welcher Typ und wie viele Batterien erforderlich sind.

ALKALINE-BATTERIEN, EINWEGARTIKEL: Man kann sie immer noch kaufen, und sie funktionieren gut, aber die Entsorgung ist ein Problem. Sie dürfen nicht in den normalen Hausmüll geworfen werden. In vielen Geschäften gibt es Sammelbehälter für alte Batterien. Meiner Erfahrung nach entladen sich billigere Marken im Allgemeinen schneller.

ALKALINE-BATTERIEN, AUFLADBAR: Man kann wiederaufladbare Alkaline-Batterien nur ca. 20 Mal bis 85 % aufladen. Dennoch haben sie den Ruf, eine Ladung länger zu halten als einige andere Arten.

NICKEL-CADMIUM-AKKUMULATOR (NICD-AKKU): NiCd-Akkus sind der älteste Typ von wiederaufladbaren Batterien. Sie haben eine lange Haltbarkeit, was sich gut für die Krisenvorsorge eignet. Sie lassen sich zudem schnell aufladen und können viele hundert Mal wieder aufgeladen werden. Die Kehrseite der Medaille ist, dass sie schnell an Leistung verlieren, auch wenn sie nicht benutzt werden und aufgrund des Schwermetalls Cadmium der Verkauf seit 2017 in der EU verboten ist.

BATTERIE-HACKS

Auf YouTube gibt es viele Batterie-Hacks, die zeigen, wie man Batterien zerlegen kann, um sie als kleinere Batterien zu nutzen oder mit Hilfe von Alufolie aus kleineren Batterien größere machen kann. Das mag zwar im Notfall funktionieren, aber es ist immer besser und vor allem sicherer, sich nur mit den Batterien einzudecken, die Sie wirklich brauchen. So erhalten Sie die meiste Leistung zum besten Preis.

NICKEL-METALLHYDRID-AKKUMULATOR (NIMH): NiMH-Akkus verlieren weniger Ladung, wenn sie nicht benutzt werden, als andere. Sie werden also eher funktionieren, wenn Sie sie brauchen.

KNOPFBATTERIEN: Diese kleinen Batterien laufen einem ständig über den Weg. Man kann sie nicht aufladen, also halten Sie einen Vorrat bereit. Denken Sie daran, dass sie winzig klein und leicht zu schlucken sind. Für kleine Kinder und Tiere können sie tödlich sein, also bewahren Sie sie sicher auf.

Batterietester

Haben Sie sich mal durch ein Durcheinander von Batterien gewühlt und nicht gewusst, welche voll waren und welche entsorgt werden mussten? Das ist mir schon oft passiert.

Ein Batterietester ist ein einfaches kleines Gerät, mit dem Sie Ihre Batterien auf Ladung testen können. Es ist den Preis wert und vermeidet den Ärger, der entsteht, wenn man die Batterien nacheinander in einer Taschenlampe ausprobieren muss.

Ladegeräte

Es gibt eine Vielzahl von Ladegeräten zur Auswahl. Vergewissern Sie sich, dass das gekaufte Ladegerät zu den vorhandenen Batterien passt; einige sind nicht kompatibel. Intelligente Ladegeräte können Akkus entladen und den Ladevorgang beenden, wenn sie voll sind. Es gibt intelligente Akkus, die einen Chip haben und nur mit einem kompatiblen Ladegerät funktionieren. Die meisten Ladegeräte benötigen den üblichen 230-Volt-Hausstrom, während andere mit dem 12-Volt-Strom aus dem Zigarettenanzünder Ihres Autos oder einem Solarladegerät aufgeladen werden können. Wir haben festgestellt, dass das Solarladegerät im Sommer gut funktioniert, aber wir brauchten eine andere Option für die kurzen Tage des Winters.

Um Ihren langfristigen Batteriebedarf zu ermitteln, können über einen längeren Zeitraum Notizen zum Verbrauch erforderlich sein. Nachdem Sie diesen festgelegt haben, sollten Sie eine ausreichende Menge an voll aufgeladenen Batterien und Akkus besorgen: 9-Volt-Batterien, A, AA, AAA, C Baby, D Mono und Knopfbatterien in verschiedenen Größen.

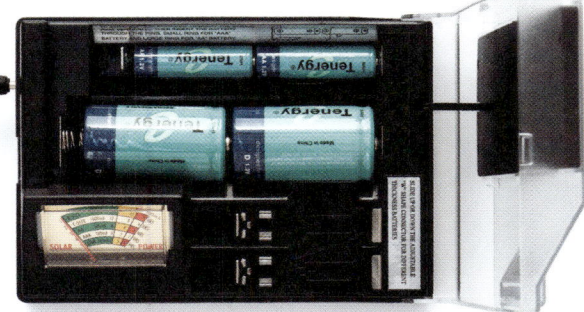

Ladegerät

AUTO VORBEREITEN

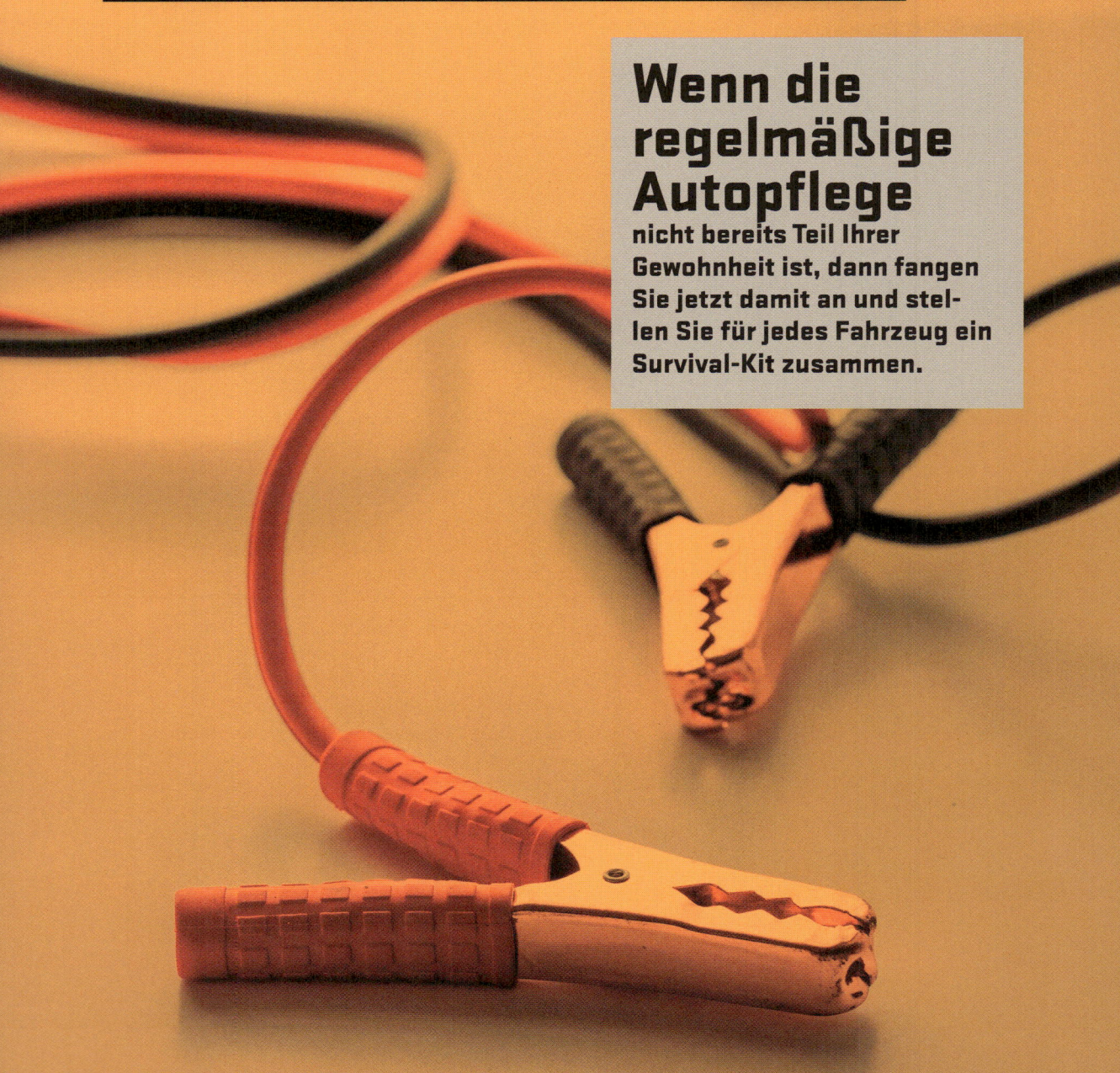

Wenn die regelmäßige Autopflege nicht bereits Teil Ihrer Gewohnheit ist, dann fangen Sie jetzt damit an und stellen Sie für jedes Fahrzeug ein Survival-Kit zusammen.

„Washingtoner Familie überlebt nach Autopanne zwei Tage mit Halloween-Süßigkeiten"

„Familie verbringt eine eiskalte Nacht im Auto, nachdem das GPS-Gerät sie in die falsche Richtung führte"

„Panne im Schnee, Touristen campen im Auto und überleben"

Eine schnelle Google-Suche wird Dutzende solcher Geschichten zu Tage fördern. Die Leute machen eine Routinereise und irgendetwas geht schief. Autos gehen kaputt, das GPS-Gerät führt in die Irre, die Wettervorhersage war zu optimistisch oder die Straße ist gesperrt. Ein richtig vorbereitetes Auto kann Leben retten.

Bei Reisen gilt, besser Vorsicht als Nachsicht. Wenn die Wettervorhersage ein Unwetter vorhersagt oder Sie einfach nicht recht überzeugt, dann bleiben Sie zu Hause — wenn Sie können. Wenn Sie sich dennoch auf den Weg machen müssen, stellen Sie sicher, dass jemand weiß, wohin Sie fahren und wann die planmäßige Ankunft ist. Bei längeren Reisen sollten Sie eine Reiseroute hinterlassen und nicht davon abweichen, ohne jemanden darüber zu informieren. Falls Sie nicht auftauchen, weiß die Person, die Ihren Reiseplan kennt, wo Sie zu suchen sind.

Der wichtigste Tipp ist die gute Pflege des Autos. In einem Notfall könnte es für einige Tage Ihr Zuhause sein. Halten Sie sich an die Routinewartung. Überprüfen Sie die Menge der Scheibenwischerflüssigkeit, füllen Sie andere Flüssigkeiten nach, bevor Sie losfahren, und lassen Sie das Öl nach Bedarf wechseln. Sie sollten auch wissen, wie man einen Reifen wechselt und das Wissen darüber zu einer Voraussetzung dafür machen, dass Ihre Kinder den Führerschein machen dürfen.

Ersetzen Sie Ihre Reifen, bevor das Profil zu stark abgenutzt ist und holen Sie sich die besten, die Sie für die übliche Witterung Ihrer Gegend bekommen können. Das bedeutet, dass Sie im Winter natürlich Winterreifen montieren und wenn es bei Ihnen im Winter regelmäßig sehr stark schneit auch Schneeketten im Auto lagern. Es bedeutet aber auch, dass Sie hochwertige Wischerblätter kaufen und regelmäßig austauschen, um Ihr Sichtfeld frei zu halten.

IMMER EIN VOLLER TANK

Füllen Sie Ihren Tank immer dann auf, wenn er zur Hälfte leer ist und beginnen Sie jede lange Reise mit einem vollen Tank. Sie können auch ein paar Extra-Liter Kraftstoff in Ihrer Garage oder in einem Gartenhaus im Freien aufbewahren - aber nur in zugelassenen Behältern, die von jeglicher Wärmequelle oder brennbaren Materialien ferngehalten werden.
Das Hinzufügen eines Treibstoffstabilisators verlängert die Haltbarkeit, aber lesen Sie alle Anweisungen sorgfältig durch, bevor Sie ihn verwenden.

Erstellen Sie ein Notfall-Kit für Ihr Auto

Stellen Sie ein persönliches Notfall-Kit zusammen. Es sollte Ihren Standort, die Jahreszeit und Ihre Fahrgewohnheiten widerspiegeln und muss groß genug sein, um die Bedürfnisse aller Ihrer regelmäßigen Mitfahrer zu erfüllen. Wenn Sie auf lebensrettende Medikamente angewiesen sind, bewahren Sie einige Dosen im Handschuhfach auf und tauschen Sie diese regelmäßig aus.

Das habe ich in meinem Auto

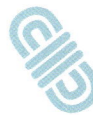

Autoreparaturzubehör:
zumindest Überbrückungskabel, Klebeband und einige Schlauchschellen

Ein guter Ersatzreifen

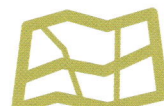

Kartenmaterial für den Fall, dass das GPS versagt

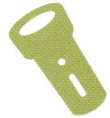

Taschenlampen

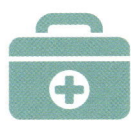

Ein Erste-Hilfe-Kasten & Medikamente

Nicht verderbliche Lebensmittel
wie Trockenfrüchte, Nüsse und Müsliriegel (häufig austauschen)

Streichhölzer

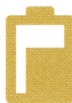

Ladegerät für Mobiltelefone

Wanderschuhe

Ein „Brauche Hilfe" Schild für die Scheibe

Warndreieck

Eine Rolle Toilettenpapier

Ein leerer Benzinkanister

Ein paar Plastikmüllsäcke

Ein Buch oder ein Spiel
(im Falle einer langen Wartezeit)

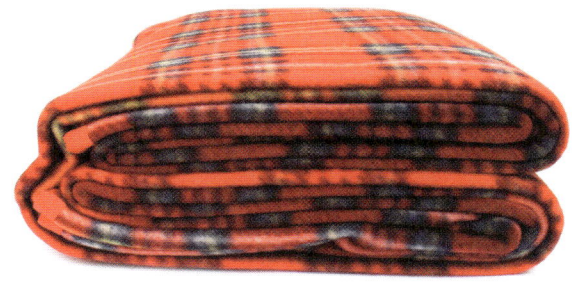

Wenn Sie in abgelegene Gebiete reisen, werden Sie ein umfangreicheres Notfall-Kit benötigen. Es sollte einen Schlafsack und eine oder mehrere Signalraketen, mehr Essen und Wasser und vielleicht einen Wasserfilter, wie z. B. den Sawyer Mini, enthalten. Für den Fall, dass Sie zu Fuß gehen müssen, sollten Sie einen Rucksack und ggf. Wanderschuhe im Auto haben.

Falls Sie eine Panne haben

In den meisten Situationen sollten Sie bei Ihrem Fahrzeug bleiben. Es ist viel einfacher, ein Auto zu finden als eine Person und das Auto wird Sie vor Wettereinflüssen schützen. Wenn ein Freund oder ein Familienmitglied Ihre geplante Route und die voraussichtliche Ankunftszeit kennt, wird wahrscheinlich Hilfe kommen. Hinterlassen Sie ein sichtbares Zeichen, dass Sie gefunden werden wollen – ein helles Kleidungsstück an einem langen Stock genügt.

Lassen Sie bei tiefen Temperaturen den Motor so kurz wie nötig laufen, um das Auto zu erwärmen, aber stellen Sie zuvor sicher, dass der Auspuff frei von Eis und Schnee ist. Lassen Sie die Scheiben einen Spalt offen, damit sich keine Feuchtigkeit ansammelt. Bleiben Sie in Ihrem Fahrzeug. Sie dürfen keinen Schnee essen, wenn Sie durstig sind. Dies würde eine Senkung Ihrer Körperkerntemperatur zur Folge haben; schmelzen Sie ihn nach Möglichkeit. Bleiben Sie trocken, denn Sie riskieren sonst eine Unterkühlung. Sie können sich unter einer Decke warmhalten, wenn Sie trocken sind. Wenn es heiß und sonnig ist, suchen Sie sich in der Nähe Ihres Autos etwas Schatten. Bewegen Sie sich nur so viel wie nötig und trinken Sie so viel wie möglich.

Denken Sie über alternative Transportmöglichkeiten nach

Viele von uns sind so autozentrisch, dass es fast unmöglich scheint, ohne Zugriff auf ein Fahrzeug auszukommen. Es gibt aber viele Szenarien in denen die Nutzung eines Autos unmöglich sein könnte.

Einige Katastrophen können dazu führen, dass die Straßen unpassierbar werden: Erdbeben können Autobahnen aufreißen und Orkane können Straßen mit Trümmern bedecken. Andere Ereignisse können dazu führen, dass Sie keinen Kraftstoff mehr bekommen. Die Lieferungen können unterbrochen werden oder Stromausfälle können dazu führen, dass elektrische Pumpen nicht mehr funktionieren.

Kaufen Sie ein Fahrrad

Selbst kleine Kinder können Fahrrad fahren oder hinter einem Fahrrad gezogen werden. In Taschen und Körben können Sie eine gute Menge an Vorräten transportieren. Ein Fahrradanhänger erhöht Ihre Kapazität noch mehr.

Wenn Sie auf Ihr Budget achten möchten, dann werden Sie leicht gebrauchte Fahrräder finden. Suchen Sie nach einem robusten Fahrrad und halten Sie ein Fahrradreparaturset bereit. Rennräder mit schmalen Reifen sind zwar schnell, aber nicht für einen harten Einsatz geeignet. Ein Mountainbike oder ein Hybridmodell bietet sich eher an.

Was ist mit Gehen?

Denken Sie im Rahmen der Krisenvorsorge ernsthaft über Ihre Füße nach. Fügen Sie Ihren Vorräten Schuheinlagen, Blasenpflaster, Ballenkissen und Fußpuder hinzu. Ein größerer Vorrat an geeigneten Socken ist eine preiswerte Versicherung.

Nasse Füße sind sehr anfällig für Blasen und Pilzinfektionen, daher ist es wichtig, dass Ihre Füße immer trocken bleiben und sich gut anfühlen.

Ein gutes Paar fester Schuhe oder Wanderstiefel sind eine Notwendigkeit, falls Sie im Notfall viel laufen müssen. Laufen Sie sie langsam ein, um Blasen zu vermeiden (siehe auch „Kopf, Hände und Füße schützen", Seite 75). Um Stürze auf eisigen Wegen zu vermeiden, können Sie in Vorrichtungen wie Steigeisen investieren, die über Schuhe oder Stiefel gezogen werden. Ich habe ein Paar in meinem Auto und mehrere Paare zu Hause. Steigeisen halten länger, wenn Sie sie nach dem Gebrauch abspülen und gut trocknen, damit sie nicht rosten.

Wenn Sie ans Laufen gewöhnt sind, können Sie jede beliebige Entfernung zu Fuß zurücklegen. Zum Trainieren müssen Sie nicht viel Wandern, wenn Sie einen täglichen Spaziergang machen, wird sich Ihre Ausdauer schnell erhöhen. Das Tragen eines Wander-, Walking- oder Skistocks ist eine gute Idee, wenn Sie sich auf schlechten Wegen bewegen müssen. Er kann Ihnen helfen, Ihr Gleichgewicht zu halten, die Tiefe von Wasser zu testen, kleinere Trümmer aus dem Weg zu räumen oder sogar ein Tier abzuwehren.

NOTFALLAUSRÜSTUNG

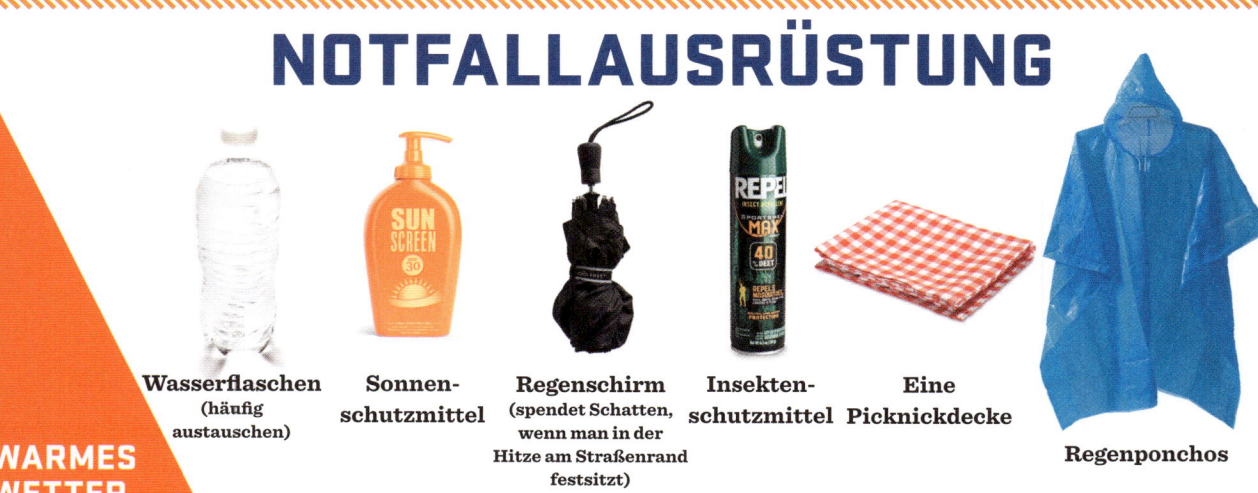

WARMES WETTER

- **Wasserflaschen** (häufig austauschen)
- **Sonnenschutzmittel**
- **Regenschirm** (spendet Schatten, wenn man in der Hitze am Straßenrand festsitzt)
- **Insektenschutzmittel**
- **Eine Picknickdecke**
- **Regenponchos**

KALTES WETTER

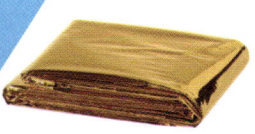
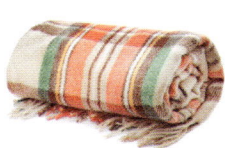
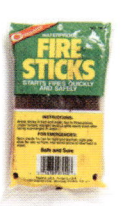
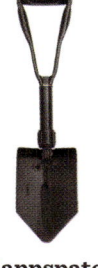
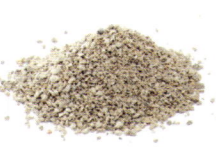

- **Rettungsdecken**
- **Eine Wolldecke**
- **Eine Notwärmequelle und Streichhölzer**
- **Klappspaten**
- **Katzenstreu oder -sand gegen Glätte**

DAS ZUHAUSE VORBEREITEN

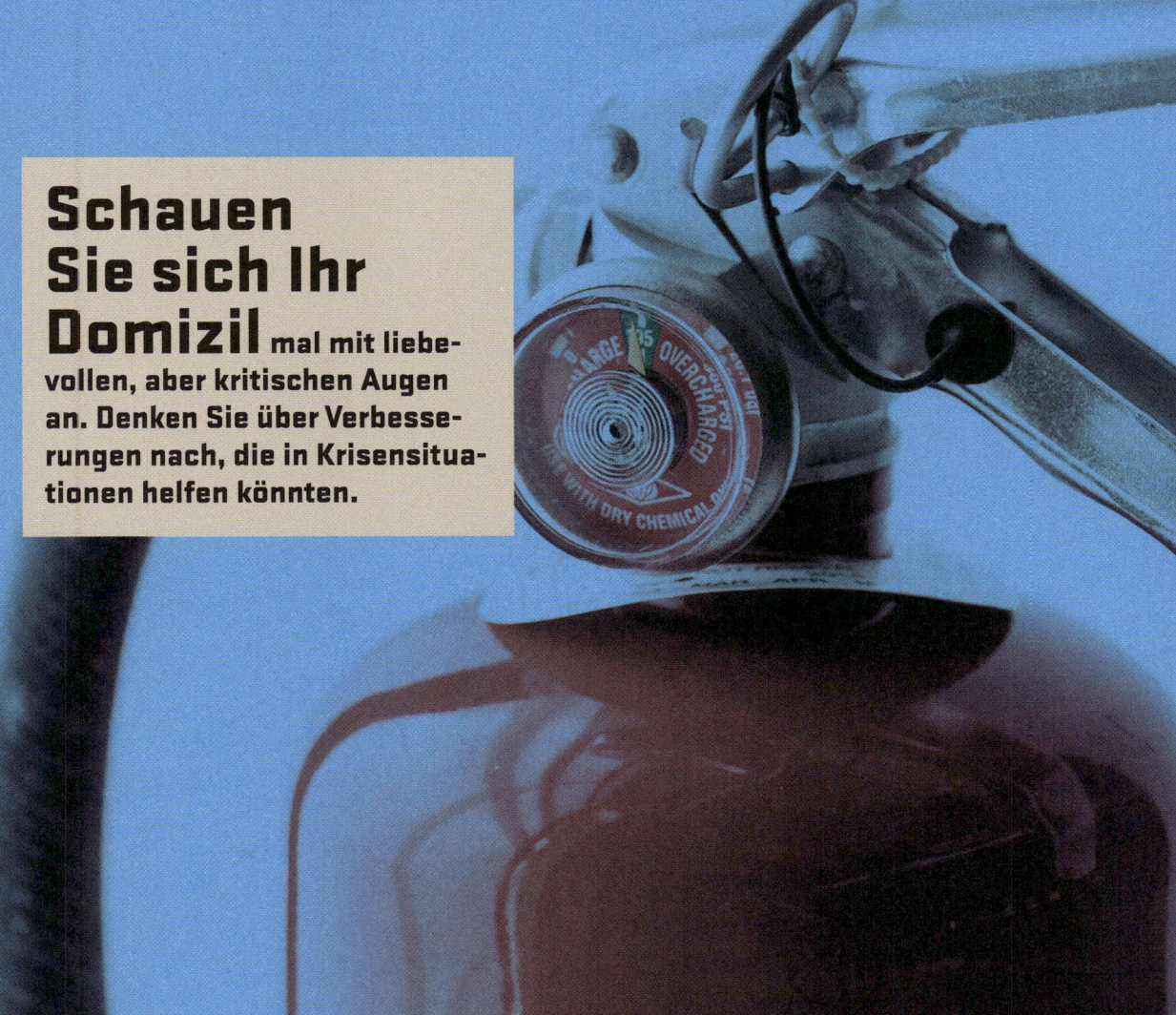

Schauen Sie sich Ihr Domizil mal mit liebevollen, aber kritischen Augen an. Denken Sie über Verbesserungen nach, die in Krisensituationen helfen könnten.

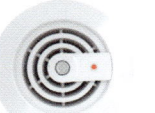
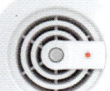
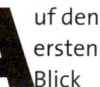

Auf den ersten Blick scheint dieses Kapitel überflüssig zu sein. Schließlich geht es im ganzen Buch darum, Ihr Zuhause vorzubereiten.

Aber in diesem Abschnitt werden Sie die Aufgabe haben, sich noch eingehender mit Ihren vier Wänden zu beschäftigen.

Mein Haus ist nicht das schönste der Straße und es ist sicherlich auch nicht das modernste. Ich habe keine Granit-Arbeitsplatten oder importierte Fliesenböden. Die Schränke könnten mal wieder geschrubbt werden und das Haus würde von einem Farbanstrich profitieren.

Meine Möbel lassen sich am besten mit „gemütlich" beschreiben und in der Mitte meines Küchentisches stehen oft halbfertige Projekte statt Blumen. Meine Diele ist eigentlich immer matschig und das Wohnzimmer ist ein bisschen verwohnt. Trotz aller Mängel ist es aber mein Zuhause. Ich kann mir keinen anderen Ort vorstellen, der so gut zu mir passt wie dieser.

Häuser sind so viel mehr als bloße Investitionen, denn sie bieten uns Schutz vor Stürmen, sowohl meteorologisch als auch emotional. Vom Standpunkt der Katastrophenvorsorge aus gesehen macht der Rat, „blühe dort, wo du gepflanzt bist", Sinn. Hier sind einige Dinge, auf die Sie achten sollten, während Sie Ihr Zuhause genauer unter die Lupe nehmen.

Außen

WIE IST DER ZUSTAND? Gibt es kaputte Stufen oder verrottende Bretter auf der Terrasse? Ist das Dach in Ordnung? Ist Ihr Grundstück aufgeräumt und liegen keine losen Dinge herum, die bei starkem Wind zu gefährlichen Geschossen werden könnten?

WIE SIEHT ES MIT DEM GARTEN AUS? Gibt es große Bäume mit Ästen, die auf Ihr Dach oder Ihre Autos fallen könnten? Haben Sie eine große Rasenfläche? Ist Gras, das bewässert, vertikutiert, gemäht und ggf. geharkt werden muss, die beste Flächennutzung oder wäre es besser, sie für den Anbau von Nahrungsmitteln zu verwenden? Haben Sie Platz für einen Obstbaum oder einige Beerensträucher?

Drinnen

Was wissen Sie über die Funktionsweise Ihres Zuhauses? Wissen Sie, wie und wo Strom und Wasser ankommen und Abwasser abfließt? Schauen Sie sich die Kabel, Zähler und Rohre an. Wissen Sie, warum sie da sind und was sie tun? Falls Sie es nicht wissen, fragen Sie jemanden, der es wissen könnte. Achten Sie bei dieser Generalinspektion auch auf Dinge wie Lackschäden an Rohren und verschlissene Kabel. Wir haben viel über Bedrohungen von außen gesprochen, aber die meisten Katastrophen passieren zu Hause. Durch Brände verlieren mehr Menschen ihr Heim als durch Überschwemmungen oder Tornados. Eine fehlerhafte Verkabelung ist ein größeres Risiko als ein Erdbeben.

Beginnen Sie mit dem Keller

Wissen Sie, wo sich Ihr FI-Schutzschalter befindet und wie Sie ihn wieder anschalten? Machen Sie sich mit Ihrem Sicherungskasten vertraut.

Schauen Sie sich Ihren Durchlauferhitzer bzw. Wasserboiler genauer an. Wie viele Liter Wasser fasst er? Hat er eine elektrische Kontrollleuchte? Funktioniert er auch ohne Strom? Wissen Sie, wie Sie das Wasser aus ihm ablassen können?

Untersuchen Sie Ihre Heizung. Welche Energiequelle verwendet sie? Haben Sie noch andere Heizmöglichkeiten? Wen rufen Sie an, wenn Ihre Heizung nicht mehr funktioniert? Ist Ihr Rohrsystem in gutem Zustand?

Ist der Keller nass, wenn es regnet? Wenn ja, wie gehen Sie damit um? Haben Sie eine Sumpfpumpe? Wenn ja, was passiert, wenn die Pumpe nicht mehr funktioniert?

Sind irgendwelche Rohre undicht?

Gehen Sie nach oben

Haben Sie Rauch- und Kohlenmonoxid (CO)-Melder in allen wichtigen Räumen? Sind Ihre Feuerlöscher aktuell?

Gibt es Kältebrücken, die auf einen Wärmeverlust hinweisen könnten? Lassen Ihre Fenster kalte Luft einströmen und warme Luft ausströmen?

Haben Sie mindestens zwei Fluchtmöglichkeiten? Sind Fluchttüren durch Unordnung oder Möbel blockiert? Gibt es mindestens eine Feuerleiter in der Nähe eines hochgelegenen Fensters?

Wie steht es um die Einbruchssicherheit? Sind die Türschlösser robust und die Türen isoliert?

Schauen Sie unter allen Spülbecken nach. Gibt es ein Problem mit Feuchtigkeit oder Anzeichen von Nagetieren? Fühlen sich die Wände in irgendwelchen Badezimmern feucht an? Sehen Sie Schimmel?

Gehen Sie in den zweiten Stock und führen Sie die selbe Inspektion durch.

Auf dem Dachboden

Ist der Dachboden gut isoliert? Gibt es Anzeichen für Wasserschäden, insbesondere im Bereich von Schornsteinen und Fenstern? Falls Sie ein Mäuseproblem haben, wird es hier Hinweise darauf geben (siehe auch „Schädlinge bekämpfen", Seite 111).

Einen Plan machen

Jetzt ist es an der Zeit, einen Aktionsplan zu erstellen. Bevor Sie Ihr Haus auf den neuesten Stand der Technik bringen, müssen Sie sich mit Gesundheit, Sicherheit und Effizienz befassen. Es gibt verschiedene Förderprogramme, die beim Sanieren und Modernisieren helfen können. In Deutschland gehören zu den ersten Adressen die KfW-Bank und das Bundesamt für Wirtschaft und Ausfuhrkontrolle, kurz Bafa. Bei beiden liegt ein Schwerpunkt auf Energieeffizienz, aber es gibt auch Stellen für Zuschüssen zum Einbruchsschutz und das Programm „Altersgerecht Umbauen". Geben Sie Ihrem Zuhause etwas Liebe und es wird sich auszahlen.

EIN FEUERLÖSCHER IN JEDEM STOCKWERK

Tragbare Feuerlöscher gibt es mit Pulver-, Wasser-, Schaum- oder Kohlendioxidlöschmitteln mit 1, 2, 3, 6, 9 oder 12 Kilogramm bzw. Liter Löschmittelinhalt. Wenn Sie nach einem Feuerlöscher suchen, besorgen Sie sich einen Pulverfeuerlöscher mit der Brandklasse A, B, C, der Brände von gewöhnlichen Brennstoffen (Klasse A-Brände), brennbaren Flüssigkeiten (Klasse B-Brände) und Brände von Gasen (Klasse C-Brände) löschen kann. Zu beachten ist, dass die ausgestoßene Pulverwolke eine starke Sichtbehinderung verursachen kann.

WO SOLL ICH ALLES UNTERBRINGEN?

Wenn ich ganz ehrlich bin, bewege ich mich auf einem schmalen Grat zwischen Krisenvorsorge und Horten. Zum Glück bin ich mit einem alten Navy-Soldaten verheiratet, der meinen natürlichen Instinkt, mehr Dinge zu sammeln als gesund ist, zügelt. Ohne ein gewisses Gleichgewicht wacht man eines Tages auf und stellt fest, dass man 130 Kilogramm steinharte Bohnen hat, die man nie verwenden wird, dass der Erste-Hilfe-Kasten irgendwo hinten in einem Schrank liegt und dass man keine Ahnung hat, was mit dem Lampenöl für die Sturmlampen passiert ist. Zur Vorbereitung auf eine Katastrophe gehört es auch, ein Haus zu haben, das jeden Tag gut funktioniert und das kann es nicht, wenn es unordentlich ist. Dies führt also zu der offensichtlichen Frage: Wo können Sie das ganze Zeug unterbringen?

Für uns ist es die beste Lösung, unsere Ausrüstung zu einem Teil unseres Alltags zu machen. Die Sturmlampen stehen auf dem Küchentisch. Wir benutzen sie zum Spaß und fürs Ambiente und sie sind einsatzbereit, sollte mal der Strom ausfallen. Mein Erste-Hilfe-Kasten ist voll bestückt und hat einen festen Platz in einem Badezimmerschrank.

Ein Platz für alles

Als ich mich zum ersten Mal mit Badezimmerzubehör eindeckte, machte ich mir darüber Sorgen, wie ich alles in meinem kleinen Badezimmer unterbringen sollte. Da ich zu dieser Zeit vier Töchter zu Hause hatte, entdeckte ich neun Flaschen Shampoo und Spülung in verschiedenen Stadien des Gebrauchs. Ich hatte ein ähnliches Problem mit Seife, Deodorant, Zahnpasta und Mundwasser. Ich verbrachte einen kompletten Nachmittag damit, alte Sachen wegzuwerfen und den Rest zu verstauen (wenn Sie unterschiedliche Shampoomarken zusammen in eine hübsche Pumpflasche geben, wird niemand bemerken, dass es eine seltsame Farbe hat). Von jetzt an hatte ich einen guten Überblick darüber, was wieder gekauft und aufgefüllt werden muss. Auch gab es viel mehr Platz, besonders nachdem ich einen Handtuchhalter installiert hatte, um mehr Platz im Schrank zu schaffen. Jetzt kann ich schnell finden, was ich brauche und zusätzliche Vorräte bereithalten.

Die Küche war härtere Arbeit. Ich liebe Küchengeräte, aber sie nehmen sehr viel Platz ein. Der Brotautomat und der elektrische Dosenöffner mussten gehen. Ich habe einen ganzen Stapel von Plastikbehältern verschenkt und benutze jetzt zur Aufbewahrung von Resten Einweckgläser, die ich ohnehin in Gebrauch habe.

Es ist eine Arbeit, die niemals aufhört und ich kämpfe bei jedem Einkauf gegen die Frage: „Sieht das nicht nützlich aus?" Die Chancen stehen gut, dass ich, wenn ich die ersten 60 Jahre ohne diese Dinge gelebt habe, es auch in den nächsten 60 Jahren schaffe, ohne sie zu leben. Es hilft auch, wenn ich die folgenden Phrasen kenne.

- Das werde ich eines Tages reparieren. (Nein, wirst du nicht.)

- Ich werde 5 Kilogramm abnehmen und das wieder tragen. (Wirklich?)

- Sie wird da noch hineinwachsen. (Und sie wird es hassen.)

- Das sollte ich aufheben für . . . (Wenn sie es brauchen würde, würde sie es selbst kaufen.)

- Das könnte mal nützlich sein. (Oder Sie könnten darüber stolpern und sich den Knöchel verstauchen.)

- Damit könnte ich dieses eine großartige Pinterest-Projekt durchführen. (Ein Großteil meines Lebens ist ein Pinterest-Fehlschlag.)

- Wenn ich ein passendes Hemd finde, könnte ich diese Hose dazu tragen. (Sie werden das Hemd nie finden.)

- Wenn die Zombies kommen, werde ich froh sein, dass ich das behalten habe. (Nur, wenn Zombies mit einem kaputten Besenstiel getötet werden können.)

- Meine Mutter wäre traurig, wenn sie wüsste, dass ich diese Bücher nicht aufbewahrt habe. (Ihre Mutter würde es verstehen.)

- Meine Kinder werden mir danken, dass ich das für sie aufgehoben habe. (Nein, das werden sie nicht.)

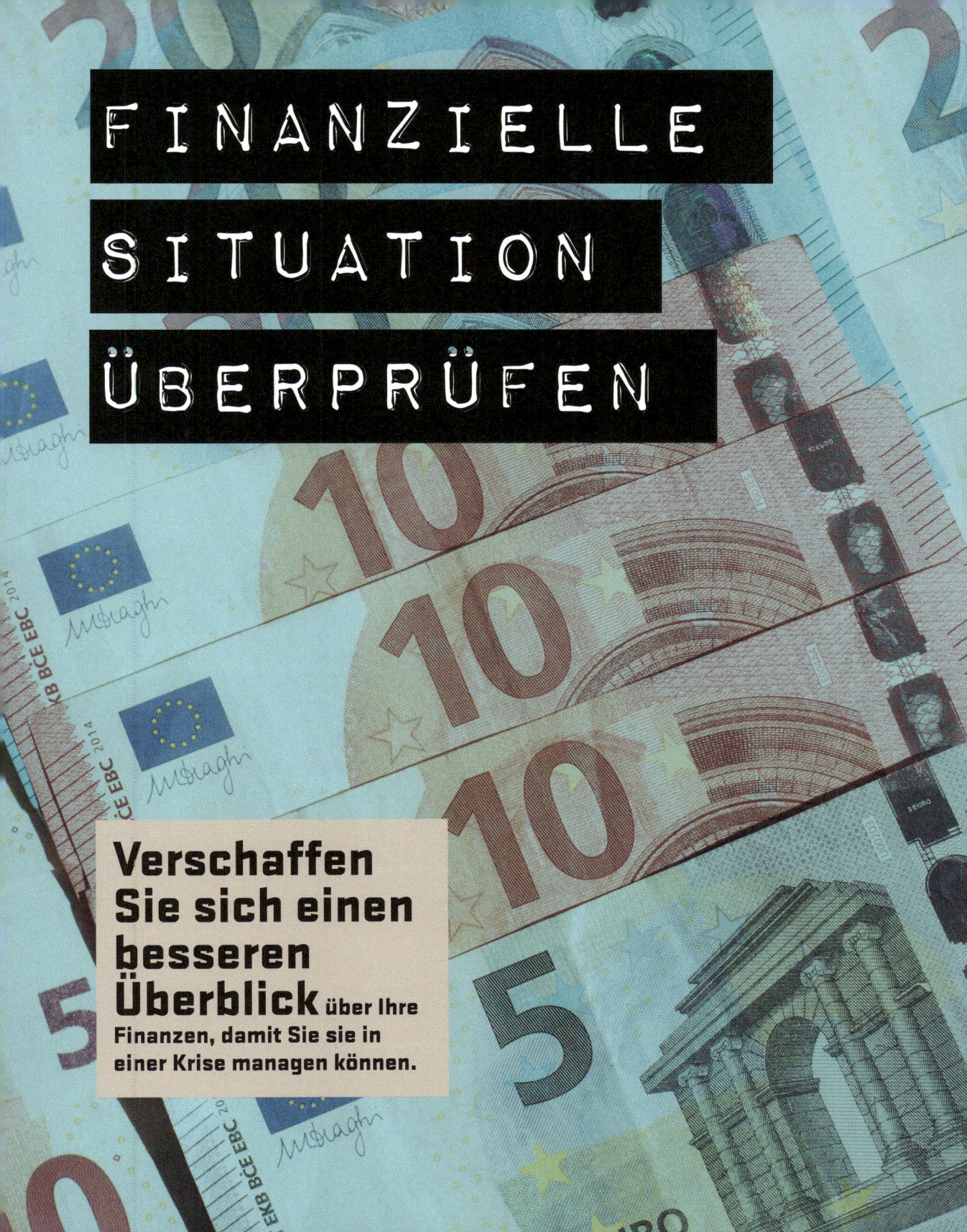

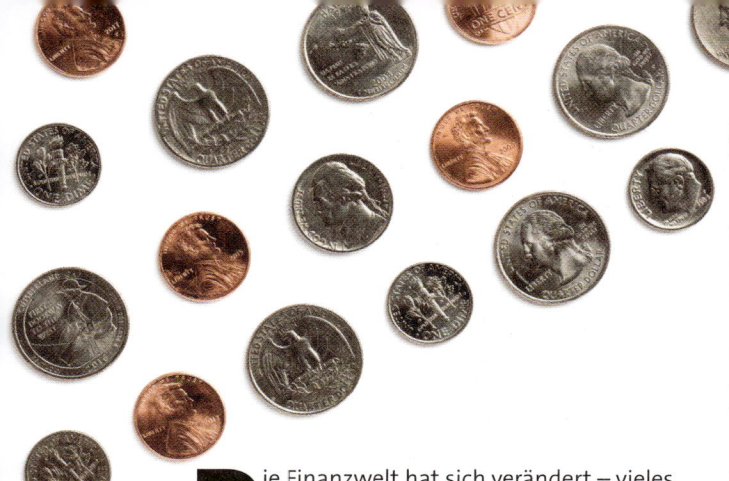

Die Finanzwelt hat sich verändert – vieles ist jetzt virtuell. Ich kenne Menschen, die selten mehr als 10 Euro in bar dabei haben und sich stattdessen auf Geldautomaten oder EC- und Kreditkarten verlassen, selbst für kleine Einkäufe. Viele erledigen ihre gesamten Bankgeschäfte und die Bezahlung von Rechnungen online. Es ist alles in Ordnung, bis man Milch kaufen möchte und nichts mehr funktioniert, weil der Strom ausgefallen ist.

Wenn Sie überwiegend mit „virtuellem Geld" bezahlen, besteht die Gefahr, dass Sie vielleicht nicht merken, wo Ihr Geld hingeht. Verfolgen Sie Ihre Ausgaben einen Monat lang, um eine finanzielle Übersicht zu erstellen. Es ist einfacher, einige der schwarzen Löcher, in die Ihr Gehalt rutscht, zu stopfen, wenn Sie sie als Löcher erkennen. Für mich war es der regelmäßige Kauf von Coffee-to-go an einem Straßenstand. Ich war verblüfft, als ich bemerkte, dass ich fast 10 Euro pro Woche für Kaffee ausgab. Das Kaffeekochen zu Hause und eine Reisetasse sparen genug, sodass sich der Mehraufwand für mich lohnt.

Nachdem Sie nun wissen, wohin Ihr Geld fließt, finden Sie hier einige Vorschläge, Ihre finanziellen Ziele zu prüfen und sich bei Bedarf neue Ziele zu stecken.

KREDITKARTENSCHULDEN REDUZIEREN ODER TILGEN: Dies sollte in Ihrem normalen Leben bereits eine hohe Priorität haben, damit kommen Sie dann auch sicherer durch eine (finanzielle) Krise. Wenn Sie dringend Ihr Haus verlassen mussten und nun für Mahlzeiten oder Unterkunft zahlen müssen, dann wollen Sie sicher nicht, dass es Ihnen wegen unzureichender Kreditwürdigkeit verwehrt bleibt. Nach der Tilgung der Schulden werden Sie auch genügend finanziellen Spielraum haben, um wichtige Vorbereitungen zu treffen – wie z. B. die Anschaffung einer alternativen Wärmequelle oder eines Wasserfilters.

BEZAHLEN SIE ZUERST SICH SELBST: Selbst wenn es nur 5 Euro pro Woche sind, gewöhnen Sie sich an, etwas auf ein Sparkonto einzuzahlen. Finanzplaner raten dazu, dass Sie am Anfang jeden Monats eine Summe X zur Seite legen, denn der Vorsatz, dass man am Ende des Monats das „überschüssige" Geld auf ein Sparkonto überweist funktioniert meist nicht: Wenn Sie mit Ihrem zur Verfügung stehenden Einkommen erst alle anderen Menschen, Firmen, Dienstleister, Mitarbeiter oder sonstige Rechnungen bezahlen, bleibt am Ende des Monats niemals ein nennenswerter Rest. So haben Sie nicht nur irgendwann ein gesundes finanzielles Polster, sondern müssen sich auch keine Gedanken über plötzliche Ausgaben wie Autoreparaturen oder dergleichen machen.

REGELMÄSSIGE AUSGABEN EINEN MONAT IM VORAUS BEZAHLEN: Betrachten Sie dies als Zwangsersparnis. Wenn Sie am Anfang des Monats das Geld zur Seite legen, um Ihre Hypothek und die Nebenkosten zu bezahlen, können Sie unerwartete Ausgaben, die in einer Krise entstehen, leichter bewältigen.

IHRE VERSICHERUNGSPOLICE AKTUALISIEREN: Vereinbaren Sie einen Termin mit Ihrem Versicherungsberater und vergewissern Sie sich, dass Ihre Hausratsversicherung einen eventuellen Mehrwert widerspiegelt. Fragen Sie nach möglichen Ausnahmen, denn viele Verträge haben „höhere Gewalt"-Klauseln, die jede Verpflichtung zur Auszahlung aufheben, wenn Schäden durch einen Sturm oder durch eine Überschwemmung verursacht werden. Fügen Sie den

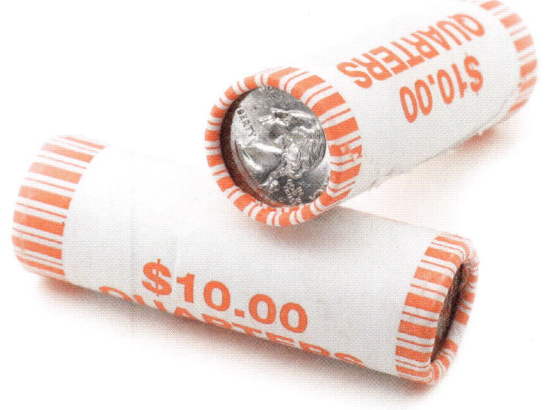

Namen des Versicherungsvertreters in Ihre Dokumentenmappe ein. Es ist wichtig, Ihre Einrichtungsgegenstände in Ihre Police aufzunehmen. Ich schlage vor, dass Sie eine Versicherungsgesellschaft mit einem örtlichen Büro wählen. Verfahren Sie ebenso bei Lebens- und Autoversicherungen.

ETWAS BARGELD ZU HAUSE BEHALTEN: Es ist klug, immer etwas Bargeld zu Hause zu haben – es muss nicht viel sein. Selbst 200 Euro in kleinen Scheinen sind nützlich, wenn die Kreditkarten nicht funktionieren. Eine Rolle mit 50-Cent-Münzen im Auto lässt Sie zumindest die Tiefgarage bezahlen, wenn Sie feststellen, dass Sie kein Bargeld an Ihrem Geldautomaten abheben können. Ein feuerfester Tresor mit einer Verankerung zur Verhinderung von Diebstahl ist eine lohnende Investition.

Hinterlegen Sie eine Kopie der Safe-Kombination in einem Bankschließfach oder bei einem vertrauenswürdigen Verwandten.

EINE REGIONALE BANK NUTZEN: Ich möchte meinen Bankier kennenlernen. Ich bin bereit, auf die Annehmlichkeit mehrerer Niederlassungen und verlängerter Öffnungszeiten zu verzichten, wenn ich dadurch den Komfort bekomme, dass mich der Bankdirektor namentlich begrüßt. Informieren Sie sich über die Serviceleistungen einer regionalen Bank, an die Sie vielleicht nicht gedacht haben. Schließfächer sind nicht nur für diejenigen gedacht, die Familienjuwelen besitzen; sie sind auch der sicherste Ort für unersetzbare Dokumente, Familienfotos und Ahnentafeln, die zuvor kopiert und auf einem Flash-Laufwerk gespeichert wurden.

ONLINE-BANKING: Sprechen Sie mit einem Experten über die Sicherheitsrisiken bei Bankgeschäften von zu Hause aus. Erstellen Sie eine (offline) Liste Ihrer Passwörter und Antworten auf Sicherheitsabfragen, um Ihre wichtigsten Informationen an einem sicheren Ort zu verwahren. Besuchen Sie https://www.bsi-fuer-buerger.de und informieren Sie sich, wie Sie sich vor Betrug und Schwindel schützen können. Stellen Sie sicher, dass auch ältere Angehörige vor Betrug geschützt sind. Sie können auch direkt beim Bundesamt für Sicherheit und Informationstechnik anrufen, man wird Ihnen dort gerne bei IT-Sicherheitsfragen behilflich sein.

FINANZIELLE SITUATION ÜBERPRÜFEN

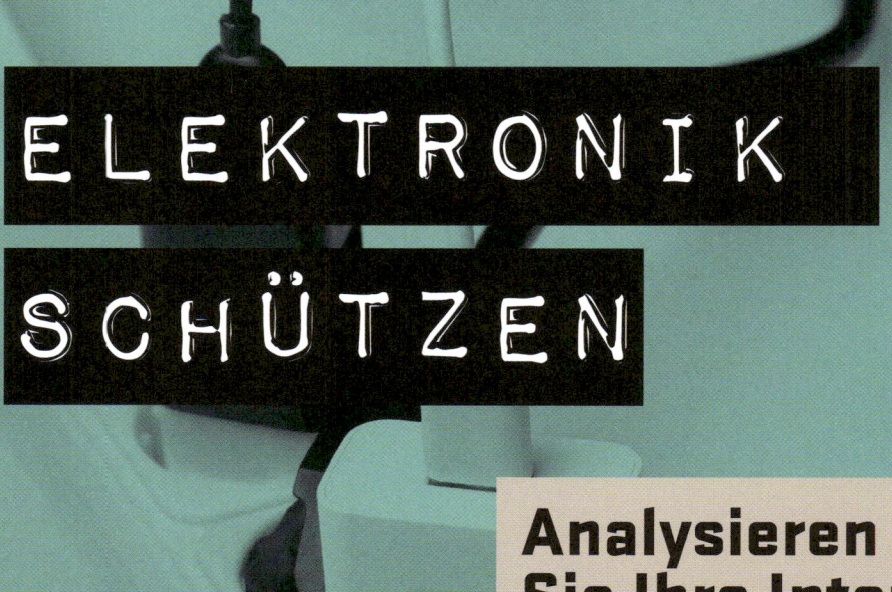

ELEKTRONIK SCHÜTZEN

Analysieren Sie Ihre Internetsicherheit und bereiten Sie die Heimelektronik auf Stromausfälle vor.

Die meisten von uns speichern ihr ganzes Leben auf einem Computer. Familienfotos, vertrauliche Finanzinformationen, Kontaktlisten – niemand will diese Daten durch ein Gewitter mit einhergehenden Blitzeinschlägen verlieren. Computer sind nicht selten eine große Investition, daher zahlt es sich aus, sich darüber zu informieren, wie und wann man sowohl die Technik als auch die Daten schützen kann.

Ein Blitz ist die stärkste Naturgewalt und nichts anderes als das Herausziehen des Steckers kann Ihren Geräten vollständigen Schutz garantieren. Da ein Unwetter aufziehen kann, wenn Sie nicht da sind, um den Stecker zu ziehen, ist die folgende Aufgabe die wichtigste.

Wichtige Informationen sichern

Als Schriftstellerin arbeite ich oft an einem elektronischen Manuskript, das Hunderte von Stunden an Recherche und Arbeit beinhalten kann. Wenn ein Unwetter meine Daten unwiederbringlich zerstören würde, wäre das kein kleiner Verlust – es wäre eine Katastrophe. Deshalb übertrage ich jedes Mal, bevor ich den Rechner runterfahre, alle meine Daten auf ein Flash-Laufwerk. Daten können auch in einer Cloud oder auf einem sicheren Server gespeichert werden.

Sie haben vermutlich irgendwo im oder in der Nähe Ihres Hauses einen kleinen Kasten, der als Netzabschlussgerät bezeichnet wird. Sein Zweck ist es, einem Endgerät den Zugang zu einem Kommunikationsnetz bereitzustellen. Er ist gleichzeitig der Punkt, an dem die Verantwortung des Netzbetreibers für die vertraglich zugesicherte Betriebsfähigkeit aufhört. Es ist meist mit einem Überspannungsschutz ausgerüstet.

Eine zweite Sicherheitsebene bieten Steckdosenleisten mit integriertem Überspannungsschutz. Obwohl sie Ihre Elektronik nicht garantiert vor einem nahen Blitzeinschlag schützt, schützt sie doch vor Spannungsspitzen.

Eine letzte Ebene kommt von einem Gerät, das als unterbrechungsfreie Stromversorgung (USV) bezeichnet wird und das bei Störungen im Stromnetz die Versorgung Ihres Computers sicherstellt. Eine USV verhindert sogar eine ganz kurze Stromunterbrechung, die zum Verlust wertvoller Daten führen könnte.

Auch wenn grundsätzlich hierzulande Computer recht sicher sind und zerstörte Rechner durch Blitzeinschlag statistisch relativ selten sind, ist die beste Verteidigung, das Wetter im Auge zu behalten und wenn ein Gewitter wahrscheinlich ist, alle wichtigen Stecker zu ziehen. Es reicht nicht aus, die Steckdosenleisten abzuschalten. Sie sollten die gesamte Elektronik aus Steckdosen und Telefonbuchsen herausziehen.

Internetsicherheit

Ein guter Krisenplan sollte die allgemeine Internetsicherheit einschließen. Installieren Sie gute Antiviren- und Anti-Malware-Programme und aktualisieren Sie diese regelmäßig. Ändern Sie Ihr Anmeldekennwort häufig und vermeiden Sie die Verwendung desselben Kennworts für mehrere Benutzerkonten. Seien Sie bei der Nutzung von Webseiten mit finanziellen Transaktionen besonders vorsichtig. Sichere Websites sind an einem Vorhängeschlosssymbol in der Adressleiste und einer Webadresse, die mit https:// beginnt, erkennbar (das s steht für „secure" also „sicher").

KINDER VORBEREITEN

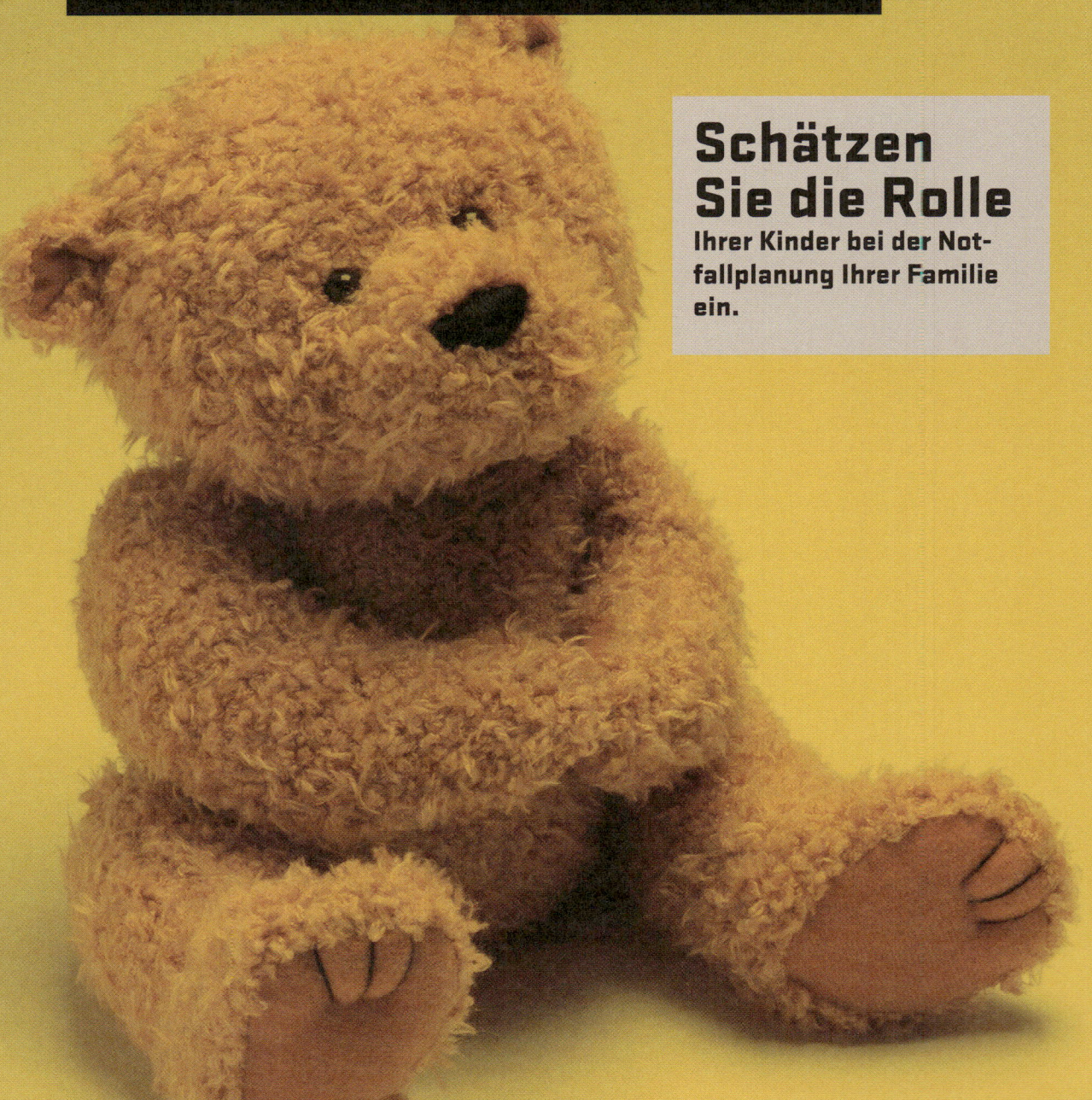

Schätzen Sie die Rolle Ihrer Kinder bei der Notfallplanung Ihrer Familie ein.

Kinder sind keine kleinen Erwachsenen. Sie sind ganz andere Lebewesen und Katastrophen, auch wenn sie Erwachsenen nicht dramatisch erscheinen mögen, werden sie auf unvorhersehbare Weise treffen. Noch bevor Ihr Kind anfängt zu krabbeln, machen Sie sich ja auch schon über Sicherheitsvorkehrungen in Ihrem Haus Gedanken. So ist es auch mit der Vorbereitung auf eine Krisensituation.

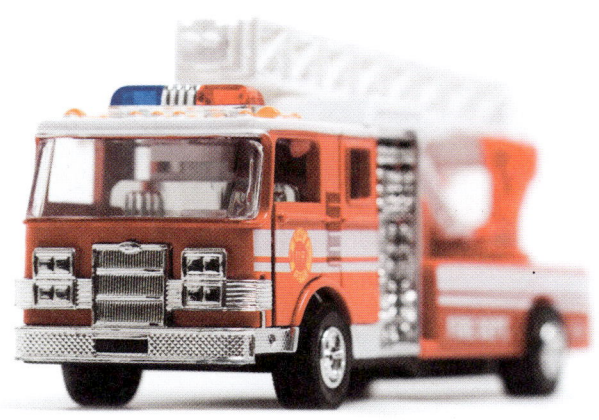

Vor einer Krisensituation

Beziehen Sie Ihre Kinder in Ihre Pläne ein, ohne ihnen Angst zu machen. Erklären Sie ihnen in Ruhe, dass Sie eine Taschenlampe neben ihr Bett stellen, damit, falls der Strom nachts ausfällt, sie etwas sehen können. Wenn es Warnungen vor schweren Unwettern gibt, dann sprechen Sie mit ihnen darüber was passieren könnte und wie Ihre Familie darauf vorbereitet ist. Erklären Sie ihnen, dass Feuer, Wind, Schnee und Regen ganz natürlich und auch wichtig sind. Sagen Sie ihnen, dass es bei zu viel Regen, Wind oder Schnee zu einem Stromausfall kommen könnte und dann das Licht und der Fernseher nicht mehr funktionieren.

Wichtig ist auch, dass Sie Ihren Kindern jene Menschen näherbringen, die ihnen in Notsituationen helfen. Sie sollten schon vorher Kontakt mit Feuerwehrmännern, Polizisten und Sanitätern haben, damit sie keine Angst vor deren Uniformen oder den Sirenen haben.

Falls Ihre Kinder schon lesen können, kann eine Checkliste an einem stark frequentierten Ort, z. B. in der Küche oder Wohnzimmer, sie daran erinnern, was zu tun ist falls der Strom ausfällt. Für jüngere Kinder ist es sinnvoll eine Fotocheckliste zu erstellen oder eine Liste mit ihnen zusammen zu malen. Kinder sind gerne Teil des Familienteams. Deswegen ist es wichtig ihnen Aufgaben zuzuweisen, die sie während eines Katastrophenfalls erledigen können.

Und noch eine letzte Empfehlung: Auch wenn Ihre Kinder sich beschweren werden, dass es blöd ist und keinen Spaß macht, machen Sie mit ihnen Feueralarmübungen. Je öfter Sie üben, desto eher verhalten sich Ihre Kinder während eines echten Feuers ruhig und routiniert.

Während einer Krisensituation

Selbst mit einer guten Vorbereitung werden Kinder Angst haben, besonders wenn die Erwachsenen Unsicherheit ausstrahlen oder Besorgnis zeigen. Das Wichtigste ist, den Kindern gegenüber gelassen zu sein. Kinder gehen ganz unterschiedlich mit Stresssituationen um. Einige Kinder werden vielleicht überdreht und albern sein, während andere sich in sich zurückziehen und ruhig sind. Behalten Sie Ihre Kinder während einer Krisensituation immer im Auge, um eine Eskalation zu vermeiden.

Lassen Sie Ihre Kinder während eines starken Unwetters ruhig bei Ihnen schlafen, damit nicht die Phantasie mit ihnen durchgeht.

Falls Ihre Kinder mit einer weit hergeholten Idee zu Ihnen kommen (z. B. dass das ganze Haus unter Schnee begraben wird und keiner

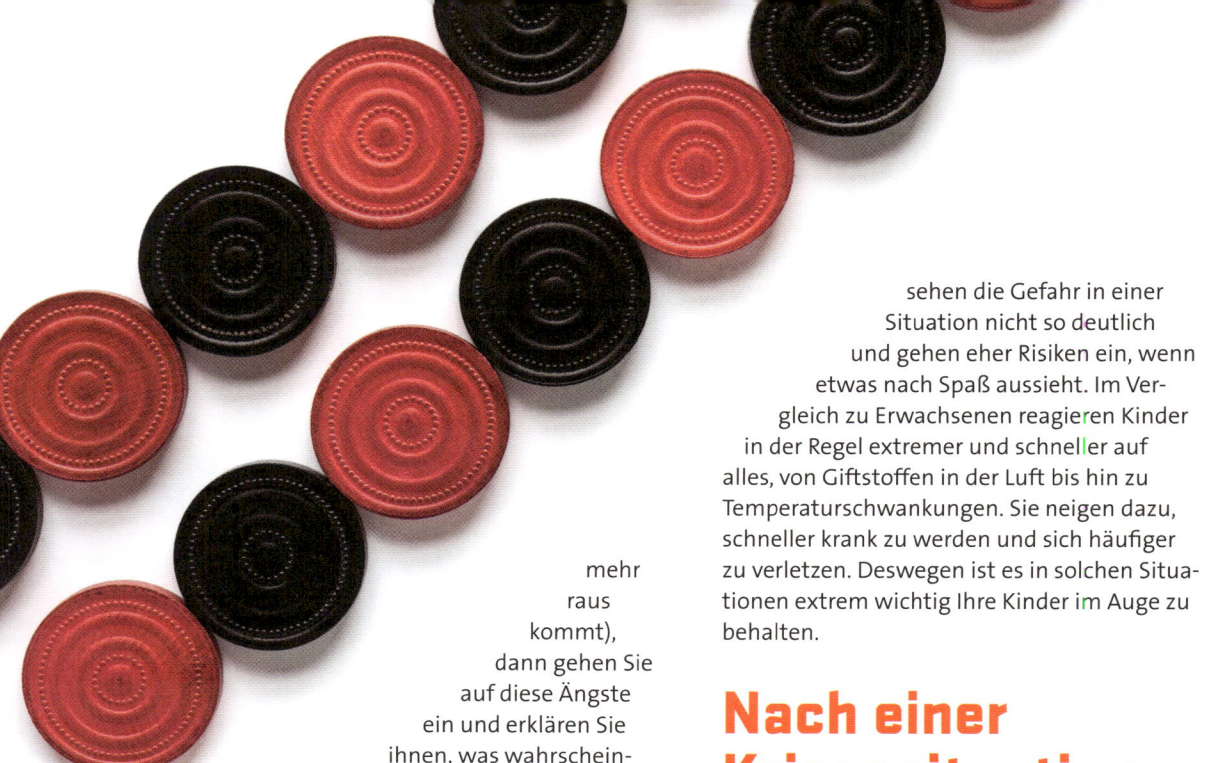

mehr raus kommt), dann gehen Sie auf diese Ängste ein und erklären Sie ihnen, was wahrscheinlicher geschehen wird, z. B. das nur die Einfahrt zuschneit und Sie morgen schöne Schneemänner bauen können.

Haben Sie Ihre Kinder während und nach einem Unwetter (oder sonstigen ungewöhnlichen Situationen) immer im Auge, vor allem jene, die sonst sehr unabhängig agieren. Sie sehen die Gefahr in einer Situation nicht so deutlich und gehen eher Risiken ein, wenn etwas nach Spaß aussieht. Im Vergleich zu Erwachsenen reagieren Kinder in der Regel extremer und schneller auf alles, von Giftstoffen in der Luft bis hin zu Temperaturschwankungen. Sie neigen dazu, schneller krank zu werden und sich häufiger zu verletzen. Deswegen ist es in solchen Situationen extrem wichtig Ihre Kinder im Auge zu behalten.

Nach einer Krisensituation

Posttraumatischer Stress ist bei vielen Menschen, vor allem bei Kindern, weit verbreitet. Kinder haben jedoch weniger Erfahrung damit, sich von einem traumatischen Ereignis zu erholen als Erwachsene, weil sie das Geschehene wahrscheinlich nicht verstehen. Kinder

EINIGE EXTRAS

Zusätzlich zu Ihren Notvorräten ist es wichtig an bestimmte Dinge für Kinder zu denken. Nichtelektronische Spiele, wie Brett- und Kartenspiele, Puzzle und Malsachen helfen die Zeit zu vertreiben und die Kinder zu beruhigen. Achten Sie darauf einen Erste-Hilfe-Kasten für Kinder einzupacken. Nahrungsmittel, die Ihr Kind gerne isst, sorgen für Entspannung während des Essens. Müssen Sie evakuieren, ist es wichtig das Lieblingsstofftier oder die Lieblingsdecke Ihres Kindes mitzunehmen.

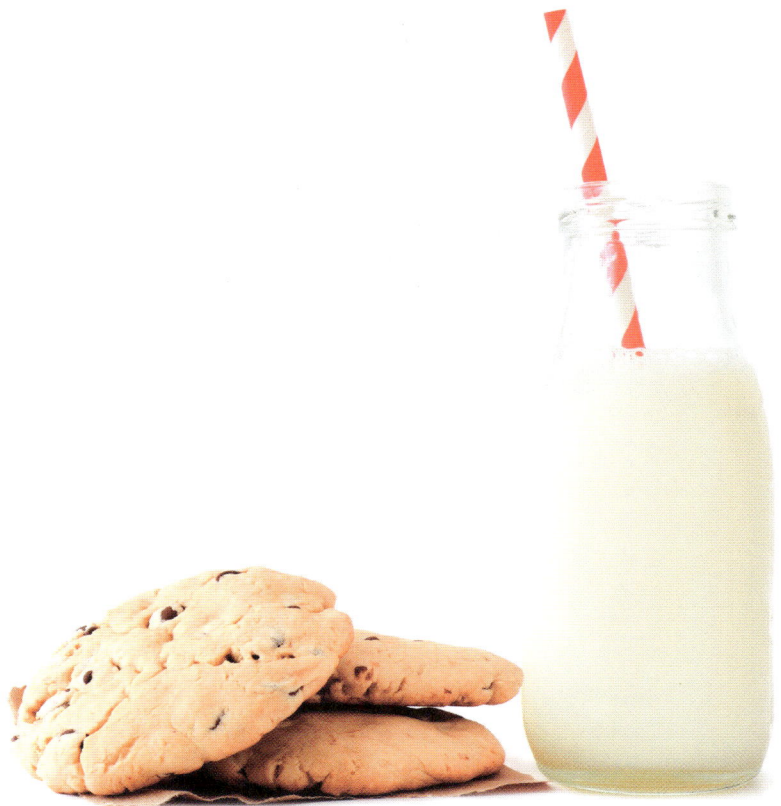

bekommen Berichterstattungen über Katastrophen meist indirekt mit. Auch wenn man versucht Nachrichten von ihnen fernzuhalten, hören sie sie von Schulkameraden, im Radio oder von Erwachsenen, die sich nicht leise genug darüber unterhalten. Dadurch hören Kinder Dinge, die sie so erst mal nicht verarbeiten oder richtig verstehen können. Seien Sie sich bewusst, dass Sie kleine Kinder möglicherweise vor Informationen schützen müssen, die sie nicht verarbeiten können – insbesondere wenn es um ihr eigenes Umfeld oder Schule geht. Überlegen Sie, ob Ihr Kind jedes Detail kennen muss oder ob es die Trauer und den Schmerz der Menschen in den Nachrichten sehen muss. Durch solchen psychischen Stress kann es gut sein, dass Kinder wieder mit dem Bettnässen oder Daumenlutschen als Bewältigungsmechanismus anfangen oder sie nicht mehr ohne Nachtlicht schlafen können.

Halten Sie Ihre Kinder aber immer auf dem Laufenden, was in Ihrer Familie vor sich geht. Sollten Sie evakuieren müssen, dann sagen Sie ihnen sofort, wo sie schlafen werden und kehren Sie so bald wie möglich zum gewohnten Alltag zurück.

Versuchen Sie Ihre üblichen Rituale wie Gute-Nacht-Geschichten beizubehalten. Selbst Schularbeiten können eine willkommene und vertraute Verbindung zum gewohnten Alltag herstellen.

Reden Sie viel mit Ihren Kindern über das Erlebte und ermutigen Sie sie Bilder zu zeichnen oder Geschichten darüber zu erzählen. Erinnern Sie Ihre Kinder immer wieder daran, dass sie jetzt in Sicherheit sind. Wenn sich trotzdem Angstsymptome (Schlafstörungen, Alpträume, Essstörungen, Trennungsangst) zeigen, bitten Sie eine qualifizierte Fachkraft um Hilfe.

HAUSTIERE
VORBEREITEN

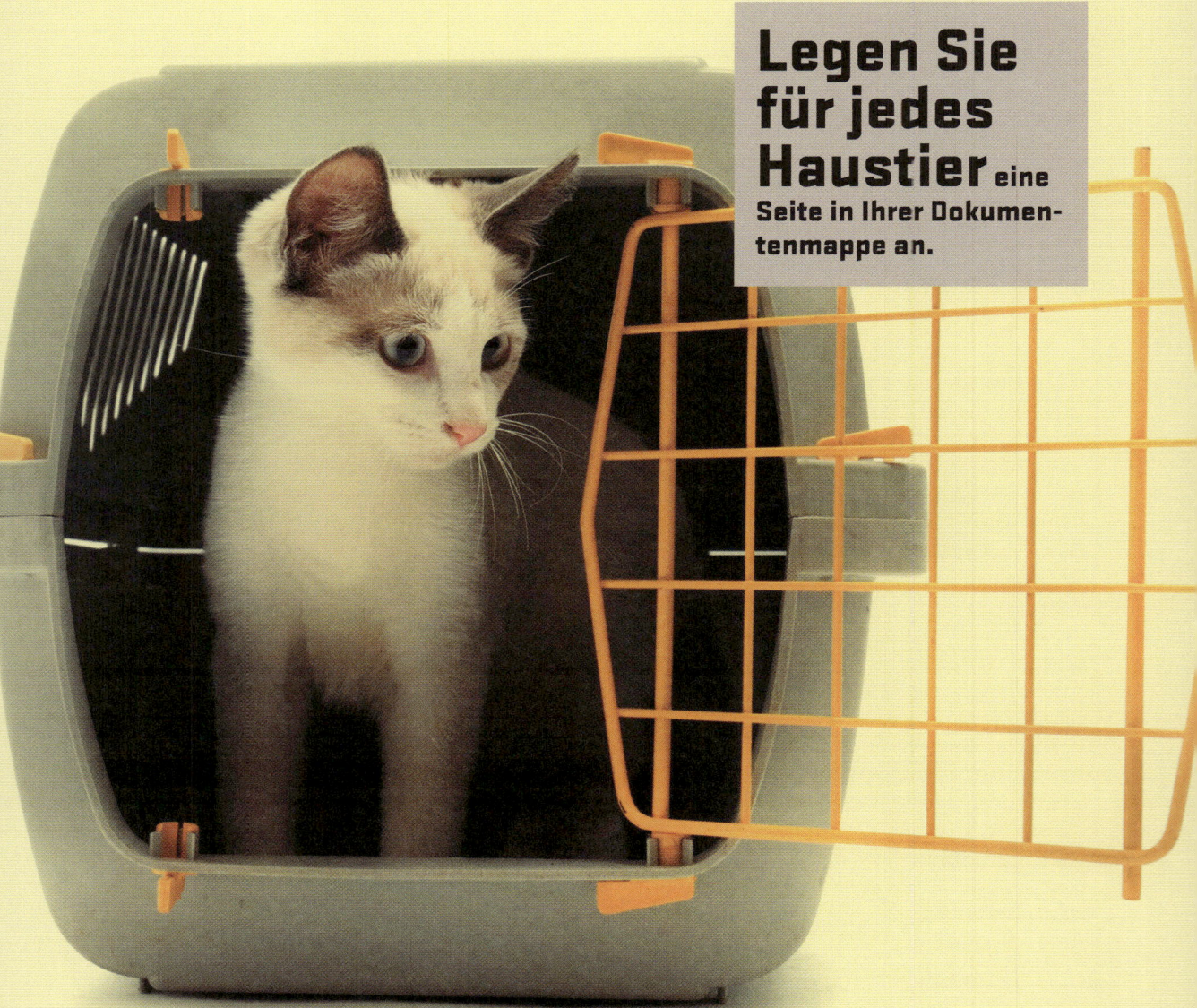

Legen Sie für jedes Haustier eine Seite in Ihrer Dokumentenmappe an.

Für viele von uns sind Haustiere Familienmitglieder. Wir müssen genauso an ihre Bedürfnisse, wie auch an unsere denken. Die meisten Haustiere brauchen nicht viel um glücklich und gesund zu bleiben. Sie brauchen Nahrung, Wasser, einen Ort an dem sie sich erholen können, Bewegung und Gesellschaft.

Ihr Haustier hat vielleicht noch andere Bedürfnisse, wie z. B. regelmäßige Medikamente oder tägliche Fellpflege. Futter, Wasser und Medikamente sollten genauso wie für Menschen für mindestens 10 Tage bevorratet werden. Im Allgemeinen müssen Sie sich um die folgenden Dinge kümmern.

FUTTER: Mein Kater verträgt Futterumstellungen nicht gut. Darum bewahren wir im Schuppen, in einer Tonne mit Deckel, ein paar Säcke mit seinem bevorzugten Futter auf. Auch hier wird das Futter in der Tonne ständig ausgewechselt. Wenn die aktuelle Packung leer ist, nehmen wir die älteste raus und ersetzen sie durch eine neue. Das Mindesthaltbarkeitsdatum markiere ich mit einem wasserfesten Stift, damit es immer leicht zu finden ist.

WASSER: Auch unsere Haustiere brauchen in Notsituationen genügend Trinkwasser.

NOTDURFT: Für Katzen brauchen Sie nur einen extra Sack Katzenstreu. Bei Hunden wird es je nach Krisensituation schwieriger. Sie müssen mit ihm zum Spazierengehen raus und auch immer Beutel dabei haben, um seine Haufen aufzusammeln.

BESCHÄFTIGUNG: Je älter das Tier, desto weniger „Unterhaltung" braucht es. Große Hunde, Welpen und junge Kätzchen brauchen Beschäftigung. Hunde zerstören gerne Dinge oder pinkeln ins Haus, wenn sie nicht ausgelastet oder gelangweilt sind. Wenn es in der Umgebung nach einer Katastrophe Trümmer oder Gefahrenbereiche gibt, dann gehen Sie, wenn überhaupt, nur an der kurzen Leine mit ihm spazieren. Ansonsten ist auch eine Garage oder ein Keller von Nutzen. Dort kann man einfach ein paar Bälle oder Stöckchen werfen, um etwas Energie zu verbrennen und Langeweile vorzubeugen.

GESELLSCHAFT: Die meisten Tiere können sehr gut die Stimmung um sie herum wahrnehmen. Es kann gut sein, dass sie mehr Aufmerksamkeit und Zuwendung in Notsituationen brauchen. Wenn Sie auf einmal Ihren 30 Kilogramm schweren Labrador zitternd auf dem Schoß sitzen haben, dann ist es Zeit ihm Extraliebe und Streicheleinheiten zu geben.

Vorausplanung

Wenn Sie zu Hause bleiben, können Sie Ihrem Haustier problemlos das bieten, was es braucht. Sollten Sie jedoch evakuieren müssen, ist die Sache weitaus komplizierter und Sie könnten möglicherweise dazu gezwungen werden, Ihre Haustiere zurückzulassen. Informieren Sie sich im Voraus über tierfreundliche Notunterkünfte oder Hotels und vermerken Sie die Adressen in Ihrer Dokumentenmappe.

Stellen Sie für jedes Tier eine separate Transportbox bereit; auch danach sollten Sie auf Flohmärkten Ausschau halten. Kennzeichnen Sie mit dauerhafter Tinte jede Box mit dem Namen des Tieres, Ihrem Namen und Ihren Kontaktinformationen.

Legen Sie für Ihren Hund zur Sicherheit auch noch einen Maulkorb bereit, da gerade in Notsituationen Ihr Tier ängstlich ist und eventuell beißt.

Aufmerksam sein

Viele Tiere spüren Katastrophen wie Erdbeben schon sehr früh. Sollte sich Ihr Hund auf einmal merkwürdig verhalten, dann bringen Sie ihn ins Haus, damit er nicht wegläuft.

Ein ängstlicher Hund im Garten kann durch drohende Gefahr auch selber gefährlich werden. Wenn Ihr Hund ängstlich ist, sollten Sie in der Nähe von Kindern und anderen Haustieren besondere Vorsicht walten lassen.

Nach einem Unwetter könnte Ihr erster Gedanke sein, Ihren Hund endlich nach draußen zu lassen, damit er sich in Ihrem Garten austoben kann. Aber es ist große Vorsicht geboten, da überall Glasscherben oder andere Trümmer rumliegen könnten. Gehen Sie Ihr Grundstück erst mal ohne Ihr Tier ab, um auch eventuelle Schäden am Zaun festzustellen.

Achten Sie darauf, dass selbst das ausgeglichenste Tier weniger vorhersehbar sein kann als üblich. Es ist nicht ungewöhnlich, dass ein sonst ruhiges Tier aggressiv oder defensiv wird.

Ich habe Katzen und Hunde als Beispiel genommen, aber viele Menschen haben auch exotische Haustiere. Eine Tierunterkunft nimmt vielleicht gerne Ihre Katze auf, ist aber weniger begeistert von Ihrer Schlange. Informieren Sie sich im Voraus, wie Sie ungewöhnliche Haustiere unterbringen können und wie Sie die Bedürfnisse von Tieren im Freien, wie Hühner, Karnickel oder Pferde, berücksichtigen können. Wenn Sie mehr als nur ein paar Tiere haben, entwickeln Sie Notfallpläne, um sie in einer Krise zu versorgen.

HIER IST EINE LISTE mit den notwendigen Gegenständen, die Sie einer Tier-Notunterkunft zur Verfügung stellen sollten. Die ersten beiden sollten Teil Ihrer Dokumentenmappe sein.

Aktuelles Foto
(wichtig, falls Ihr Haustier verloren geht)

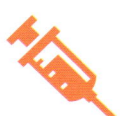

Impfpass

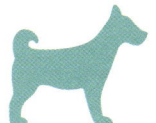

Eine Tierübersicht, einschließlich Name, Vorlieben und Abneigungen

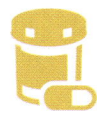

Notwendige Medikamenten

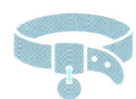

Halsband, Anhänger
(vorzugsweise solche, die das Licht reflektieren) und Leine

Futter
(und zusätzliches Wasser) und Futternäpfe

Schlafkissen oder Handtücher

Lieblingsspielzeug

Katzentoilette und Streu für Katzen

Transportbox

KOMMUNIKATIONS-KANÄLE OFFEN HALTEN

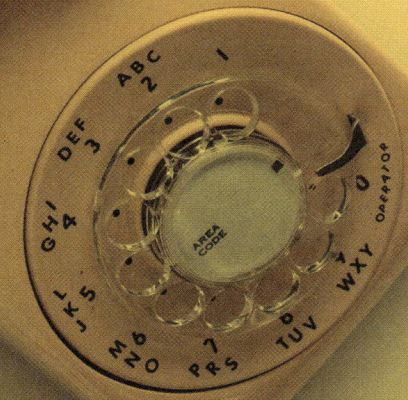

Erstellen Sie einen Kommunikationsplan für die Familie, um den Kontakt in schwierigen Situationen zu erleichtern.

Letzten Freitagabend fiel, nach einem schweren Sturm, bei uns der Strom aus. Sobald ich mich um die Notfallbeleuchtung gekümmert hatte, rief ich meinen Sohn an, um zu fragen ob bei ihm und seiner frisch gebackenen Familie alles in Ordnung sei. Natürlich funktionierten die Festnetztelefone nicht mehr, da sie Strom benötigen. Da ich mich aber mit dem Wetterbericht auf dem Laufenden gehalten hatte, habe ich vorsorglich schon alle Handys aufgeladen.

Unsere Gesellschaft ist es gewohnt ständigen Zugang zu Kommunikationskanälen und Informationen zu haben. Fällt dieser in einer Krise aus, kann uns das schwerer zu schaffen machen als man annimmt. Ich erinnere mich, dass ich ein Video von einem Bürgersteig vor einem Restaurant in New Jersey gesehen habe, als der Hurrikan Irene 2012 die Ostküste heimsuchte. Der Besitzer des Geschäfts besaß einen Generator und bot den Leuten kostenlos Strom an, damit sie ihre Handys und Laptops aufladen konnten. Lange Menschenschlangen warteten darauf, besorgte Freunde und Familienmitglieder zu kontaktieren. Die Interviewten sprachen davon, wie hilflos und unbehaglich sie sich ohne Kontakt zu ihren Lieben fühlten und das sie keinen klaren Gedanken fassen konnten.

Erstellen Sie eine Kontaktliste

Ich kenne niemanden unter 30 Jahren, der noch ein richtiges Adressbuch besitzt. Falls Sie noch keine Kontaktliste in Ihrer Dokumentenmappe angelegt haben, tun Sie dies jetzt. Sie können auch eine Telefonliste Ihrer Nachbarschaft erstellen, damit Sie und Ihre Nachbarn sich gegenseitig erreichen und fragen können, ob jemand Hilfe benötigt. Eine solche Liste, laminiert oder in einer Klarsichthülle, ist ein gutes Geschenk.

Handy

Wir haben für unsere große Familie eine Telefonkette erstellt, damit jedes Familienmitglied weiß, wen es in einer Notsituation anrufen soll. Jeder hat die wichtigsten Nummern auf Kurzwahl und Kinder mit einem eigenen Handy lernen, wie man sie im Notfall nutzt. Wir haben eine Gruppe bei WhatsApp für Notfalltexte erstellt, damit alle Familienmitglieder sie gleichzeitig erhalten.

AUFLADEN
Tragbare Ladegeräte (Powerbanks) sind eine ausgezeichnete Möglichkeit, ein Mobiltelefon während eines Stromausfalls oder einer Reise aufzuladen. Die Geräte gibt es von verschiedenen Herstellern – die günstigsten Modelle gibt es schon ab 10 Euro. Zweimal musste ich in Eile mein Haus verlassen und stellte unterwegs fest, dass mein Mobiltelefon nicht aufgeladen war. Dieses kleine Gerät war mein Lebensretter.

Gewöhnen Sie sich an, dass Ihr Handy vor dem Verlassen des Hauses immer voll aufgeladen ist. Jeder mit einem Handy sollte auch eine Powerbank besitzen. Damit der Akku des Telefons länger hält, sollten Sie die Bildschirmhelligkeit reduzieren und nicht benötigte Anwendungen schließen.

In Deutschland installieren Sie am besten die App NINA (Notfall-Informations- und Nachrichten-App), herausgegeben vom BBK (Bundesamt für Bevölkerungsschutz und Katastrophenhilfe) auf Ihrem Handy. Sie warnt die Bevölkerung vor Gefahren, wie z. B. Unwettern, Hochwasser und 2020 dem Coronavirus. Die App ist vollständig in das Modulare Warnsystem von Bund und Ländern integriert und hat zusätzlich aktuelle Informationen vom DWD (Deutschen Wetterdienst) und der WSV (Wasser- und Schifffahrtsverwaltung). Auf der Website www.bbk.bund.de sind auch immer aktuelle Warnhinweise zu finden.

Investieren Sie für den Notfall in eine Prepaid-Karte und in ein kostengünstiges Handy. Einige Karten laufen irgendwann ab und müssen aktualisiert werden; überprüfen Sie die Karte regelmäßig, um sie funktionsfähig zu halten.

In einer Krise anrufen

Sollten Sie feststellen, dass die Telefonnetze überlastet sind, was in einer Krise zu erwarten ist, wechseln Sie zu SMS. Die Textübertragung benötigt viel weniger Bandbreite und wird mit größerer Wahrscheinlichkeit durchgehen als ein Telefongespräch.

Denken Sie daran, dass, so sehr Sie in einer Krise auch mit Ihren Angehörigen sprechen möchten, nur eine begrenzte Bandbreite zur Verfügung steht. Halten Sie die Kommunikation kurz und auf den Punkt, damit andere auch telefonieren können.

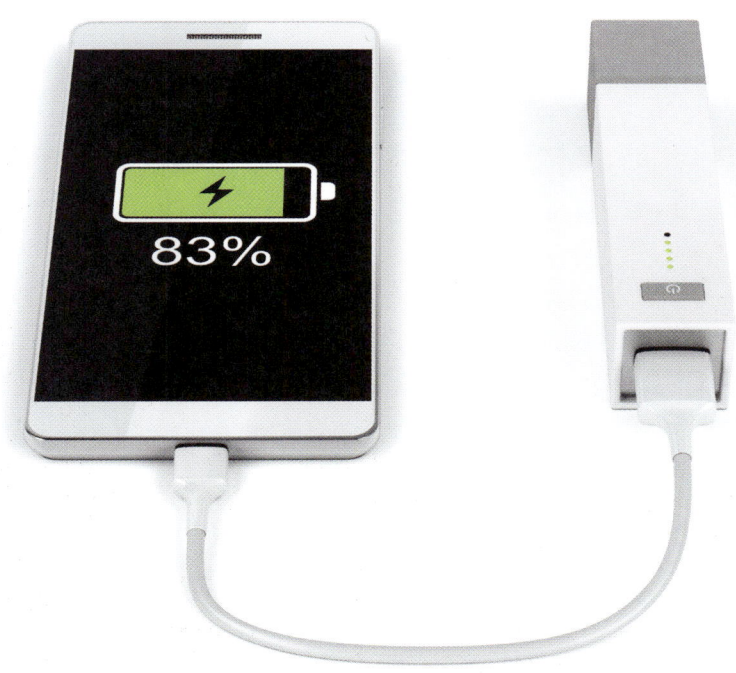

Familienplan

Finden Sie ein Familienmitglied oder einen Freund, der außerhalb Ihres Landes oder zumindest außerhalb des Bundeslandes lebt, als Ansprechpartner. Er kann dann Ihre Familie über Ihre Situation informieren, denn manchmal gehen Ferngespräche durch, wenn Ortsgespräche nicht möglich sind.

Informieren Sie sich über die Notfallpläne der Schulen oder Kinderbetreuungseinrichtungen Ihrer Kinder. Ernennen Sie ein paar Familienmitglieder, die Ihre Kinder abholen dürfen, falls Sie verhindert sind und vergessen Sie nicht der Schule oder dem Kindergarten die Namen durchzugeben, damit es zu keinen Schwierigkeiten kommt.

Bestimmen Sie einen Ort an dem sich alle treffen, wenn Sie nicht nach Hause zurückkehren können. Ein Ort in der Nähe der Kindertagesstätte oder Schule ist ideal. Bestimmen Sie einen vertrauenswürdigen Nachbarn, der sich um Ihre Kinder kümmern könnte, falls diese zu Hause ankommen und Sie dort nicht vorfinden.

Stellen Sie sicher, dass alle Familienmitglieder wissen, wie und wann sie den Notruf wählen müssen.

FACEBOOK FÜR FAMILIEN

Wenn Sie auf Facebook sind, ist es einfach eine private Familiengruppe zu erstellen. Sie bietet Ihnen eine weitere Möglichkeit, mit geografisch getrennten Familienmitgliedern in Kontakt zu bleiben und sich nach ihnen zu erkundigen. Wenn Sie kein Fan von Facebook sind, gibt es andere Möglichkeiten, wie z. B. WhatsApp, die Sie vielleicht bevorzugen, um online in Kontakt zu bleiben.

Finden Sie eine Möglichkeit mit der alle Familienmitglieder zurechtkommen.

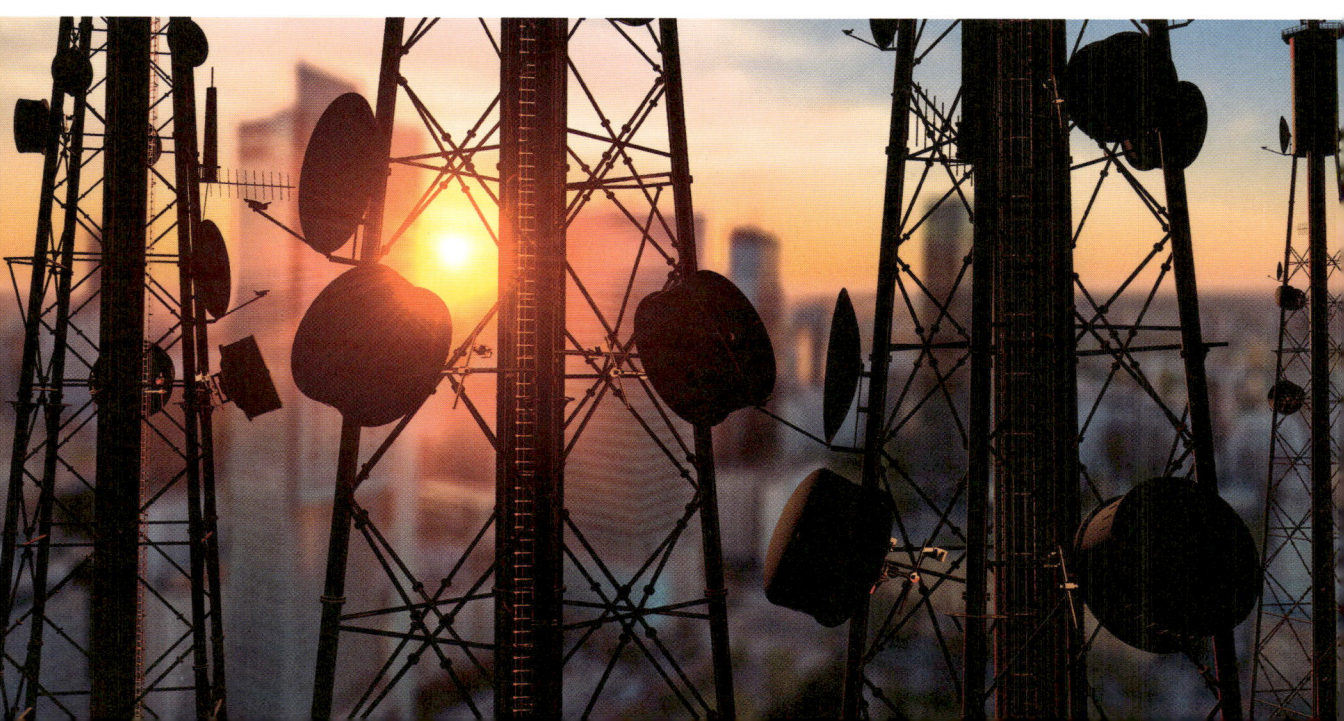

KOPF, HÄNDE UND FÜSSE SCHÜTZEN

Zählen Sie alle Hüte, Handschuhe, Schuhe und Stiefel Ihrer Familie. Seien Sie auf alles vorbereitet, egal zu welcher Jahreszeit.

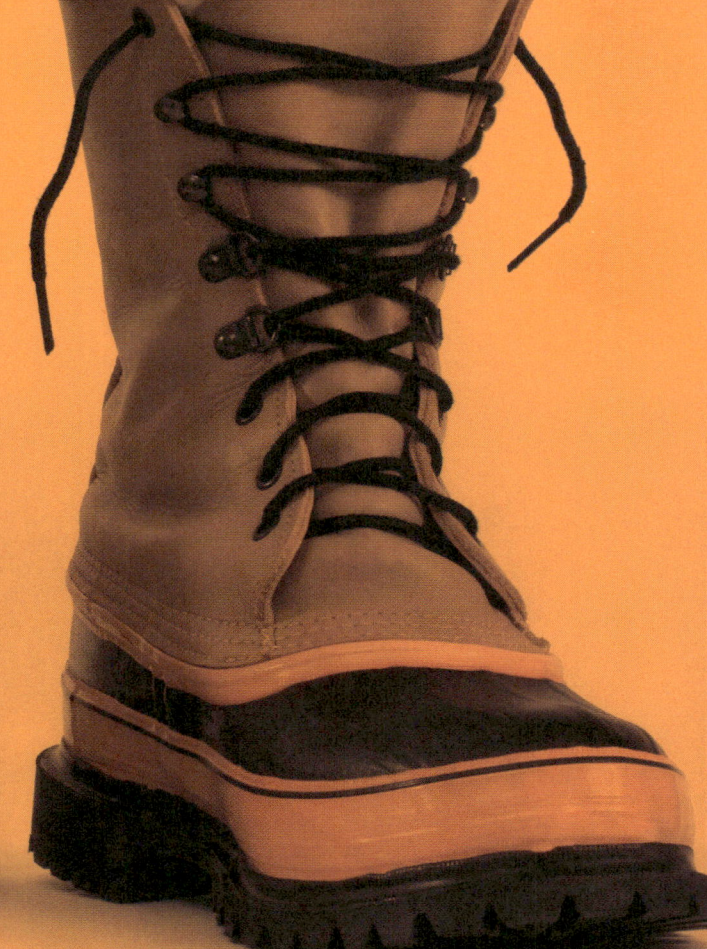

Der Schutz Ihrer Extremitäten vor bitterer Kälte oder großer Hitze trägt wesentlich dazu bei, Sie im Notfall sicherer und widerstandsfähiger zu machen. Informieren Sie sich über den Saisonausverkauf und kaufen Sie vergleichsweise günstig geeignete Kleidung. Es kann immer noch eine beträchtliche Investition sein, aber wenn Sie draußen unter schwierigen Bedingungen arbeiten oder bei geringer Raumtemperatur drinnen bleiben müssen, werden Sie es nicht bereuen, dass Sie die bestmögliche Ausrüstung gekauft haben.

Hüte und Handschuhe

Ein großer Teil der Körperwärme geht über den Kopf verloren, deshalb ist es wichtig, eine Kopfbedeckung zu haben. Sie brauchen eine mittelschwere Mütze, wie eine Strick- oder eine Seemannsmütze, die Sie bei kühlerem Wetter begleitet und die Sie auch drinnen tragen können, falls Sie ohne Zentralheizung auskommen müssen. Bei extrem kalten Witterungen bietet eine Sturmhaube oder eine gefütterte, strapazierfähige Mütze, die die Ohren bedeckt und seitlich über das Gesicht reicht, den besten Schutz vor eisigen Temperaturen und starkem Wind.

Eine Kopfbedeckung ist auch bei heißem Wetter wichtig, um vor Sonnenbrand und Hitzeeinwirkung zu schützen.

Ein Sonnenhut sollte eine breite Krempe und vielleicht ein Kinnband haben, damit er nicht wegfliegt. Sie könnten darunter ein Kopftuch tragen, um den Schweiß aus den Augen zu halten.

In einer Krisensituation brauchen Sie vielleicht mehr Handschuhe, als Sie jetzt denken. Arbeitshandschuhe gibt es aus verschiedenen Materialien und in unterschiedlichen Qualitätsstufen. Ich schlage vor, sich mit einer Vielzahl von Typen und Größen einzudecken. Leder ist zäh, aber nicht sehr warm, wenn es nicht gefüttert ist. Stellen Sie sicher, dass Ihre Handschuhe groß genug sind, damit Sie bei kaltem Wetter gegebenenfalls darunter noch Baumwollhandschuh als Fütterung tragen können.

Wasserdichte Handschuhe sind für die Arbeit bei nassem Wetter erforderlich. Handschuhe, die speziell für Winterdienste entwickelt wurden, sind das hohe Preisschild wert.

Fingerlose Handschuhe sind gut geeignet, um die Hände warm zu halten ohne die Fingerfertigkeit einzuschränken. Ich mag Fäustlinge, bei denen sich der Fingerteil abnehmen lässt, damit man die Finger bei Bedarf besser benutzen kann. Eine Auswahl preiswerter, elastischer Handschuhe ist nützlich, wenn man weniger Schutz vor der Kälte benötigt.

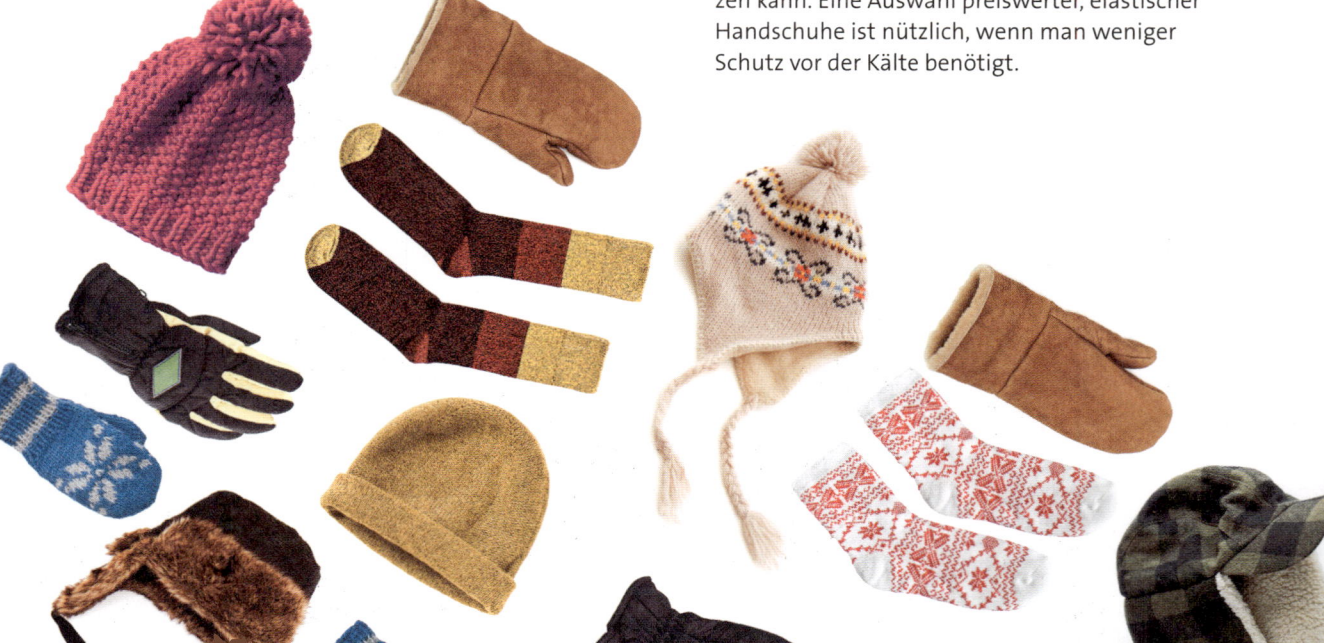

Stiefel und Schuhe

Beim Schuhwerk sollte man niemals sparen. Sie brauchen gute, bequeme, eingelaufene Schuhe. Gute Wanderstiefel sind unerlässlich, wenn Sie über unwegsames Gelände gehen müssen. Arbeitsstiefel mit Stahlkappen schützen Ihre Füße vor Verletzungen. Winterstiefel mit herausnehmbarem Innenfutter sind bestens für die Arbeit im Schnee geeignet. Es ist wichtig, dass Sie je nach Wetterlage ein geeignetes Paar Schuhe oder Stiefel im Auto haben, die bequem und eingelaufen sind – falls Sie im Fall einer Panne weit gehen müssen, um Hilfe zu holen.

Vergessen Sie die Socken nicht. Socken sind wie Handschuhe: Man braucht mehr als man erwartet, und man sollte eine Reihe von verschiedenen Größen und Materialien besitzen. Schauen Sie in Sportartikelgeschäften nach Sportsocken, die Feuchtigkeit von Ihren Füßen wegtransportieren, denn nasse Füße sind kalte Füße. Im Sommer können leichte Sportsocken helfen, Blasen zu vermeiden und die Füße kühl zu halten. Bei kaltem Wetter geht nichts über echte Wolle, insbesondere, wenn der Schaft nicht einengt, aber auch nicht rutscht.

Auch hier gilt: Spezialgeschäfte für Skifahrer und Wanderer, haben die beste Auswahl an Socken. Aber machen Sie sich auf den Preis gefasst.

PFLEGE VON KLEIDUNG UND SCHUHEN

Sie müssen kein erfahrener Schneider sein, um von einem Nähset zu profitieren. Ein Bündel mit Nadeln in verschiedenen Größen und ein paar Rollen Garn in verschiedenen Stärken und Farben sind eine geringe Investition. Aufbügelbare Flicken, Textilkleber und einige Sicherheitsnadeln helfen Ihnen bei den meisten kleineren Reparaturen. Warten Sie bei einer Beschädigung nicht zu lange. Ein paar schnelle Stiche können ein Kleidungsstück retten, das Sie wirklich brauchen, bis eine professionellere Reparatur durchgeführt werden kann.

Ein Schuhpflege- und Reparaturset sind lohnende Investitionen. Fügen Sie ein gutes Imprägnierprodukt, Lederkleber und viele zusätzliche Schuh- und Stiefelschnürsenkel hinzu. Sobald wir neue Schuhe kaufen, ersetzen wir die runden Schnürsenkel, die sich in der Regel lösen, durch flache Schnürsenkel. Moleskin (auch Englischleder genannt) verhindert Blasen beim Einlaufen.

Halten Sie nasse Lederschuhe beim Trocknen von direkter Hitze fern und behandeln Sie sie mit Lederfett oder -pflegemittel, sobald sie getrocknet sind.

Das Herausnehmen der Einlagen wird dazu beitragen, dass Stiefel schneller trocknen, ebenso hilft das Ausstopfen mit Zeitungspapier oder Papiertüchern.

Waschen oder reinigen Sie am Ende jeder Saison die gesamte Oberbekleidung und führen Sie alle notwendigen Reparaturen durch. Vakuumbeutel können sperrige Kleidung wie Daunenparkas in handliche Päckchen komprimieren. Reinigen Sie die Winterstiefel und erstellen Sie eine Liste mit Gegenständen, die ersetzt werden müssen, bevor Sie die Kleidungsstücke für das nächste Jahr wegpacken.

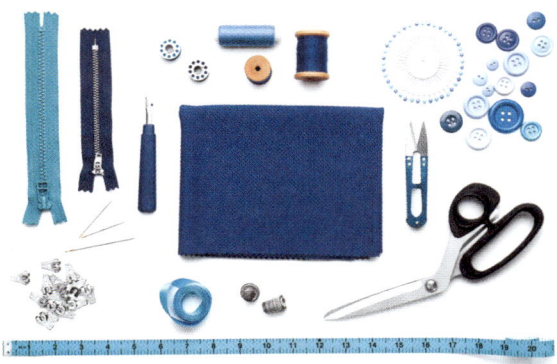

KOPF, HÄNDE UND FÜSSE SCHÜTZEN

GROSSEINKAUF

Gründen Sie eine Einkaufsgruppe und erstellen Sie eine Liste von Großmärkten, Hofläden und Bauernmärkten. Planen Sie eine Einkaufstour, die Ihre Speisekammer füllt und gleichzeitig wertvolle Ressourcen spart.

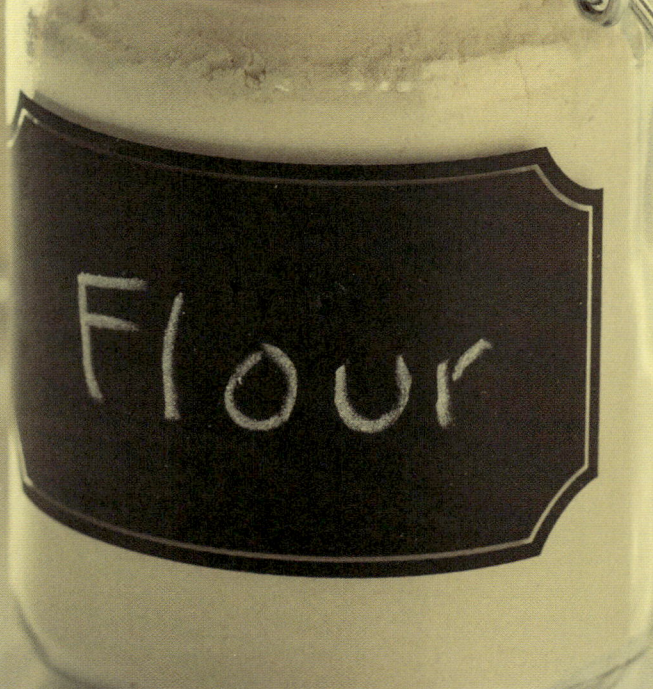

Wir alle haben unterschiedliche Prioritäten, wenn es ums Einkaufen geht. Der Preis ist für die meisten von uns wichtig; für andere steht Bequemlichkeit an erster Stelle. Wieder andere achten beim Einkauf darauf, dass sie möglichst wenig Verpackungsmaterial mitkaufen, um die Umwelt zu entlasten. Der beste Weg, um alle drei Bereiche abzudecken und gleichzeitig einen Krisenvorrat anzulegen, ist der Großeinkauf. Es gibt einige Möglichkeiten, dies zu tun.

Sonderangebote

Ich benutze einen Online-Preis-Tracker, um den Tiefstpreis für bestimmte Artikel zu ermitteln. Große Online-Versandhändler passen die Preise ihrer Artikel ständig neu an. Die Software führt über die Preisveränderungen Buch und schickt mir eine Mitteilung, wenn der angegeben Tiefstpreis erreicht ist. Wenn ich weiß, dass ich im Jahr 52 Packungen Nudeln verbrauche, dann kann ich auf dieses Sonderangebot warten und auf einen Schlag den Jahresvorrat kaufen. Beim nächsten Sonderangebot muss ich dann nur noch so viel Nudeln kaufen, dass ich die bis dahin verbrauchten Nudeln ersetzen kann – etwa alle drei Monate.

Bei einigen Produkten ist es besonders unangenehm, wenn sie plötzlich nicht mehr lieferbar sind: Toilettenpapier, Zahnpasta, Seife, Shampoo – nichts davon ist teuer, aber es sind Dinge, die man nicht missen möchte, wenn beispielsweise ein Sturm den üblichen Wocheneinkauf verhindert. Es ist sinnvoll, dass Sie Ihren Bedarf an Verbrauchsgütern einmal notieren. 2020 führte die weltweite Ausbreitung von COVID-19 in Deutschland zu Hamsterkäufen von Toilettenpapier und es war zeitweise schwierig welches zu kaufen. Wenn Sie aber wissen, dass Ihre vierköpfige Familie jede Woche ein 4er-Pack Toilettenpapier benötigt, macht es Sinn, dass Sie gleich in große Gebindeeinheiten investieren. Alle drei Monate können Sie eine der Großpackungen ersetzen und haben somit immer einen Jahresvorrat.

Große Gebindeeinheiten kaufen

Das Prinzip des Mengenrabatts ist mit Sicherheit jedem klar: Wer von einer bestimmten Ware mehr auf einmal kauft, zahlt aufs Stück bzw. Gramm gerechnet weniger. Dennoch sollten Sie vorsichtig sein, denn manche Hersteller machen sich diese Annahme zunutze und schlagen bei Großpackungen sogar noch Geld drauf. Aber die meisten Dinge sind günstiger. So kostet beispielsweise eine Packung Salz mit 500 Gramm 0,19 €, was einen Preis von 0,38 € pro Kilogramm ergibt, während der Kauf eines 25-Kilogramm-Sacks für 6,99 € die Kosten auf 0,28 € pro Kilogramm senkt.

In meinem örtlichen Lebensmittelgeschäft fragte ich nach einer Saucenmarke, die uns besonders gefällt. Man bot mir einen Rabatt von 30 Prozent an, wenn ich gleich eine ganze Kiste davon bestellen würde.

Eine andere Strategie ist der Kauf aus offenen Großbehältern, die es in einigen Geschäften für lose Körner, Trockenfrüchte, Samen und Nüsse gibt. In einigen Läden dürfen Sie Ihre eigenen Behälter verwenden, was die Verpackung reduziert. Solche Großbehälter bieten oft ausgezeichnete Preise für Artikel mit langer Haltbarkeit, sodass es eine gute Möglichkeit ist, sich mit sättigenden Ballaststoffen einzudecken.

Schließen Sie sich einer Einkaufsgruppe an

Der Beitritt oder die Gründung einer Einkaufsgruppe bietet viele Möglichkeiten, all diese Einkaufsstrategien zu nutzen. Wenn Sie als Gruppe größere Gebinde einkaufen, bleiben die Preise niedrig und Sie können Ihre Einkäufe mit Freunden teilen. Einkaufsgruppen können unterschiedlich strukturiert sein. Ich gehöre zu einer, bei der eine einzelne Person die ganze Arbeit macht und dafür einen Teil des gesparten Geldes erhält.

Ich gehörte auch schon zu Gruppen, in denen jeder am Einkaufen, Wiegen und Verpacken beteiligt wurde. Man braucht dann einen großen Raum und eine Mannschaft, die groß genug ist, um die Arbeit zu teilen.

Ich bin in einer weiteren Gruppe, die eine Telefonkette hat: Wenn einer von uns beim Einkaufen auf ein tolles Angebot stößt, schicken wir per Messenger eine Gruppen-Nachricht aufs Handy. Die Leute, die das Angebot nutzen wollen, geben eine Bestellung auf und der Käufer kauft für alle Interessierten. Das funktioniert aber nur in kleinen Gruppe gut; bei mehr als vier oder fünf Familien wird es zu umständlich.

Unterstützen Sie Ihre regionalen Bauern

Eine letzte Möglichkeit, in größeren Mengen einzukaufen, besteht darin, zu recherchieren, ob es Bauern bzw. Hofläden in Ihrer Nähe gibt und dann direkt von einem Bauern zu kaufen. Ich kaufe im Herbst meine Kartoffeln in 25-Killogramm-Säcken und lagere sie in meinem Erdkeller. Äpfel sind in großen Holzkisten erhältlich, ebenso wie Birnen und Pfirsiche. Wenn meine eigene Ernte nicht genug abwirft, machen wir eine große Bauern-Tour und bringen die Produkte zur Weiterverarbeitung nach Hause. Beispielsweise werden die Heidelbeeren, die ich beim Bauern bekomme, in ein paar vergnüglichen Stunden zu einer Jahreskonserve eingemacht.

GROSSHÄNDLER

Wenn Sie Gewerbetreibend, Selbstständig oder Freiberufler sind, dann können Sie meist Kunde eines Großmarkts wie Metro oder Selgros werden. Diese Möglichkeit besteht auch für bestimme Vereine.

Bevor Sie aber Kunde werden sollten Sie einmal mit einem Freund mitgehen, um sicherzustellen, dass der Laden Ihren Bedürfnissen entspricht. Ich habe mich einmal bei einem Großhändler als Kunde registriert, der eine Stunde entfernt war, und ich kam so selten dorthin, dass meine Mitgliedschaft völlig unnötig war.

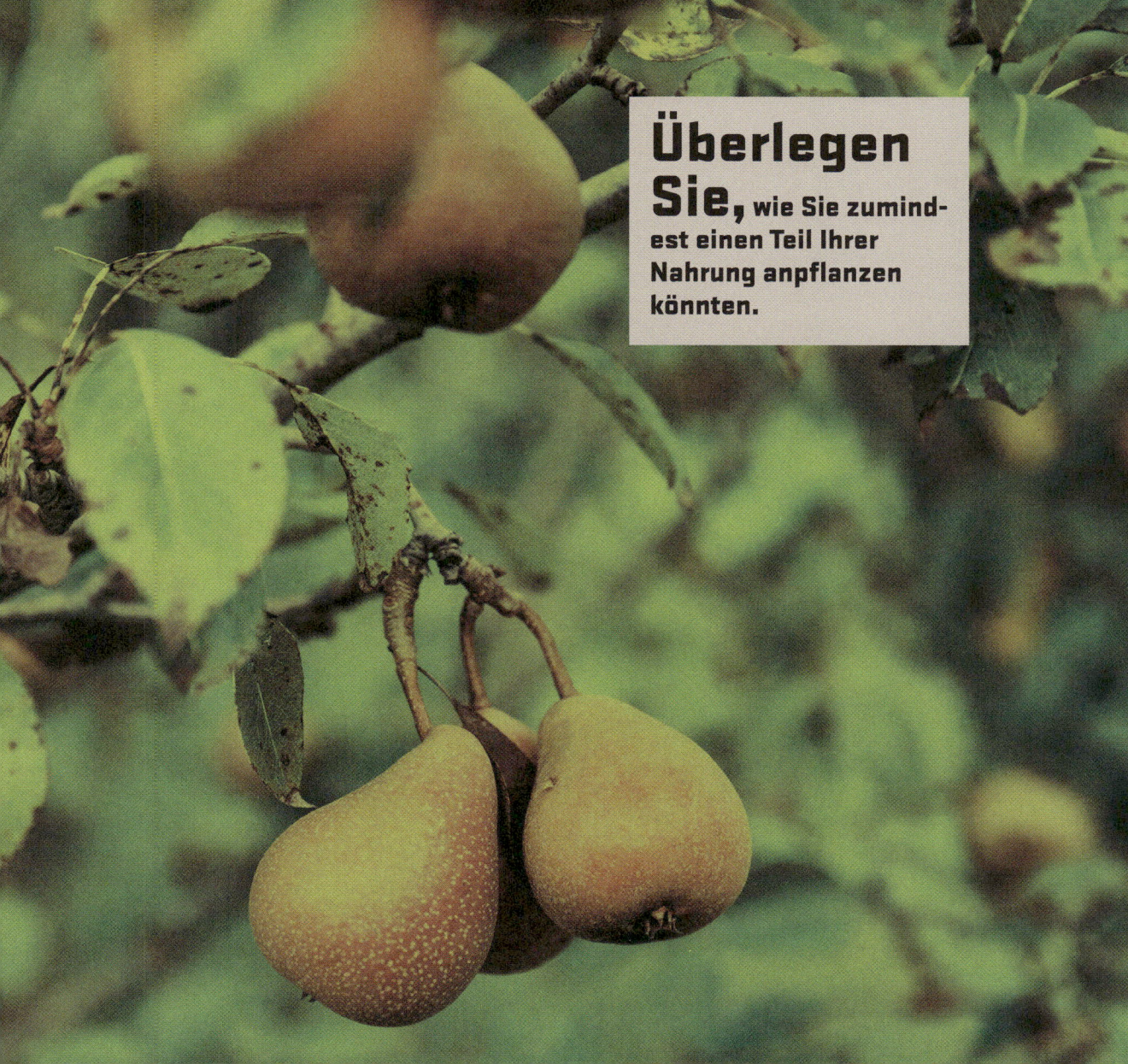

EINEN KLEINEN GARTEN ANLEGEN

Überlegen Sie, wie Sie zumindest einen Teil Ihrer Nahrung anpflanzen könnten.

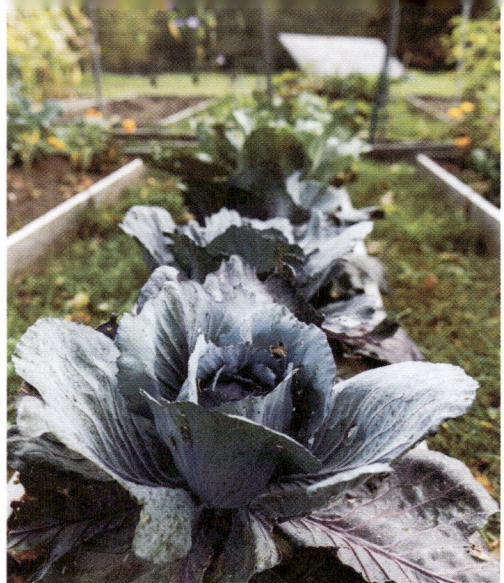 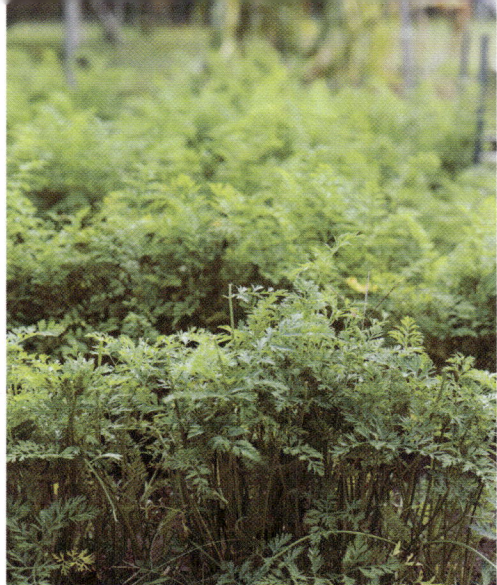

Wahrscheinlich fragen Sie sich jetzt, was Gartenarbeit mit einem Familien-Krisenplan zu tun hat (mein Verleger fragt sich das nämlich gerade bestimmt), aber ich finde, dass sie hier einen Platz verdient. Natürlich werden Sie wohl kaum während eines Schneesturms in den Garten rennen und noch schnell eine Tomate für den Salat pflücken – außerdem dürfte ein Tornado Ihre Beete ziemlich sicher verwüsten. Als aber 1991 die Sowjetunion zusammenbrach, hatten viele Menschen nur deshalb zu essen, weil sie kleine Gartenparzellen mit Rüben, Kartoffeln und Kohl bepflanzten – mit Gemüse also, das man gut im Keller lagern kann und reich an dringend notwendigen Kalorien und Nährstoffen ist.

Gartenarbeit ist ein weit gefasster Begriff. Es müssen ja nicht gleich riesige Flächen sein, die Sie mit einem Gartentraktor in mühseliger Arbeit bestellen. Ein Garten sollte immer nur so groß sein, dass Sie ihn bewältigen können. Sie können ihn auch in einem winzigen Hof anlegen, in Kübeln auf der Terrasse oder in Töpfen auf den Arbeitsflächen und Fensterbänken Ihrer Küche. Meine zuverlässigste Ernte ziehe ich das ganze Jahr über in Einmachgläsern im Küchenschrank (siehe auch „Wohnungsgarten", Seite 85).

Mein Garten ist nicht schick. Ich experimentiere selten mit ungewöhnlichen Sorten und gehe eigentlich immer nach demselben Prinzip vor, indem ich mich auf die praktischsten, zuverlässigsten, nährstoff- und energiereichsten Sorten beschränke, die man frisch essen oder gut konservieren kann, damit man den ganzen Winter etwas davon hat.

Was das Konservieren angeht, pflanze ich weniger Sorten an, die man eher einfrieren sollte, wie Brokkoli, und konzentriere mich auf Obst und Gemüse, das man gut im Keller lagern kann (siehe auch „Lebensmittel haltbar machen", Seite 88). In diesem Kapitel geht es mir jedoch eher darum, Ihnen ein paar Möglichkeiten vorzustellen, wie Sie Ihren Garten nutzen können, da viele Sorten auch in einem sonnigen Eckchen „verstaut" oder in einem kleinen Hochbeet angebaut werden können.

KRÄUTER: Kräutergärten lassen sich ganz leicht anlegen und brauchen nur wenig Platz. Viele Küchenkräuter haben sogar einen medizinischen Wert und können allein oder in Kombination zu köstlichen Tees verarbeitet werden.

GEMÜSE: Bereits ein kleiner Gemüsegarten könnte einen Teil Ihres Nahrungsmittelbedarfs decken. Als Anfänger sollten Sie jedoch mit ein oder zwei unkomplizierten Sorten anfangen. Ich pflanze gern Grünkohl an, da

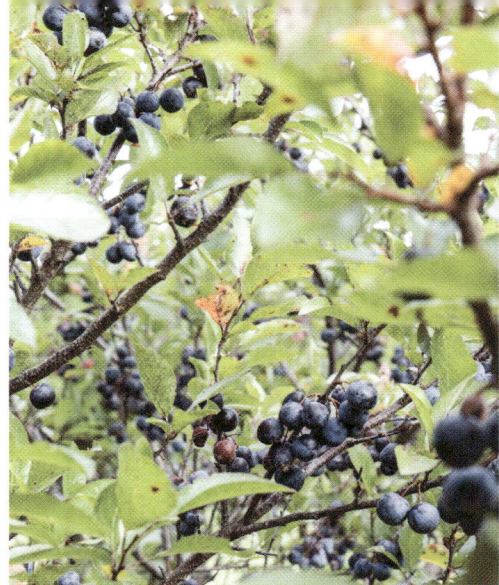 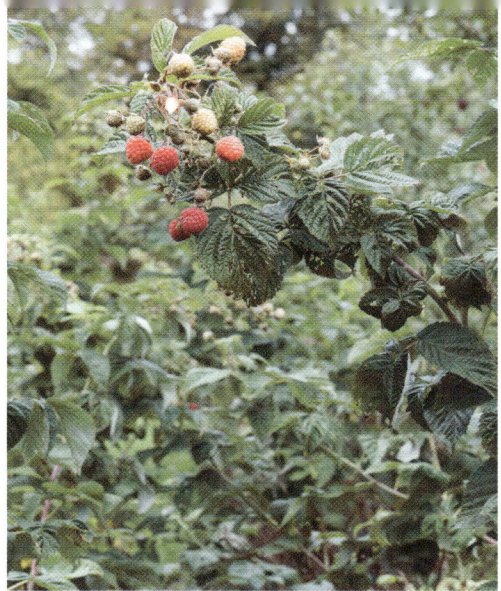

er zu den nährstoffreichsten Gemüsesorten gehört und wir ihn alle mögen. Einige Sorten wachsen abgedeckt sogar von April bis November immer wieder nach, wenn man jeweils nur die äußeren Blätter erntet. Tomaten gehören zu unseren weiteren Favoriten. Ich baue genug an, um sie zu Sauce zu verarbeiten und in Gläser abzufüllen. Ich stelle Ketchup und Barbecuesaucen her, wenn wir eine überdurchschnittliche Ernte haben.

ESSBARE LANDSCHAFTSPFLANZEN: Obstbäume, Beerensträucher, Grüner Spargel und Rhabarber sind nicht nur schön anzusehen, sie bieten auch Essbares, das man sofort genießen oder für später einmachen kann. Knoblauch ist ebenfalls unkompliziert (man muss nur die Zehen in die Erde stecken), braucht kaum Platz und ist trotzdem ertragreich.

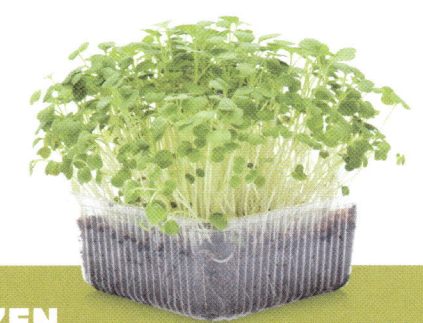

MICROGREENS ANPFLANZEN

Die kleinen Plastikschalen, in denen Obst und Gemüse verkauft werden, eignen sich, um Mini-Gewächshäuser zu bauen. Hierfür Löcher in den Boden stechen, damit das überschüssige Wasser ablaufen kann, und das „Gewächshaus" in eine Schale stellen, damit kein Tropfen vergeudet wird. Mit Blumenerde füllen und verschiedene Babyleaf-Sorten (Salat, Spinat etc.) aussähen. Mit der durchsichtigen Plastikabdeckung als Gewächshausdach wird schon nach wenigen Tagen das erste Grün sprießen. Ernten Sie aber immer nur wenig und übergießen Sie nicht.

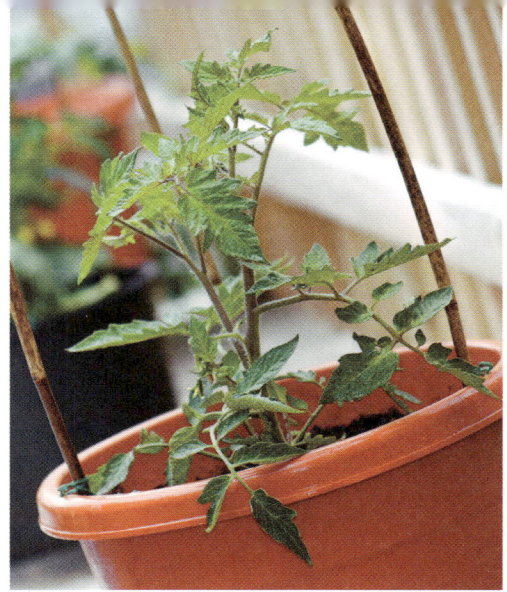

Einen Topfgarten anlegen

Einen kleinen Garten zu haben bedeutet nicht, dass man keine Nahrung anpflanzen kann. Wenn man die richtigen Sorten auswählt, lässt sich viel in Töpfen auf der Terrasse kultivieren. Klettergemüsesorten wie Bohnen, Gurken oder Kürbis, können am Spalier gezogen werden und sogar Kartoffeln können in einer Tonne oder einem Turm angebaut werden. Ich habe schon mal sieben Kilo einwandfreie Kartoffeln in einer 120 x 30 x 30 cm großen Tonne geerntet. Im Internet gibt es Dutzende Videos zum Thema.

Frühbeete brauchen wenig Platz und bieten eine Fülle an frischem Blattgemüse in einer Zeit, in der wir uns am meisten nach etwas Frischem, Knackigen sehnen. Mit ein paar Brettern und einem ausrangierten Fenster können Sie in Nullkommanichts sogar selbst eins bauen. Geben Sie etwas Komposterde und die Samen von Feldsalat, Rauke und Grünkohl hinein, und schon können Sie das ganze Jahr über ernten. Im nächsten Frühjahr treiben winterharten Sorten sogar neu aus (siehe auch „Wohnungsgarten", Seite 85).

Mein Garten ist jedoch nicht Ihr Garten, ebenso wenig wie mein Leben das Ihre ist. Entscheiden Sie daher selbst, welche Rolle Ihr Garten in Ihrem Krisenplan spielen soll. Überlegen Sie, wo Sie ein Spargelbeet anlegen oder einen Birnenbaum pflanzen könnten, werfen Sie einen Blick in den Saatgutkatalog Ihrer Lieblingsgärtnerei und verbringen Sie einen schönen Nachmittag mit einer Tasse Tee und dem Katalog im Garten und erstellen Sie Ihre Wunschliste. Aber Achtung, Gartenarbeit macht süchtig! Wenn Sie nicht aufpassen, pflügen Sie am Ende noch Ihren kompletten Rasen für einen Kräutergarten um.

Es braucht nicht viel

Sollten Sie sich entscheiden, als Teil Ihres Krisenplans Lebensmittel anzupflanzen, werden Sie folgende Dinge benötigen, falls Sie sie als Hobbygärtner nicht schon haben.

HANDWERKZEUGE: Die Menschen haben es Jahrtausende lang geschafft, ihre Nahrung auch ohne Rototiller anzubauen. Eine gute Hacke und Schaufel, eine Kelle und eine Gartengabel reichen für kleinere Gärten also durchaus aus.

GARTENHANDSCHUHE: Sie werden sie brauchen. Besorgen Sie sich direkt mehrere Paar.

SAISONVERLÄNGERER: Gewächshäuser, Frühbeete, Abdeckplanen und sogar Mini-Gewächshäuser bieten wunderbare Möglichkeiten, um die Gartensaison zu verlängern.

Wohnungsgarten

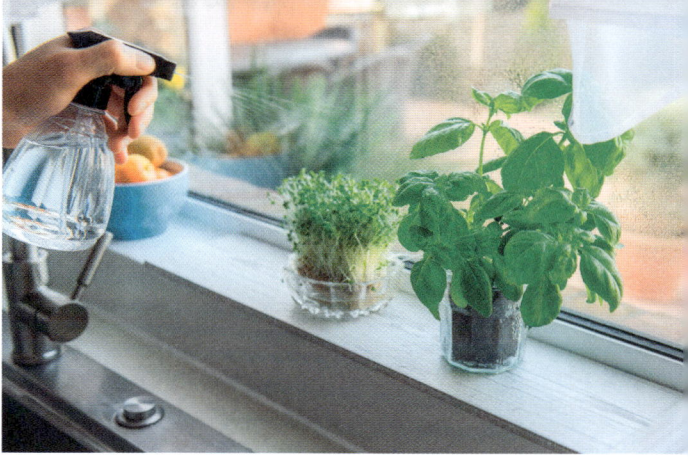

Was, wenn die gesamte Gartenfläche, die Ihnen zur Verfügung steht, nur aus ein paar Fensterbänken oder einem Tisch besteht, der an Ihrem einzigen Sonnenplatz steht? Schränkt Sie das ein? Natürlich. Kartoffeln oder Tomaten werden Sie drinnen nicht anbauen können. Beide brauchen mehr Platz und Sonne, als Sie zur Verfügung haben. Trotzdem können Sie für eine frische Abwechslung sorgen.

Kräuter sind wahrscheinlich das einfachste, was man drinnen kultivieren kann. Tatsächlich schneiden alle Blattgemüsesorten besser ab als Pflanzen, die Früchte tragen, da sie weniger Licht benötigen und nicht bestäubt werden müssen. Die meisten Sorten sind zwar keine großartigen Energieträger, verleihen Gerichten aber mehr Geschmack und liefern viele wichtige Nährstoffe.

Eine weitere Möglichkeit für Innenräume ist, Blattgemüse aus den Resten vom Gemüse, das wir sonst wegwerfen, zu ziehen. Auf diese Weise lässt sich zumindest das Grün von Karotten, Sellerie, Chicorée, Schalotten und Rüben in flachen Behältern ziehen. Wechseln Sie häufig das Wasser und achten Sie darauf, dass die Pflanzen genug Sonne abbekommen. Sie werden keine großen Mengen ernten, aber das Grün ist voller Nährstoffe und Geschmack. Außerdem lieben Kinder solche Projekte.

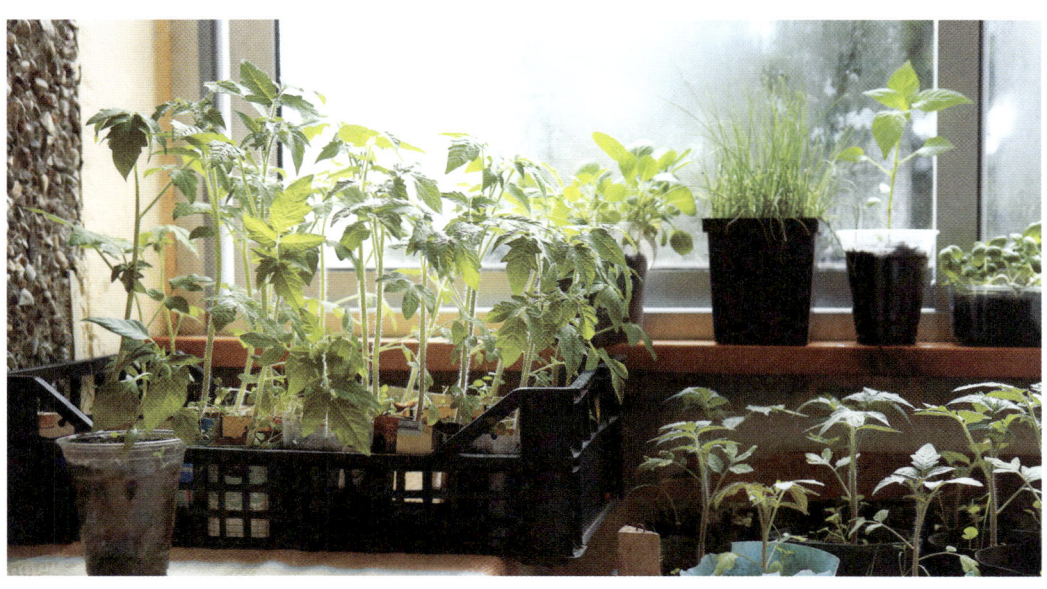

SCHNELLE NÄHRSTOFFLIEFERANTEN

In Sachen Lebensmittellagerung geht nichts über das Keimen von Samen und Bohnen. Zwei Esslöffel Samen oder Bohnen ergeben fast ein Kilogramm Nahrung in nur fünf Tagen. Keimlinge und Sprossen sind nicht nur kleine Nährstoffbomben, die Samen und Bohnen sind zudem auch preiswert und verbrauchen kaum Lagerplatz.

Ich liebe Alfalfa- und Brokkoli-Sprossen, und Radieschenkresse ist schön scharf und gibt neuen Schwung. Besorgen Sie sich einen Keimsaat-Mix für Salate und Pfannengerichte, aber Achtung, Keimlinge sind nicht haltbar und sollten immer frisch gegessen werden. Für eine kontinuierliche Versorgung mit Sprossen sollten Sie alle paar Tage ein neues Glas ziehen und Ihre Ernte rasch verbrauchen. Sie können sie über Salate oder belegte Brote und über heiße Gerichte streuen – aber erst in der letzten Minute, da sie direkt gar sind.

Es ist wirklich einfach! Sie müssen nur die Anleitung befolgen. Ich habe schon alle möglichen ausgefeilten Keimsysteme gesehen, sogar welche mit automatischer Bewässerung. Das ist schön, wenn man Spielereien mag, aber jede Automatik benötigt Strom und für die Krisenplanung sollten wir uns davon weitestgehend unabhängig machen. Ich habe schon kiloweise Sprossen und Keimlinge nur mit Einmachgläsern und Mulltüchern geerntet.

Sie brauchen

- **1 Einmachglas mit Metallring/Gummiband**
- **2 Esslöffel Samen oder Bohnen**
- **Leitungswasser**
- **ein Stück Mull- oder Baumwolltuch**

Anleitung

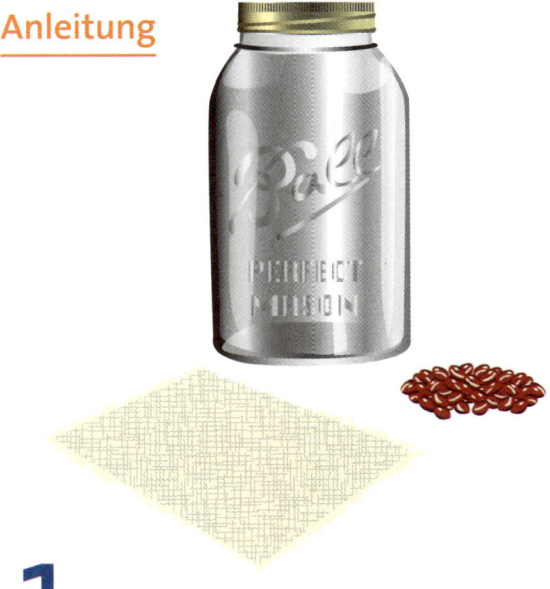

1
Glas mit heißem Wasser und Seife gut ausspülen.

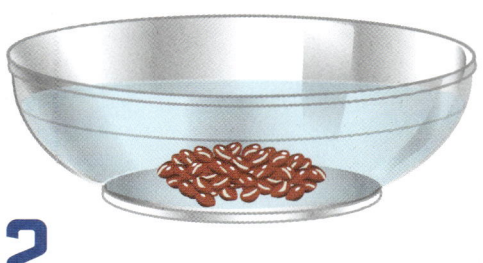

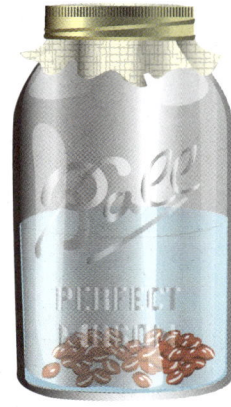

2

Samen mit Wasser abspülen. Manche verwenden lieber destilliertes Wasser, aber ich benutze schon seit Jahren Leitungswasser und hatte noch nie Probleme.

3

2 Esslöffel Samen in ein Glas geben, zur Hälfte mit Wasser füllen, mit einem Mulltuch abdecken und mit dem Metallring bzw. Gummiband fixieren. Die Samen 12 Stunden einweichen lassen.

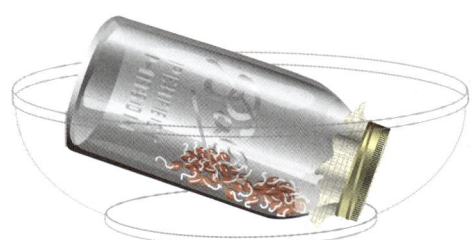

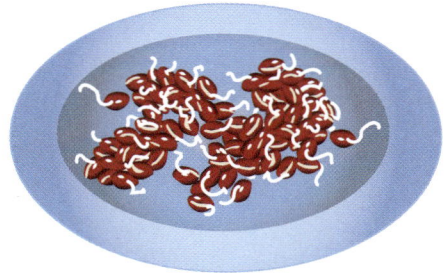

4

Das Wasser auslaufen lassen und zum Bewässern anderer Pflanzen benutzen; es ist voller Phytonährstoffe.
Die Samen zweimal täglich mit frischem Wasser spülen und gut abtropfen lassen. Sie müssen feucht sein, allerdings entwickeln sich Bakterien, wenn sie zu nass sind. Das merkt man dann daran, dass sie sauer und unangenehm zu riechen beginnen. Ich stelle das Glas schräg mit der Öffnung nach unten in eine Schüssel in den Schrank, damit die Samen kein Licht abbekommen.

6

Innerhalb von 24 Stunden werden sich kleine Keime bilden, die nach 4 bis 5 Tagen gegessen werden können. Ich stelle sie vor dem Essen immer für ein paar Stunden ins Licht, damit sie etwas grüner werden.

LEBENSMITTEL HALTBAR MACHEN

Informieren Sie sich über eine neue Methode zur Konservierung von Lebensmitteln und probieren Sie sie aus.

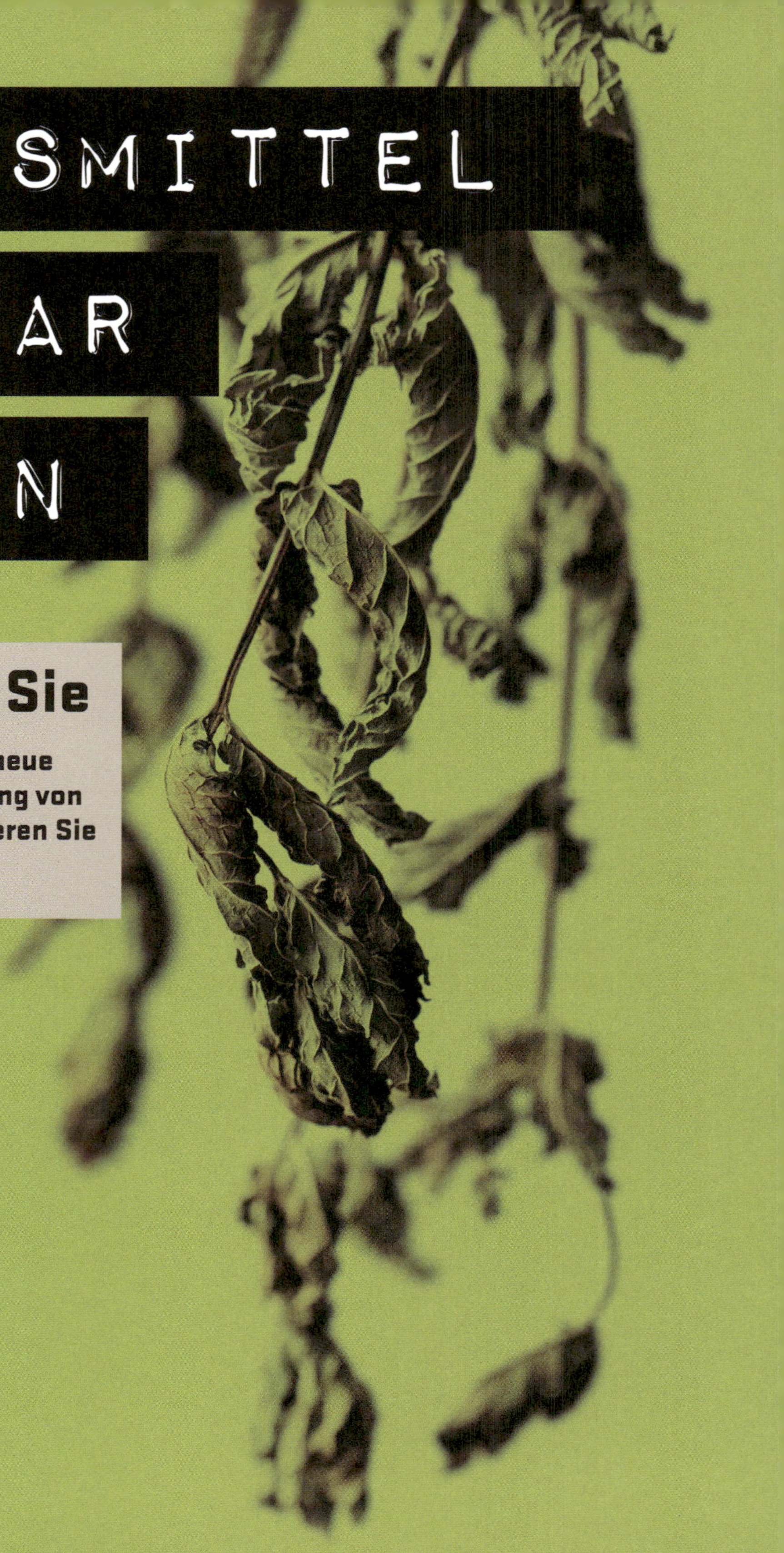

Zum Thema Lebensmittelkonservierung wurden schon viele Bücher geschrieben, daher geht es mir nicht darum zu erklären, wie man Lebensmittel konserviert, sondern welche Methoden es gibt. Es geht mir um den Überblick, die Ausstattung und wie die Haltbarmachung von Lebensmitteln Teil Ihres Krisenplans werden kann.

Die Haltbarmachung von Lebensmitteln hat in den meisten Kulturen eine zentrale Rolle gespielt, bis sich Tiefkühlkost, Fertiggerichte und Lieferdienste durchzusetzen begannen. In den letzten zehn Jahren scheint jedoch ein Wandel zurück zu gesünderem Essen stattgefunden zu haben. Die Menschen verlangt es wieder mehr nach lokalen, biologischen Nahrungsmitteln und sie pflanzen sie auch wieder vermehrt selbst an, was uns zurück zur Lebensmittelkonservierung führt.

Es ist jedoch wichtig, den Sinn und Zweck der Haltbarmachung zu verstehen, und zwar im Fall einer Katastrophe vorbereitet zu sein.

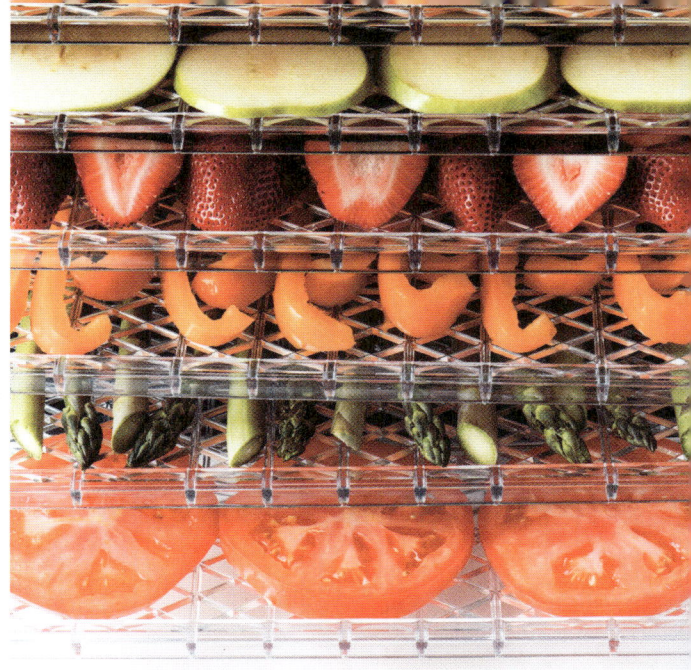

Die einfachsten Methoden

DÖRREN ist vermutlich die älteste Konservierungsmethode überhaupt. Man entzieht Feuchtigkeit mittels warmer, trockener Luft. Das funktioniert in südlichen Ländern, im Sommer in der Sonne und in anderen, feuchteren Ländern, indem man die Nahrung über dem Holzofen oder auf dem Dachboden zum Trocknen aufhängt. Heutzutage werden gern Dörrautomaten verwendet, die man in allen Preisstufen bekommt. Ich finde sie häufig auf Flohmärkten, empfehle aber ein neues Mittelklasse Gerät, das über einen Thermostat verfügt und so konstruiert ist, dass die Rotation überflüssig wird.

Wer Lebensmittel einfach nur lagern möchte, benötigt einen kühlen Ort, an dem die Luft zirkulieren kann. Ältere Häuser haben oft einen abgetrennten Vorratsbereich in einem Kellerraum, um dort Obst und Gemüse zu lagern, das sich lange hält. Auf diese Weise lassen sich Kartoffeln, Karotten, Rüben, Kohl, Äpfel und Birnen als wichtige Nährstoffquellen über Monate aufbewahren – und das komplett ohne Strom.

MILCHSÄUREGÄRUNG ist eine weitere alte, einfache Methode, um Lebensmittel zu konservieren, die in der letzten Zeit eine Art Renaissance erlebt hat. Dazu muss man nur Salz hinzufügen und Bakterien (in diesem Fall Milchsäurebakterien) den Rest machen lassen. Fermentiertes Gemüse ist gesund und die Vitamine und Mineralstoffe bleiben erhalten und können sich sogar vermehren, was bei nicht konservierter Nahrung nicht unbedingt der Fall ist. Sie brauchen nur ein wenig Salz und einen Tontopf, einen Plastikeimer oder ein Einmachglas mit Ventildeckel wegen des Gärprozesses. Das bekannteste auf diese Weise gelagerte Lebensmittel dürfte Sauerkraut sein, aber nach dieser Methode lässt sich im Grunde fast jedes Gemüse konservieren.

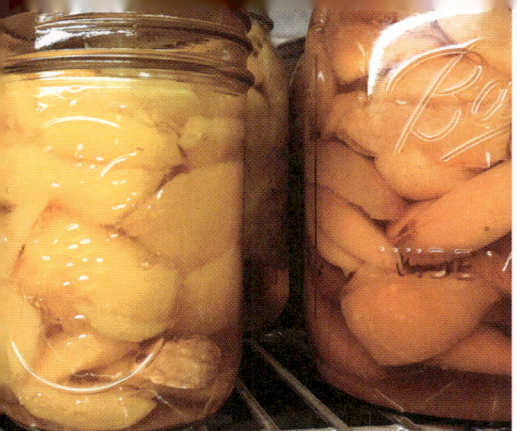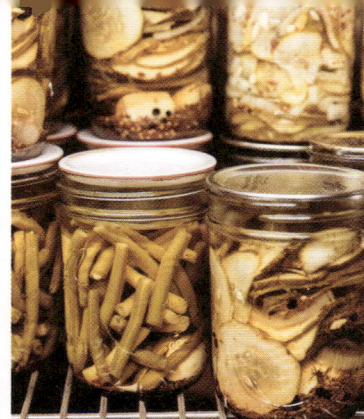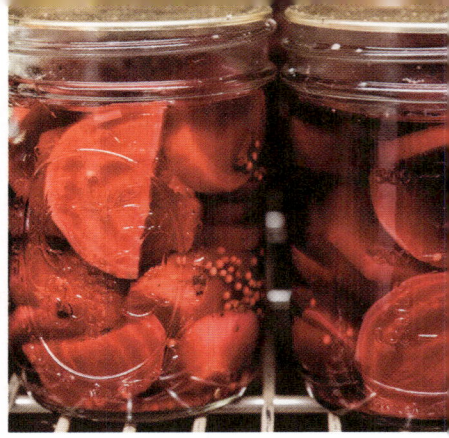

Einkochen

Viele Menschen, die sich ans Einkochen machen, versuchen es zuerst mit der Wasserbad-Methode, mit der man Gelee, Marmelade, Obst und Gurken einkochen kann. Hierfür benötigen Sie einen großen Topf mit Deckel, ein Geschirrtuch (das Sie auf den Boden des Topfes legen, damit die Gläser beim Einkochen nicht zerspringen), Schraubdeckel oder Gummiringe (die jedoch porös werden können), und ein gutes Buch als Anleitung. Ein Trichter, ein Deckel- und ein Glasheber sind ebenfalls nützlich und erleichtern die Arbeit. Man findet aber auch häufig Komplettpakete in Kaufhäusern oder Baumärkten, wenn die Gartensaison beginnt, oder man sucht einfach auf Flohmärkten und bei Garagenverkäufen nach Schnäppchen.

Einkochtopf

Für säurearme Lebensmittel wie Fleisch und Gemüse benötigen Sie einen Einkochtopf. Viele Menschen, die das Wort „Einkochtopf" hören, stellen sich direkt vor, an Botulismus oder in einer Kochtopfexplosion zu sterben, aber keine Angst, die Methode ist recht unkompliziert und wird Ihnen viel Zeit und Geld sparen. Sollten Sie einen Kurs finden, belegen Sie ihn. Oder fragen Sie jemanden, der sich auskennt. Oder besorgen Sie sich ein gutes Buch zum Thema.

Wenn Sie einen Einkochtopf kaufen, empfehle ich Ihnen auch in diesem Fall, lieber ein neues Gerät zu kaufen. Besorgen Sie sich den besten Topf, den Sie sich leisten können, schließlich wissen Sie nicht, ob der Thermostat oder die Dichtung des Geräts, das Sie auf dem Dachboden Ihres Nachbarn gefunden haben, noch richtig funktionieren. Riskieren

AUGEN AUF IM INTERNET!

Das meine ich ernst. Ich habe sogar schon Anleitungen zum Konservieren von Butter und Milch gefunden. Wenn das Bundeszentrum für Ernährung sagt, dass eine bestimmte Methode nicht sicher ist, dann ist sie es auch nicht. Da unser Wissen zum Thema Lebensmittelsicherheit immer ausgefeilter wird, gelten mittlerweile viele alte Methoden als überkommen. Nutzen Sie daher nur sichere Quellen und bleiben Sie immer auf dem neuesten Stand.

Sie nicht die Sicherheit oder Gesundheit Ihrer Familie. Gute Einkochtöpfe gibt es in den meisten Kaufhäusern oder, wenn Sie ein größeres Gerät brauchen, online. Wie bei der Wasserbad-Methode brauchen Sie Einmachgläser, Schraubdeckel oder Gummiringe sowie einen Deckel- und Glasheber.

Ausrüstung

Achten Sie darauf, richtige Einmachgläser zu verwenden. Marmeladengläser aus dem Supermarkt, die nur für den einmaligen Gebrauch gedacht sind, halten der Hitze und dem Druck beim Einkochen meist nicht stand. Einmachgläser können immer wieder verwendet werden, Gummiringe oder Schraubdeckel sollten jedoch – je nach Marke – jedes Mal ausgetauscht werden.

Eine gut ausgestattete Küche verfügt über verschiedene Messbecher, Kellen, Schlesinger und große Löffel. Ich empfehle dringend die besten Messer, die Sie sich leisten können, einen Wetzstahl sowie eine Auswahl an Edelstahlschüsseln und Holzbrettern. Sie werden

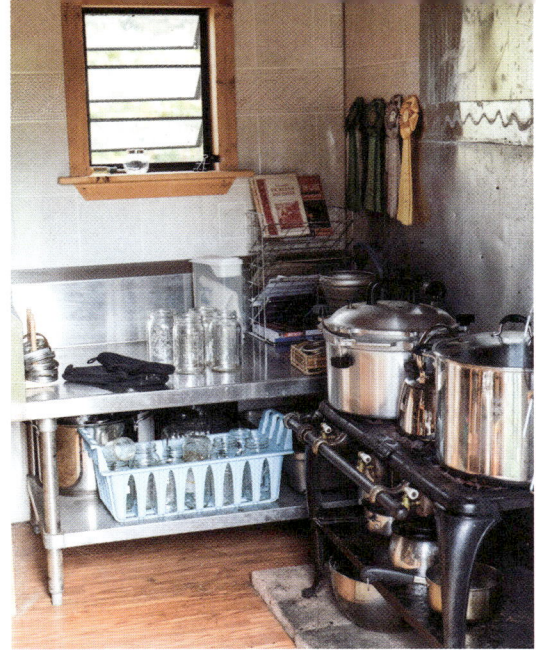

Wer viel einkocht, sollte darüber nachdenken, sich dafür einen extra Raum einzurichten

mit extrem heißem Wasser und Metall zu tun haben, also besorgen Sie sich auch gute Topflappen. Silikonhandschuhe sind ebenfalls eine gute Investition.

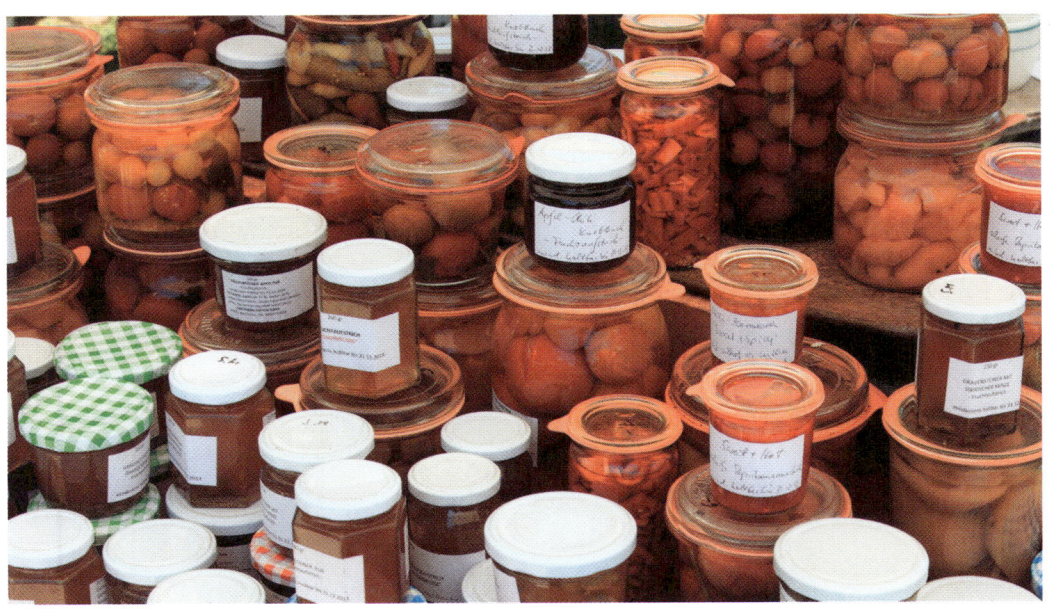

KOCHEN IN KRISENZEITEN

Überlegen Sie,
wie Sie ohne Strom
heiße Speisen und Getränke
zubereiten können.

Eine Dose zimmerwarme, glibberige Suppe kann jeder runterwürgen, aber hätten Sie nicht auch lieber eine heiße Mahlzeit, nachdem Sie den ganzen Tag mit den Folgen eines heftigen Sturms zu kämpfen hatten? Ein Müsli mit Milchpulver zum Frühstück wird uns zwar nicht umbringen, aber ich esse lieber ein paar leckere Pfannkuchen. Die Vorräte in köstliche Mahlzeiten zu verwandeln, hängt ganz davon ab, wie wir sie zubereiten können. Deshalb hier ein paar Vorschläge:

Gasherd

Wenn Sie einen Gasherd haben, können Sie das Kochfeld immer mit einem Streichholz anzünden, da bei einem Stromausfall maximal die elektrische Zündung betroffen sein könnte. Den Ofen werden Sie jedoch bei Modellen ohne separate Zündvorrichtung nicht benutzen können. Zwar können Sie auch ein Gefäß in einen flachen Dutch Oven stellen und nur mit Unterhitze backen, aber praktisch ist das nicht.

Beim Gas kommt es darauf an, so lange wie möglich mit dem Gasvorrat zu haushalten, was mit ein Grund ist, weshalb ich so viele Dosen mit Bohnen vorrätig habe. Getrocknete Bohnen brauchen vielleicht weniger Platz, dafür aber viel länger, bis sie gar sind – und verbrauchen somit auch mehr Gas. Wenn Sie also mit Gas kochen, sollten Sie auf Fertiggerichte setzen, die sich schnell erhitzen lassen, statt auf Eintöpfe, die lange vor sich hin köcheln müssen.

Holzofen

Wenn Sie einen Holzofen haben, auf dem Sie kochen können, sind Sie besser gerüstet als viele andere. Einen Holzofen zu installieren, ist jedoch recht kompliziert. Falls Sie also darüber nachdenken, sich einen anzuschaffen,

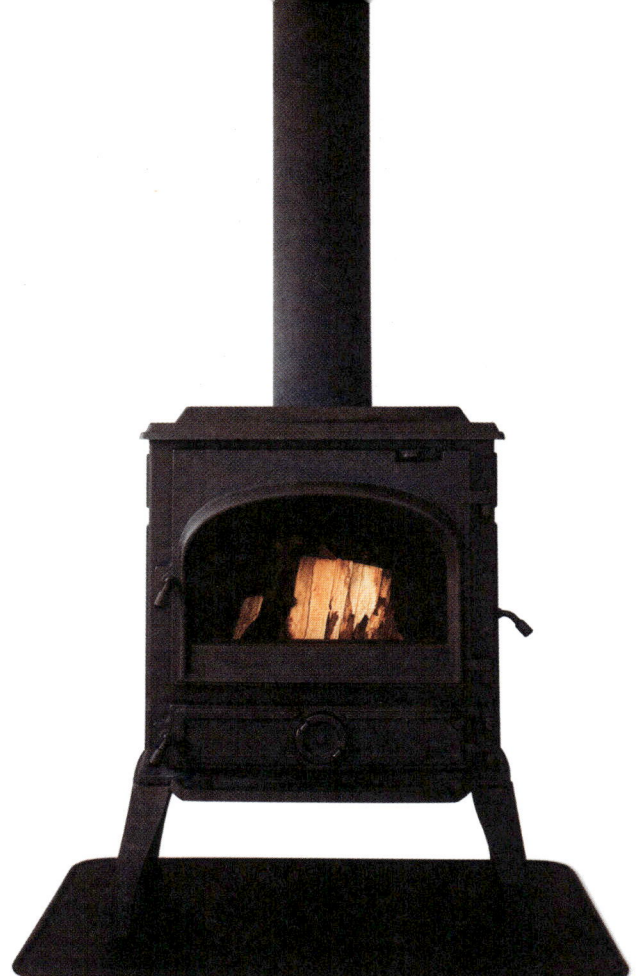

sollten Sie vorher klären, welche Vorschriften einzuhalten sind und ihn von Profis installieren lassen.

Wichtig ist auch das richtige Brennholz. In meiner Gegend ist gut abgelagertes Brennholz teuer, vor allem, wenn man bis Dezember wartet, bevor man es holt.

Was das Kochen auf einem solchen Ofen angeht, empfehle ich aufgrund der hohen Temperaturen nur gusseisernes Kochgeschirr zu verwenden. Und zum Backen können Sie einen über eine Pfanne gestürzten Dutch Oven ausprobieren, oder Ihr Essen im Ofen garen, zum Beispiel indem Sie Gemüse in Alufolie einschlagen oder direkt in die Glut legen.

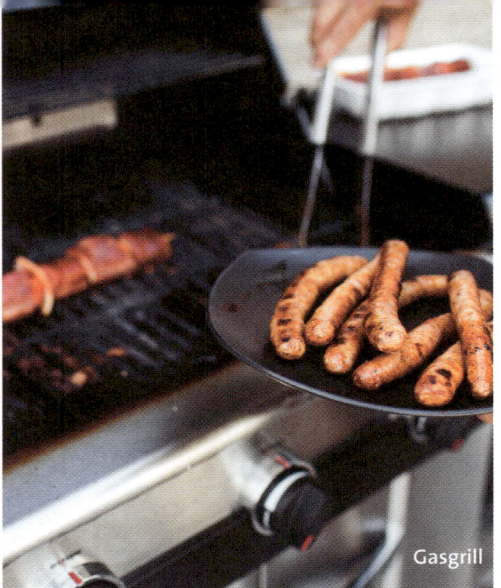
Gasgrill

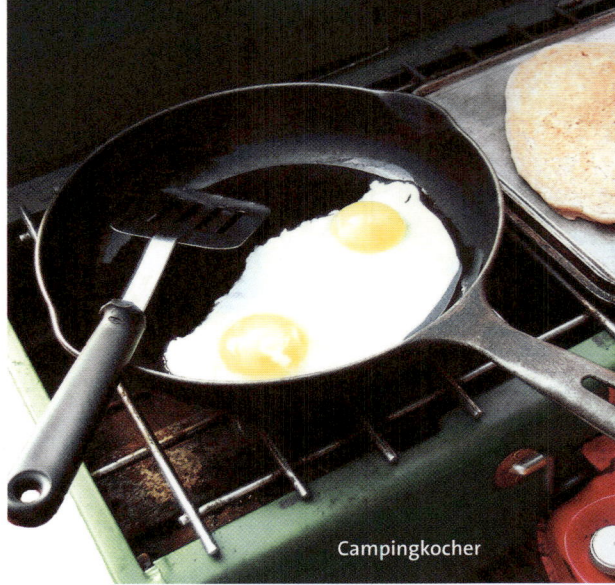
Campingkocher

Gasgrill

Gasgrills sieht man häufig in der Nachbarschaft und können, vor allem wenn es draußen warm ist, bei einem Stromausfall durchaus nützlich sind. Man kann super auf ihnen grillen, kochen und backen, allerdings sind sie nicht effektiv, wenn man nur Wasser für einen Tee zum Kochen bringen will. Zusätzliche Gasflaschen sind daher nie verkehrt (24 Stunden nach einem Stromausfall dürften sie allerdings schon Mangelware sein).

Campingkocher

Bei der Wahl eines Campingkochers müssen wir über die gewünschte Leistung und einen vernünftigen Windschutz sprechen, da bereits mittelstarker Wind den Verbrauch um das Drei- bis Vierfache erhöhen kann. Ein Gaskocher mit 3000 Watt Leistung kann zum Beispiel einen Liter Wasser in 2,5 Minuten zum Kochen bringen. Ich habe ein paar kleine, tragbare Gaskocher, die mit Kartuschen funktionieren, sich aber zu wenig mehr eignen, als Wasser oder eine Suppe zu erhitzen.

Für Ihre Bedürfnisse bei einem Stromausfall, der ein, zwei Tage anhält, sollten Sie sich einen größeren, zweiflammigen Campingkocher anschaffen. Achten Sie darauf, dass Sie ihn auch im Haus benutzen dürfen. Falls das auf dem Gerät nicht vermerkt ist, können Sie davon ausgehen, dass Sie das auch nicht dürfen. Wenn der Kocher nur draußen benutzt werden darf, sollten Sie ihn in einem vor der Witterung geschützten Bereich aufstellen.

Es gibt Dutzende unterschiedliche Kocher, die ich natürlich nicht alle ausprobiert habe,

SICHERHEITSCHECK

Jede Wohnung braucht einen funktionierenden Rauch- und Kohlenmonoxidmelder, vor allem, wenn Sie mit offener Flamme kochen. Vergessen Sie nicht, regelmäßig das Haltbarkeitsdatum Ihrer Feuerlöscher zu überprüfen, da sie nach Ablauf ausgetauscht werden müssen.

aber meist eignen sie sich eher für kleinere Ausflüge als zum Kochen in Notsituationen. Ich würde daher immer zu einem zweiflammigen Kocher raten und habe damit auch die besten Erfahrungen gemacht. Achten Sie darauf, dass das Gerät genug Power hat, um ein herzhaftes Frühstück mit Speck und Eiern braten zu können, und dass Sie ausreichend Kartuschen bzw. Gasflaschen in Reserve haben.

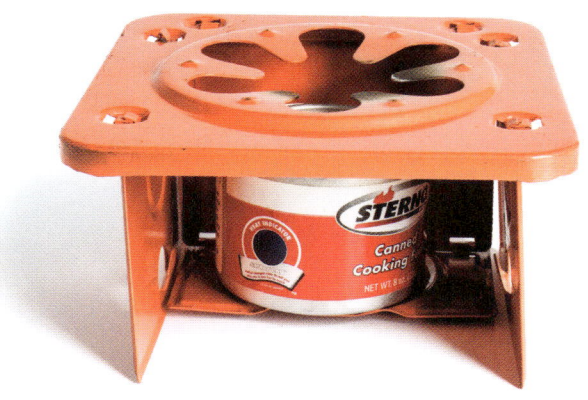

Alkohol-, Gel-, Esbit- und Spirituskocher

Sie alle sind meist zerlegbar und sehr leicht. Bewahren Sie immer ausreichend Brennstoff auf, da sich die Kocher gut zum Aufwärmen von kleineren Fertigmahlzeiten und vor allem Dosenvorräten eignen.

Solarkocher

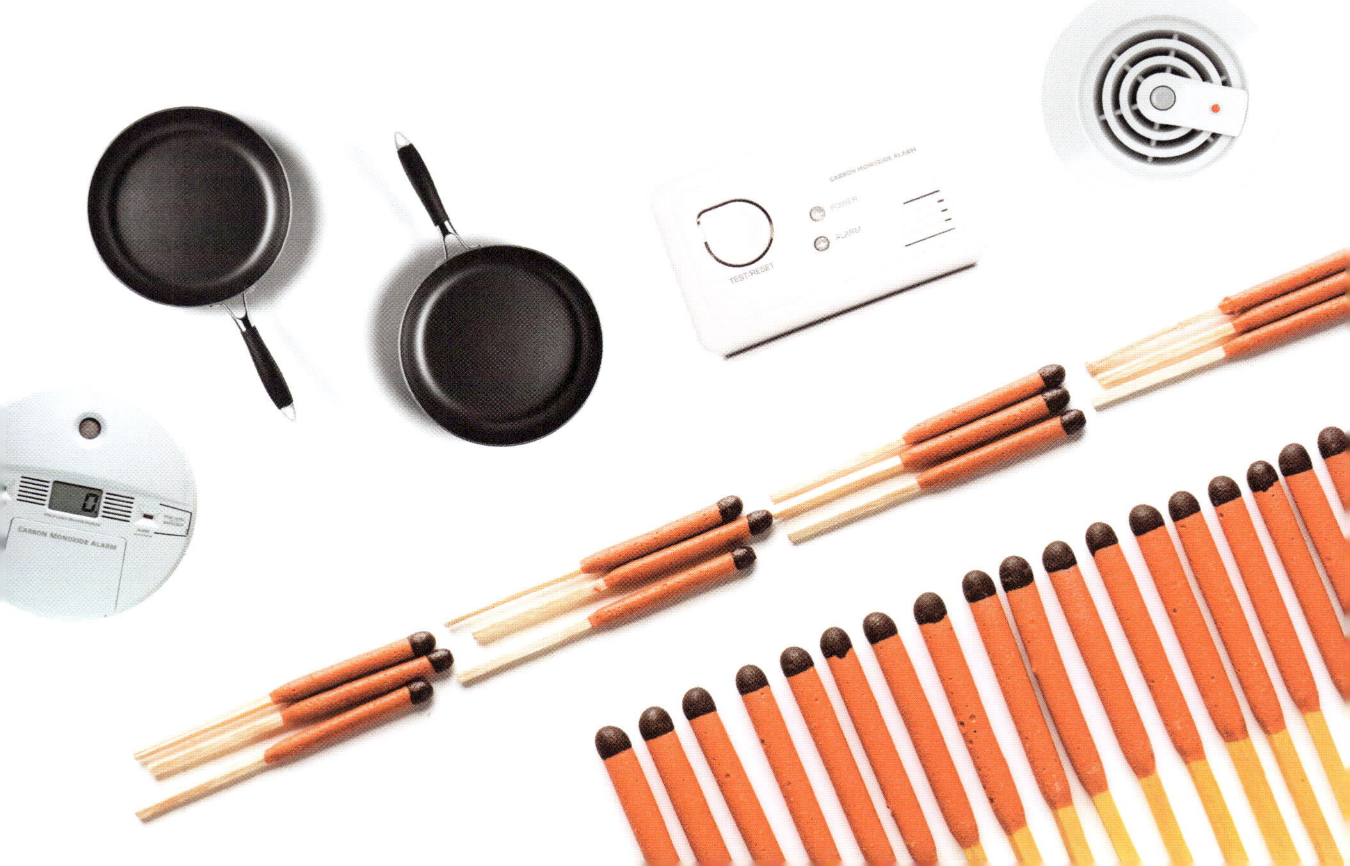

Wenn Sie an einem Ort leben, an dem viel und häufig die Sonne scheint, lohnt es sich, über einen Solarkocher nachzudenken. Ich lebe zwar im kalten, feuchten Nordosten der USA, habe mir aber trotzdem einen Solarkocher angeschafft. Im Hochsommer kann man damit gut Lebensmittel mit hohem Feuchtigkeitsgehalt zubereiten oder lange schmoren. Ich hatte allerdings noch nie Erfolg beim Keks- oder Brotbacken. Dafür wird er nicht heiß genug und die Konsistenz eher gummiartig.

Ich hatte mehr Erfolg, als ich den Kocher alle 15 Minuten neu nach dem Stand der Sonne ausgerichtet habe, was aber aufwendig und trotzdem nicht sehr effektiv war. Hier einige Tripps, wie Sie das Beste aus Ihrem Solarkocher rausholen können:

BESORGEN SIE SICH DAS RICHTIGE KOCHGESCHIRR: Es sollte aus schwarzem Metall sein, leicht, und einen Deckel haben, sonst geht alle Wärme ins Geschirr statt in den Inhalt.

VERWENDEN SIE EIN THERMOMETER, UM DIE TEMPERATUR IM TOPF ZU ÜBERPRÜFEN: Ist sie zu niedrig, kocht Ihr Essen nicht richtig durch und es können sich Bakterien vermehren.

PLANEN SIE GERICHTE MIT EINEM HOHEN WASSERANTEIL: Flüssigkeiten werden schneller heiß.

KOCHEN SIE, WENN ES AM HEISSESTEN IST: Also zwischen 10 und 14 Uhr, wenn die Sonne am höchsten steht.

STELLEN SIE IHREN KOCHER ERHÖHT AUF: Wenn Sie ihn auf ein Wägelchen mit Rollen stellen, können Sie ihn einfach nach der Sonne drehen. Wind nimmt Hitze weg, daher besser einen Windschutz aufstellen. Sie können den Kocher auch auf ein Brett stellen, um die Wärmeübertragung nach unten zu minimieren.

ÖFFNEN SIE NICHT ZU OFT DEN DECKEL, UM DIE TEMPERATUR ODER DAS GERICHT ZU KONTROLLIEREN: Jedes Mal, wenn Sie den Deckel von der Pfanne bzw. Topf anheben, verlieren Sie Hitze und der Garvorgang dauert länger.

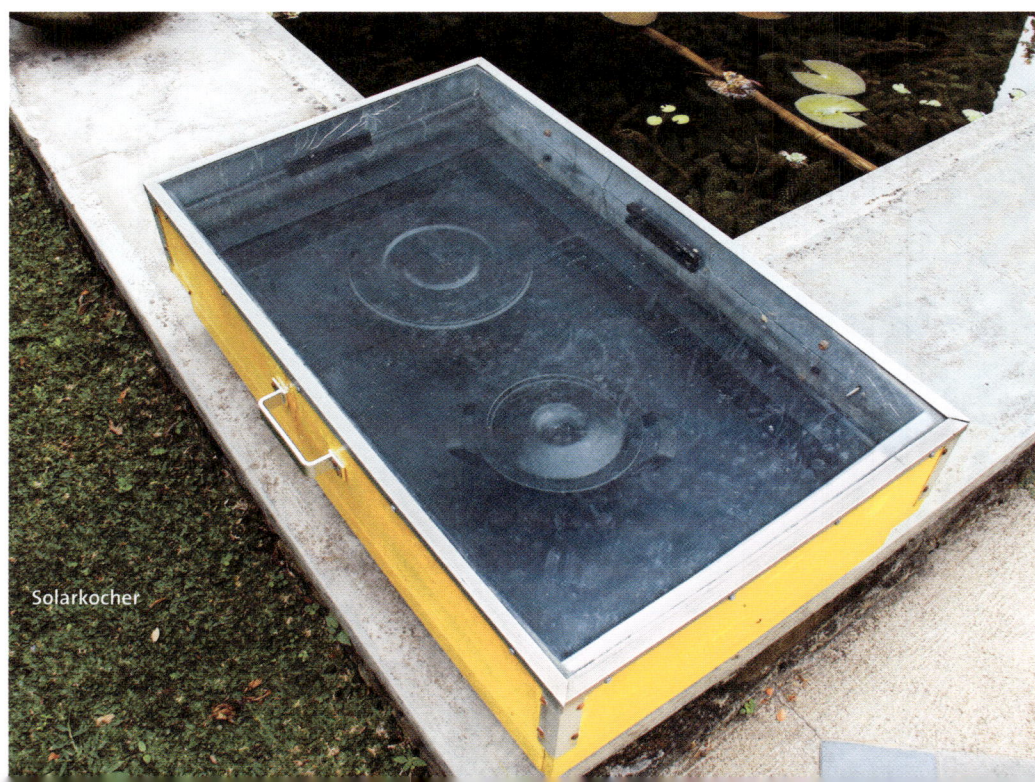

Solarkocher

EINKAUFSLISTE

Ihre Einkaufsliste für diese Woche dreht sich nur um das Kochen in Krisensituationen.

GUSSEISERNES KOCHGESCHIRR: Findet man oft günstig und secondhand. Ich verwende noch die gusseisernen Pfannen meiner Mutter – das ist das einzige Kochgeschirr, das den Temperaturen im Holzofen gewachsen ist.

TOPFLAPPEN: Topflappen sind wichtig, da mit alternativen Kochmethoden die Gefahr von Verbrennungen exponentiell ansteigt. Es lohnt sich daher, in schwere, ellenbogenlange und feuerfeste Ofenhandschuhe zu investieren.

LANGE STREICHHÖLZER: Findet man manchmal im Supermarkt, Baumarkt oder online. Ich lagere meine in der Verpackung, aber es macht Sinn, ein paar Packungen in einem Einmachglas aufzubewahren, um sie vor Feuchtigkeit zu schützen. Streichhölzer lassen sich übrigens auch gut mit Nachbarn teilen, die nicht Ihre Voraussicht hatten.

BÜCHER: Alternative Kochmethoden sind eine Wissenschaft für sich. Es gibt viele tolle Bücher zum Thema (siehe „Empfohlene Lektüre", Seite 169).

EINEN TAG MIT NOTMAHLZEITEN PLANEN

Bereiten Sie alle Mahlzeiten für einen Tag mit einer alternativen Kochmethode vor – aber ohne Mikrowellen-Getrickse!

Vollmilchpulver

Der Sturm wütet, aber im Haus ist alles ruhig, da der Strom schon vor Stunden ausgefallen ist. Und alle sind hungrig. Also, was kochen Sie? In der Theorie ist es vielleicht ganz einfach, ein Gericht aus dem zu zaubern, was der Vorratsschrank hergibt, aber wenn die Kinder nach Chicken Nuggets schreien, sieht die Sache schon ganz anders aus. Daher macht es Sinn zu üben.

Frühstück

Ich gehe davon aus, dass Sie viel Wasser, Saft, haltbare Milch, Kaffee, Tee und Kakao zum Trinken haben. Wenn Sie dazu Eipulver, Pfannkuchen-Mix, Dosen- und Trockenfrüchte, Haferflocken und Backutensilien vorrätig halten, haben Sie schon alle Zutaten für ein leckeres Frühstück. Viele Familien essen ihr Frühstück zum Abendbrot, aber wie sieht es mit Abendbrot zum Frühstück aus? Wer weiß, wie man Muffins oder Brot in einem Dutch Oven backt, ist klar im Vorteil (siehe auch „Kochen in Krisenzeiten", Seite 92).

Muffins auf dem Campingkocher

Pimpen Sie Ihren Muffin-Mix mit getrockneten Früchten, Nüssen oder einer kleinen Dose Ananas. Schnappen Sie sich nun Ihren zweiflammigen Campingkocher und legen Sie entsprechend der Muffinanleitung los. Ich hatte einigen Erfolg damit, den Teig direkt auf ein Backblech zu geben, einen Dutch Oven darüberzustülpen und sie wie dicke Pfannkuchen zu backen.

Kürbis- oder Apfelpfannkuchen

Stellen Sie Ihren Pfannkuchen-Mix nach der Packungsanleitung her oder machen Sie ihn aus Milch- und Eipulver einfach selbst. Eiweißpulver geht auch, wenn man ein wenig Öl oder Fett dazugibt. Fügen Sie Dosenkürbis hinzu, etwas Zimt, Musskatnuss und Nelke. Dann wie üblich braten und mit Sirup und Dosenfrüchten servieren. Für Apfelpfannkuchen stattdessen rehydrierte getrocknete Apfelstückchen sowie einen Teelöffel Zimt in den Teig-Mix geben.

Weizentortillas

Tortillas sind ganz einfach. Dieses Rezept sollte jeder können, da es unsere Sehnsucht nach Brot stillt, schnell geht und vor allem keinen Ofen benötigt. 240 g Mehl mit einer Prise Salz und Backpulver mischen, dann 55 g Backfett oder Öl hinzufügen. Schmalz ist viel besser als Backfett, muss aber kühl gelagert werden. Manche lassen das Fett weg, was dann aber Textur nimmt. 120 ml warmes Wasser hinzufügen und gut umrühren. Den Teig abdecken und eine halbe Stunde ruhen lassen. Nun eine Pfanne erhitzen.

Während die Pfanne erhitzt, den Teig in acht Kugeln teilen und jede auf einem bemehlten Brett kreisförmig ausrollen. In einer nicht gefetteten Pfanne braten, bis sich auf dem Boden dunkle Flecken bilden. Die Tortilla umdrehen und fertigbraten. Wahrscheinlich werden Sie ein wenig experimentieren müssen, bis sie genau richtig sind. Solange sie noch heiß sind, können Sie sie mit fast allem füllen; Erdnussbutter und Honig sind lecker, oder gebratene Bohnen und Salsa, wenn Sie es eher herzhaft mögen. Auch Apfelkuchenfüllungen sind köstlich.

Mittagessen

Auf Dosenravioli und andere Fertiggerichte zurückgreifen kann jeder, aber mit einer gut bestückten Speisekammer bieten sich gleich viel mehr Optionen. Sie können eine herzhafte Suppe auf dem Holzofen zubereiten und den ganzen Morgen vor sich hin köcheln lassen oder schnell eine Dosensuppe auf dem Campingkocher warm machen.

Viele Tütensuppen sind auf Sahnebasis. Sie können entweder auf diese setzen, wenn Sie sie im Angebot finden, oder Ihre eigene machen. Stellen Sie sich hierfür ausreichend Dosen mit Tomaten, alle möglichen Sorten Bohnen und Gläser mit Brühe in den Schrank, ebenso Getreidesorten, die schnell gar sind. Außerdem noch ein paar Extras wie Wein, asiatisches Gemüse und Croutons, und Ihnen werden innerhalb von Minuten zahlreiche leckere Mahlzeiten gelingen.

Weiße Bohnen mit Gemüse

Wenn Sie kein Fleisch haben, liefern Bohnen die notwendigen Proteine, um einen Nachmittag voller anstrengender Arbeiten zu überstehen. Achten Sie darauf, immer genug Suppennudeln (wie Filini oder andere Fadennudeln) sowie Dosengemüse und gute Brühe zur Hand zu haben. Falls Sie keine Knoblauchzehen haben, können Sie auch Pulver verwenden.

Den gehackten Knoblauch mit etwas Olivenöl etwa 30 Sekunden anbraten, dann 1 Liter Gemüsebrühe und eine Dose abgetropfte Bohnen hineingeben. Das Ganze mit ein paar Chiliflocken und 1 TL italienischer Kräuter mischen, aufkochen lassen, etwa 100 g Suppennudeln dazugeben. Wenn die Pasta gar ist das Dosengemüse hinzufügen.

Sämige Muschelsuppe

Das Geheimnis einer lecker-cremigen Suppe ist, Kondensmilch statt Sahne zu verwenden. An der Küste schmeckt die Muschelsuppe zwar bestimmt besser, aber diese hier ist überraschend gut und den Dosen, die Sie vielleicht schon ausprobiert haben, definitiv überlegen.

Gehackte Zwiebeln anbraten, Kartoffelwürfel in Hühnerbrühe garen, dann eine Dose Muscheln und Zwiebeln hinzufügen und mit der Kondensmilch abbinden. Als Topping ein wenig Speck oder Frühstücksfleisch drüberstreuen.

Pilzsuppe

Heutzutage führen die Supermärkte weit mehr Pilzsorten in der Dose, im Glas oder getrocknet als früher. Decken Sie sich daher ruhig mit allen möglichen Sorten ein. Wir lieben Shiitake, Champignons und Steinpilze. Wenn Sie lernen möchten, wie man Lebensmittel dehydriert, macht es übrigens Sinn, mit Pilzen anzufangen. Sie trocknen nicht nur schnell, sondern bekommen dann sogar einen intensiveren Geschmack. Außerdem ist es teurer, getrocknete Pilze zu kaufen, als sie selbst zu trocknen.

Zwiebeln in etwas Öl anbraten, etwas Sherry und Thymian hinzufügen, dann 1 Liter Hühner- oder Gemüsebrühe zum Köcheln bringen und 500–850 g getrocknete Pilze oder Dosenpilze (getrocknete Pilze vorher gut einweichen!) in die Brühe geben. Hitze reduzieren und so viel Kondensmilch hineingeben, bis die Suppe den gewünschten Grad an Sämigkeit erreicht hat.

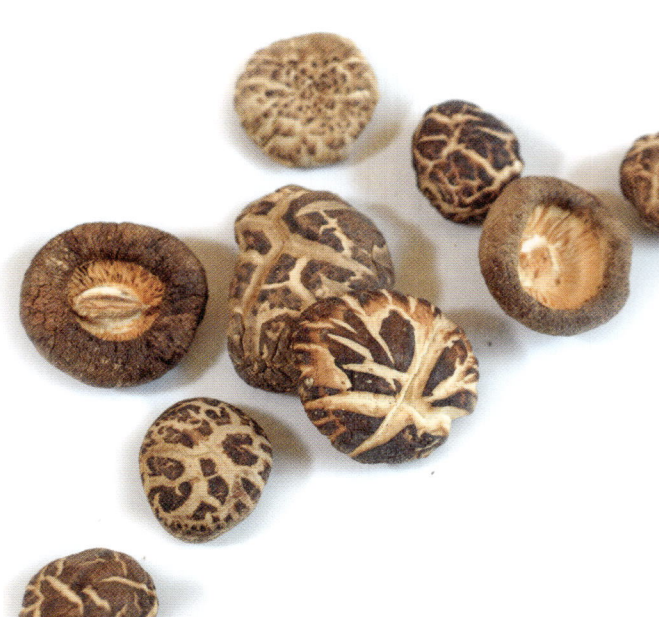

SNACKS NICHT VERGESSEN

Snacks haben einen schlechten Ruf und gelten oft als ungesund. Das muss aber nicht sein. Snacks geben Energie und sorgen für gute Laune. Wenn Sie unterwegs sind und keine Zeit haben, können Snacks sogar ganze Mahlzeiten ersetzen. Es lohnt sich also, sie in Ihrem Krisenplan zu berücksichtigen.

Die praktischsten Snacks sind natürlich die, die man einfach aus der Schachtel oder Tüte essen kann, wie Trockenfrüchte und Nüsse, die lange haltbar sind. Ebenso sollten Schokolinsen und Knuspermüsli nicht in der Speisekammer fehlen, oder Schokoriegel und Bonbons. Müsliriegel, Mini-Brezeln und Cracker müssen zwar öfter ersetzt werden, sollte aber auch immer da sein. Erdnussbutter als Dip ist ein guter Energielieferant und eine heiße Trinkschokolade wärmt einen wieder auf.

Wenn Sie einen kleinen Campingkocher haben, ist Popcorn mehr als praktisch, vor allem mit den richtigen Popcorntoppings. Wir lieben zum Beispiel Hefeflocken auf unserem Popcorn.

Zusätzlich ist es immer schön, eine Auswahl an Dips und Aufstrichen zu bevorraten sowie No-Bake-Cookies und andere Süßigkeiten, die uns den Scrabble-Nachmittag am Kamin versüßen.

BRUCHSCHOKOLADE: Können Sie Schokolade schmelzen? Dann schmelzen Sie 200 g Zartbitterschokolade im heißen Wasserbad. Auf einem mit Backpapier ausgelegten Backblech verstreichen und zerbrochene Mini-Brezeln, Cracker, Nüsse, Trockenfrüchte und Kokosnussraspel drüberstreuen. Lassen Sie die Schokolade abkühlen, bevor Sie sie in Stücke brechen.

SCHOKOPUDDING: Dass wir Schokolade mögen, dürfte mittlerweile klar sein. Abgesehen davon hält alkalisierter Kakao ewig. 100 g Zucker mit 35 g Stärke und 3 EL ungesüßtem Kakao in einen Topf geben, 650 ml Milch hinzufügen und bei schwacher Hitze rühren, bis der Pudding dickt. Hitze verringern, eine Prise Salz, einen Spritzer Vanillearoma und 2 EL Butter (optional) hinzufügen. Sie können auch aufgelöstes Milchpulver oder Kondensmilch (in diesem Fall die Hälfte durch Wasser ersetzen) verwenden.

NO-BAKE-COOKIES: Meine Kinder lieben es, diese Kekse nach der Schule zu „backen". 370 g Zucker, 115 g Butter, 125 ml Milch und 4 EL Kakao zum Kochen bringen. 1 ½ Minuten köcheln lassen und vom Herd nehmen. 125 g stückige Erdnussbutter sowie 270 g zarte Haferflocken hinzufügen. Mit einem Löffel aufs Backpapier tropfen und abkühlen lassen. Statt Butter können Sie auch Kokosöl verwenden.

ERDNUSSBUTTERKUGELN: 425 g Honig, 375 g Erdnussbutter und 500 g Milchpulver mischen. Nach Belieben gehackte Nüsse, getrocknete Früchte oder Kokosraspeln hinzufügen. Zu Kugeln rollen und abkühlen lassen, bis sie fest sind.

SCHOKOFRÜCHTE: Wenn Sie viele Dosenfrüchte haben, können Sie die aufgewärmten Birnen- oder Pfirsichspalten zur Abwechslung mit geschmolzener Schokolade servieren. Wir geben gern einen Schuss Kokosöl in die Schokolade. Streuen Sie ruhig noch ein paar gehackte Nüsse darüber.

WEISSE-BOHNEN-DIP: Wenn Sie es lieber salzig als süß mögen, könnte dieser herzhafte Dip etwas für Sie sein. 125 g weiße Bohnen pürieren und mit 3 zerdrückten Knoblauchzehen, 2 EL Zitronensaft und 120 ml Olivenöl cremig verrühren. Mit dem Handmixer wird der Dip noch cremiger. Schmeckt lecker mit Tortilla Chips.

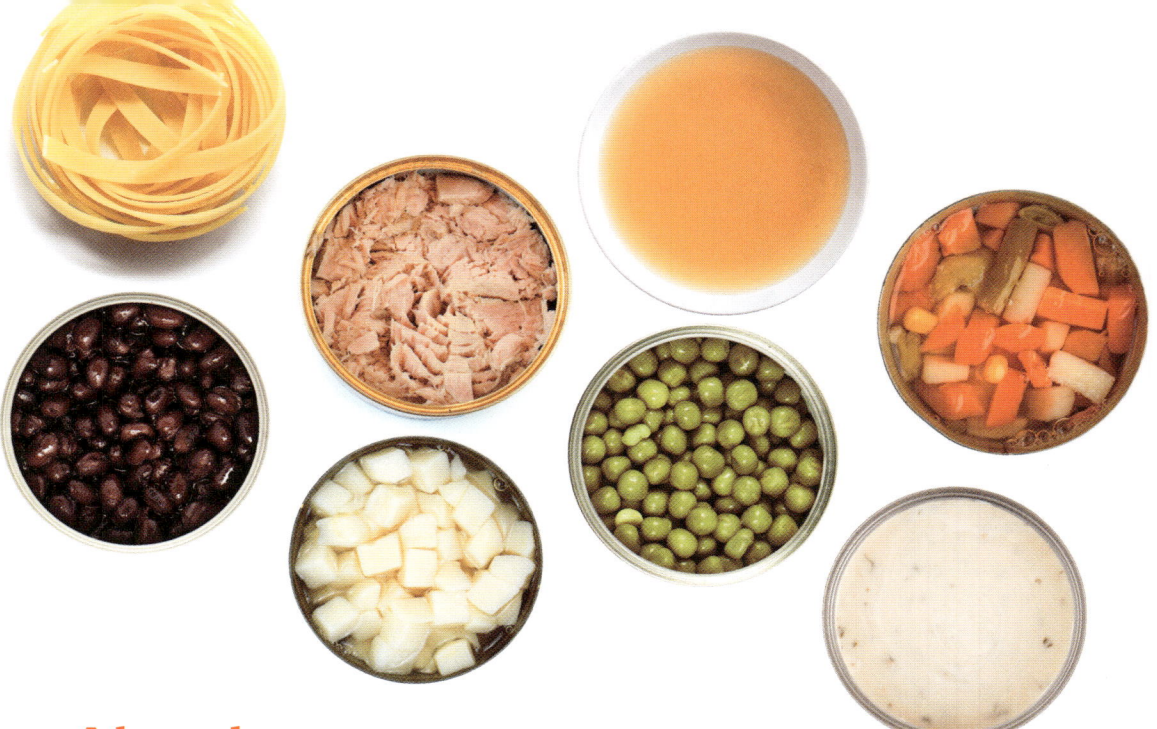

Abendessen

Steak mit Kartoffel serviere ich Ihnen hier zwar nicht, aber ein heißes Mahl mit Ihren Lieben ist definitiv drin. Gurken sind nicht das einzige Gemüse, das man einlegen kann, also lassen Sie Ihrer Fantasie freien Lauf, damit Ihre Mahlzeiten mehr Biss bekommen. Wir lieben eingelegte Rüben, Karotten, Spargel und natürlich Sauerkraut.

Auch wenn die Möglichkeiten begrenzt sind, sind immer Pute, Huhn, Rind, Frühstücksfleisch, Thunfisch, Sardinen, Hering etc. in der Dose verfügbar. Selbst eingekochtes Fleisch gehört bei uns einfach dazu. Wir kaufen direkt eine riesige Menge Rindfleisch und verbringen ein oder zwei Tage damit, es einzukochen und in Gläser abzufüllen. Was für ein Genuss, wenn der Strom ausfällt und wir Lust auf Eintopf haben!

Wenn Fleisch und Fisch Mangelware sind, macht es Sinn, ein paar vegetarische Rezepte auf Lager zu haben. Für viele benötigen Sie Speisekammer-Zutaten wie Getreide, Nudeln und Bohnen. Um Brennstoff und Wasser zu sparen, sollten Sie daher auf Dosenbohnen und Getreidesorten setzen, die schnell gar werden.

Legen Sie auch einen Vorrat an Tütensaucen und Saucen in Gläsern an. Ich habe zum Beispiel immer Teriyaki und süß-saure Sauce sowie eine Auswahl an Bratensaucen in Pulverform zur Hand.

Thunfisch-Nudeltopf

Ein echter Klassiker! 250 g Eiernudeln kochen und abtropfen lassen, eine Dose Thunfisch ohne den Saft, eine Dose cremige Suppe (Pilz-, Hühner- oder Selleriesuppe) und eine Dose abgetropfte Bohnen hinzugeben. Dann nur noch erhitzen und mit zerkleinerten Cornflakes oder Röstzwiebeln für die Kruste bestreuen.

Schwarze-Bohnen-Pattys

Der Trick, wie man diese Pattys anbrät, ohne dass sie auseinanderfallen, ist, sie vor dem Anbraten in Maismehl zu wenden. Ein Glas Kartoffeln mit einer Dose Bohnen (abgetropft und abgespült) pürieren und alles mit etwa 100 g Semmelbrösel und einer italienischen

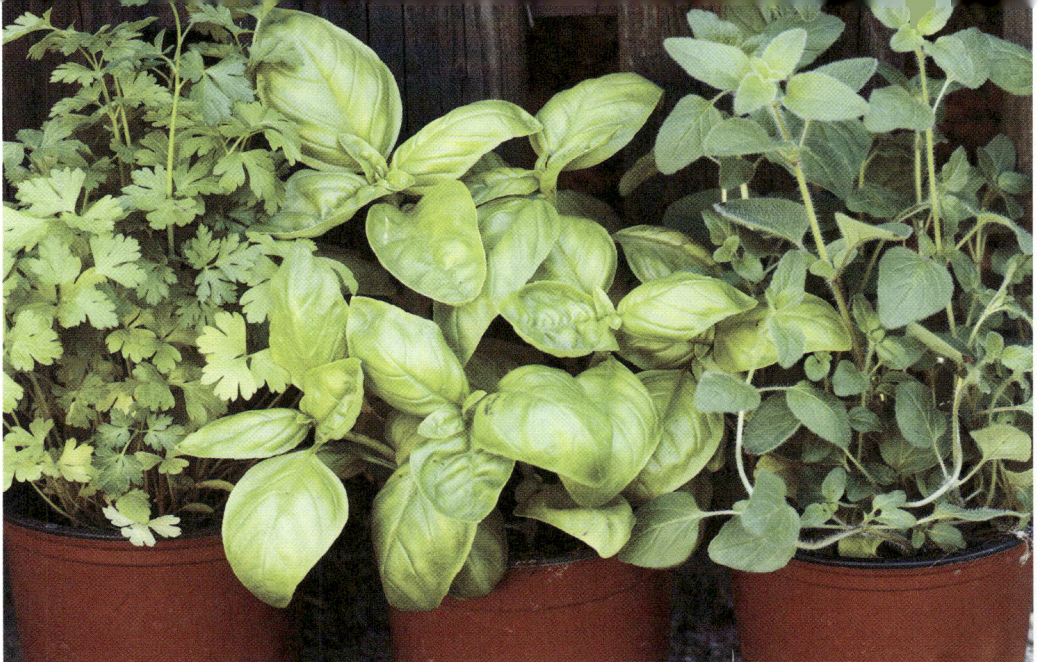

Ein paar Kräuter auf der Fensterbank bringen noch mehr Pfiff in Ihre Gerichte

Gewürzmischung vermengen, die das Ganze zusammenhält. Mit Maismehl bestreuen und in einer heißen Pfanne braten. Mit Kartoffeln als Beilage ergibt das zwar immer noch keinen Burger mit Pommes, schmeckt aber trotzdem superlecker. Mit Ketchup oder besser mit Barbecuesauce servieren.

Hühnchen mit Bratensauce

Manche Gerichte sind einfach Futter für die Seele – und Hühnchen mit Sauce gehört dazu. Ich koche mein Fleisch selbst ein, aber man kann es auch bereits fertig im Glas kaufen. Das Hühnchen in 1 Liter Brühe zum Köcheln bringen und in einer kleinen Schüssel 2 EL Maisstärke in 250 ml Milch rühren. Karotten, gemischtes Gemüse oder grüne Bohnen zum Hühnchen und der Brühe geben und umrühren. Die Milch dazugeben und weiter köcheln und eindicken lassen. Wenn Sie Geflügelgewürz haben, 2 TL davon in die Brühe geben. Mit Reis, Nudeln oder Kartoffeln servieren.

TISCHMANIEREN IN KRISENZEITEN

TISCH DECKEN: Die Teller sind vielleicht aus Pappe und das Essen langweilig, aber ein gedeckter Tisch hebt die Stimmung.

DANKEN: Tischgebete sind zwar aus der Mode gekommen, aber ein Moment der Besinnung kann zu einem entspannten Essen beitragen.

KEINE KRISENTHEMEN BEI TISCH: Auch wenn die Krise jedem auf der Seele liegt – Pause muss sein.

NICHT HETZEN: Essen Sie langsam und genießen Sie die Gesellschaft Ihrer Familie. Um die Krise können Sie sich morgen kümmern (und wahrscheinlich übermorgen und den Tag darauf).

SO GUT ES GEHT AUFRÄUMEN: Wenn alles ordentlich und sauber ist, fühlt man sich beim Kochen und Essen direkt entspannter.

LEBENSMITTEL SICHERN

Sorgen Sie dafür, dass Ihre Vorräte sicher sind, wenn der Strom ausfällt.

Was für ein schreckliches Gefühl! Der Wind heult und der Schnee weht, die Lichter flackern und dann geht das Licht aus und im Haus wird es dunkel und still. Das Brummen Ihres Kühlschranks ist sicher so allgegenwärtig, dass Sie es nicht einmal mehr bemerken, bis es aufhört. Die Vorbereitungen zur Sicherung der Lebensmittelvorräte beginnt jedoch lange vor dem Stromausfall.

Bewährte Praktiken

KAUFEN SIE EIN THERMOMETER: Die Temperatur Ihres Kühlschranks sollte bei 7 °C und die Ihres Gefrierschranks bei -18 °C liegen. Mit einem Thermometer können Sie überprüfen, wie warm es im Kühl- und Gefrierschrank wird, wenn der Strom ausfällt, und herausfinden, wie lange Sie Ihre Lebensmittel noch essen können.

FRIEREN SIE WASSERKANISTER EIN: Ein voller Gefrierschrank bleibt viel länger kalt als ein halbvoller. Sie können Wasser in Zip-Beuteln einfrieren und in die Zwischenräume stecken, damit keine Lücken bleiben. Das Einfrieren von Wasserkanistern hat zudem den Vorteil, mehr Trinkwasser zur Verfügung zu haben, sobald es zu tauen beginnt.

KAUFEN SIE EINE GUTE KÜHLBOX: Wenn der Strom über einen längeren Zeitraum ausfällt, ist es einfacher, zumindest einige Lebensmittel in einer kleinen Kühlbox mit Eis frisch zu halten, als in einem großen Gefrierschrank.

ORGANISIEREN SIE IHREN KÜHLSCHRANK: Das Aufräumen und Organisieren fällt umso leichter, je weniger Reste Sie ansammeln.

FÜHREN SIE EINE TK-BESTANDSLISTE: Wenn Lebensmittel verderben und Sie das Ihrer Versicherung melden wollen, wird Ihnen die Bestandliste dabei helfen, die Verluste einzuschätzen. Und wenn Sie gleichartige Produkte zusammen lagern, wird es Ihnen leichter fallen, sie nach dem Stromausfall umzulagern und kühl zu halten.

Vor und nach dem Sturm

Wenn ein Stromausfall absehbar ist, lohnt es, häufig verwendete Produkte wie Milch, Eier und Wurst in eine Kühlbox umzulagern, die mit Eisbeuteln gefüllt ist. Dann müssen Sie die Kühlschranktür auch nicht mehr so oft öffnen. Manche Produkte verderben schneller als andere, wie Beeren und Eis, und sollten daher zuerst gegessen werden.

Halten Sie die Türen Ihrer Kühlgeräte bei einem Stromausfall unbedingt geschlossen. Nutzen Sie Klebeband oder Klebezettel, um Ihre Familie daran zu erinnern. Mit jedem Öffnen der Tür strömt kalte Luft aus und warme Luft ein, weshalb die Temperatur im Gerät schnell bedenklich ansteigen kann. Ein geschlossener Kühlschrank hält Lebensmittel über mehrere Stunden auch ohne Stromzufuhr kühl. Öffnet man die Türen ein einziges Mal, halbiert sich diese Zeit bereits. In einer vollen Gefriertruhe bleiben Lebensmittel 48 Stunden gefroren – wenn der Deckel geschlossen bleibt.

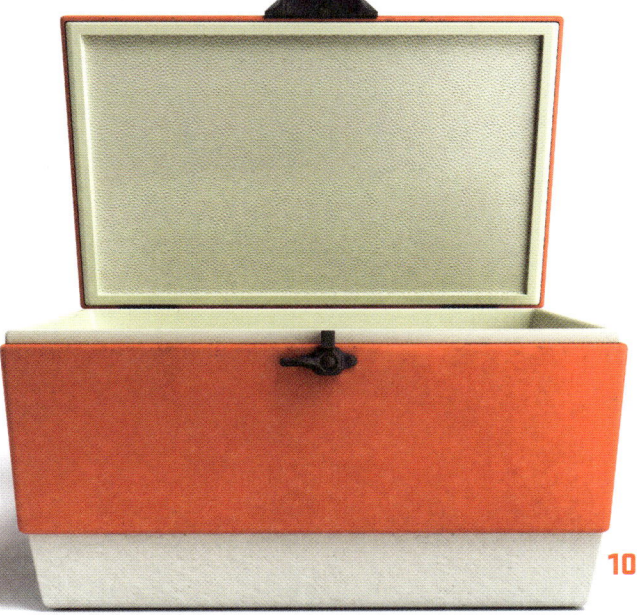

Wenn die Stromversorgung wiederhergestellt ist

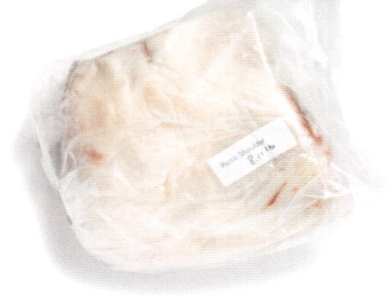

Bereiten Sie Fleisch nach einem Stromausfall umgehend zu oder werfen Sie es im Zweifel weg

Überprüfen Sie Ihre Lebensmittel. Wenn der Strom nicht länger als vier Stunden weg war, sollten die meisten Lebensmittel im Kühlschrank noch in Ordnung sein, solange die Tür die ganze Zeit geschlossen war. Falls Sie sich unsicher sind, sollten Sie verderbliche Lebensmittel wie Milch, Meeresfrüchte oder Fleisch schnellstmöglich entsorgen. Im Sommer ist es ratsam, sie bereits nach einer Stunde ohne Strom wegzuwerfen.

Lebensmittel aus dem Gefrierschrank sollten noch Eiskristalle enthalten, damit sie wieder eingefroren werden können. Falls Fleisch bereits aufgetaut aber noch sehr kalt ist, kann es auch direkt eingekocht werden. Die Innentemperatur lässt sich ganz einfach mit einem Fleischthermometer überprüfen und sollte nicht mehr als 4 °C betragen.

Überprüfen Sie auch alle Verpackungen, da kleine Päckchen Hackfleisch oder Obst schneller auftauen als zum Beispiel ein großer Braten. Lebensmittel können noch gut aussehen und gut riechen, aber trotzdem Bakterien enthalten und eine Lebensmittelvergiftung zur Folge haben. Im Zweifelsfall also lieber wegwerfen!

LEBENSMITTELVORRÄTE NACH EINEM HOCHWASSER

Lebensmittelvergiftungen können tödlich sein. Essen Sie daher keine Lebensmittel, die mit Hochwasser in Kontakt gekommen sind, da gefährliche Krankheitserreger daran haften können. Trockene Lebensmittel sind besonders anfällig, da sie Feuchtigkeit anziehen und schimmeln können. Seien Sie aber auch vorsichtig bei der Entsorgung von Lebensmitteln, die verdorben oder kontaminiert sein könnten. Achten Sie auf Ihre Hygiene: Verwenden Sie möglichst Handschuhe, fassen Sie sich nicht ins Gesicht und waschen Sie Ihre Hände regelmäßig mit warmem Wasser und Seife. Dosen und sterile Lebensmittelbehälter, die wasserdicht und unbeschädigt sind, können noch verwendet werden, allerdings sollten Sie sich dabei an die Empfehlungen der Umweltbehörde halten. Die Lebensmittel wie gewohnt, aber zügig verbrauchen. Verfahren Sie mit Ihrem kompletten Ess- und Kochgeschirr als wäre es kontaminiert und desinfizieren Sie es gründlich.

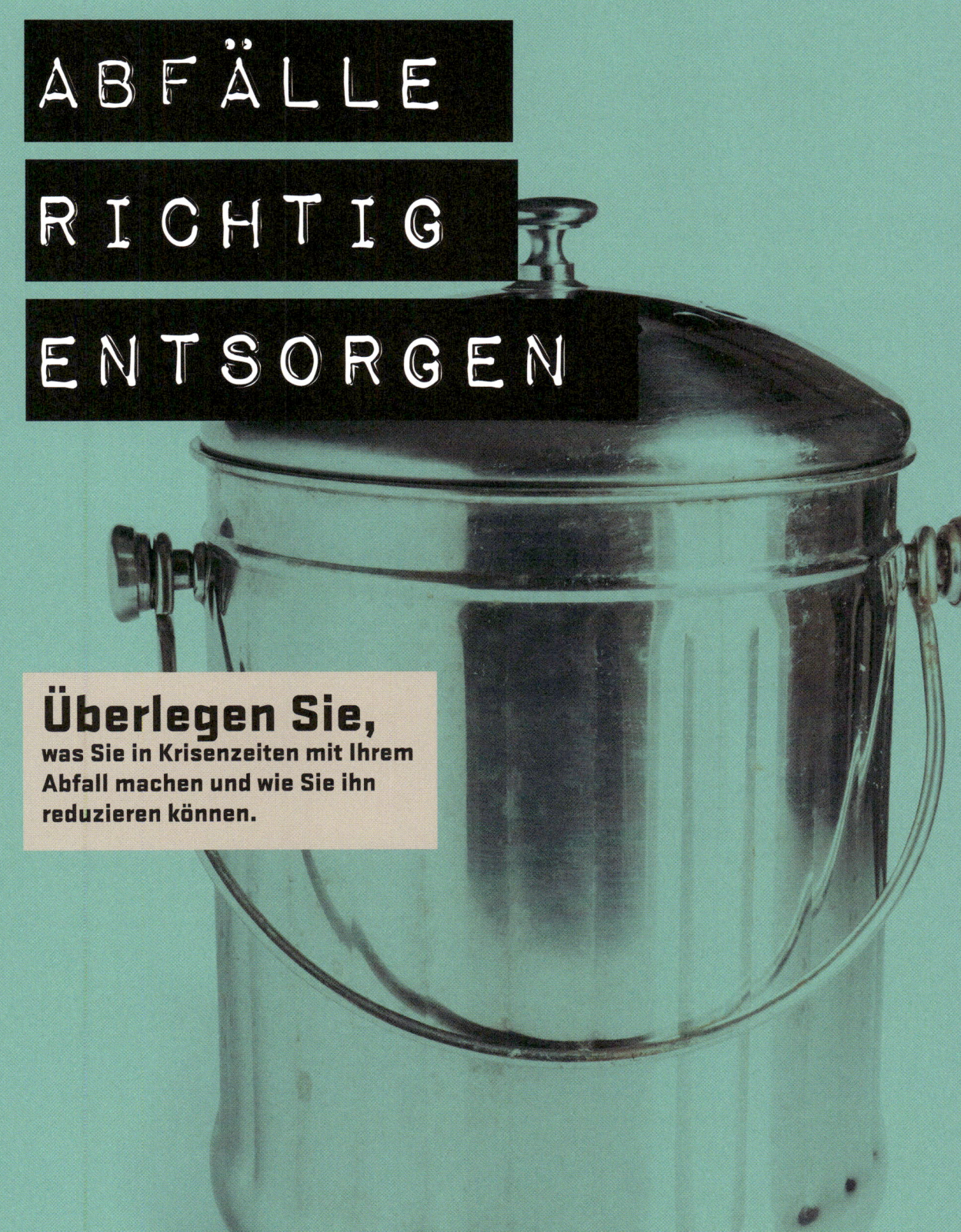

ABFÄLLE RICHTIG ENTSORGEN

Überlegen Sie, was Sie in Krisenzeiten mit Ihrem Abfall machen und wie Sie ihn reduzieren können.

Meistens schenken wir unserem Müll keine besondere Beachtung; wir werfen ihn in die entsprechende Tonne oder bringen ihn zu einer Entsorgungsstelle, oder es kommt jemand in großen Müllfahrzeugen vorbei und bringt ihn „weg". Dann wird er irgendwo gepresst, verbrannt, vergraben oder sonst wie „versteckt". Bei einem Shutdown würde dieses „weg" jedoch nicht stattfinden, der Müll vor unserer Haustür liegenbleiben und die 1,7 kg Abfall, die wir im Schnitt täglich produzieren, würden zum Problem.

Der Geruch des nicht abtransportierten Mülls wäre entsetzlich, vor allem wenn es draußen warm ist. Und wenn es kalt ist, würden Tiere zum Problem, da er Fliegen und Nagetiere anlocken würde, die viele Krankheiten übertragen können – und schließlich alle Hunde und Katzen aus der Nachbarschaft. Im Interesse Ihrer Gesundheit und Sicherheit sollten Sie daher einen Plan haben, wie Sie mit dem Müll verfahren, den Sie produzieren, falls die Krise länger andauern sollte. Da in diesem Fall auch die medizinische Versorgung eingeschränkt wäre, könnte das Wissen um den richtigen Umgang mit Müll im schlimmsten Fall sogar zu einer Frage um Leben und Tod werden.

TRENNEN: Es gibt vier Kategorien von Müll. Die erste ist Papiermüll und umfasst alles, was sicher verbrannt werden kann. Achten Sie jedoch darauf, dass zum Beispiel Papierteller und -tassen nicht mit Kunststoff beschichtet sind, bevor Sie sie in den Holzofen oder in die Outdoor-Feuerstelle werfen.

Die nächste Kategorie umfasst Recyclingmüll wie Glas und Kunststoffe (zu denen Leichtverpackungen aus Metall, Verbundmaterial und Kunststoff gehören). Achten Sie darauf, dass keine Flüssigkeiten in den Behältern verbleiben. Meistens kann man sie einfach in den Abfluss schütten. Fette und Öle sollten hingegen in verschließbaren Behältern gelagert werden, bis sie fachgerecht entsorgt werden können oder kommen wie Asche, Windeln, Zigarettenkippen, Hygieneartikel, Gummi, Leder, Stoffreste, Tierstreu etc. in die dritte Kategorie, den Restmüll.

Die vierte Kategorie umfasst Biomüll, der sich schnell zersetzt, wie Apfelschalen und Salatreste, sowie problematischere Abfälle wie Lebensmittel, die erst verrotten, bevor sie sich zersetzen.

VERBRENNEN: Die meisten Produkte aus Papier oder Pappe können Sie in Ihrem Holzofen verbrennen und in Energie zum Kochen oder Heizen umwandeln, oder auf einer Feuerstelle im Freien – mit dieser Glut sollten Sie aber nicht grillen. Wenn Produkte weder verbrannt noch kompostiert, wiederverwertet oder recycelt werden können, können Sie sie beiseitelegen und warten, bis die Müllabfuhr wieder fährt.

VERGRABEN: Müll zu vergraben sollte erst dann nötig werden, wenn eine Krise schon sehr lange andauert. Sollte der angesammelte Müll jedoch bereits so sehr riechen, dass er Tiere anlockt oder mit Fliegen oder Maden bedeckt ist, können Sie ein Loch ausheben und vergraben, was Ihre Gesundheit gefährdet. Verwenden Sie immer reißfeste Plastiktüten. Achten Sie

DARF ICH ES VERBRENNEN?

Informieren Sie sich, ob Sie eine Feuerstelle in Ihrem Garten einrichten dürfen. Falls ja, empfehle ich, direkt eine zu bauen, damit Sie lernen, mit einem offenen Feuer umzugehen, falls Sie Müll verbrennen müssen. Sie können sich auch gleich mit alternativen Kochmöglichkeiten wie der Lagerfeuerküche beschäftigen. Weisen Sie Ihre Familie in die Brandschutzbestimmungen ein und benutzen Sie die Feuerstelle niemals bei erhöhter Waldbrandgefahr.

darauf, dass das Loch weit genug von Ihrer Wasserquelle entfernt und tief genug ist, dass Tiere den Müll nicht wieder ausgraben können.

Clever einkaufen

Gewöhnen Sie sich an, so einzukaufen, dass Sie die Menge an Müll reduzieren. Bereiten Sie Lebensmittel zu, die so gut wie keine Abfälle verursachen und verwenden Sie wiederverwertbare Produkte statt Einwegprodukte. Einwegprodukte machen zwar Sinn, wenn man Wasser sparen möchte, aber wiederverwertbare Produkte verursachen weniger Müll und sind umweltverträglicher. Natürlich sollte Nachhaltigkeit immer Vorrang haben, aber einige Einwegprodukte dürfen – zumindest bei mir – in Notzeiten nicht fehlen. Das muss jedoch jeder für sich entscheiden.

Biologisch abbaubare Mülltüten und Windeln sind zwar deutlich teurer, meiner Meinung nach aber sinnvoll, da so alles, was Sie vielleicht vergraben müssen, zersetzt wird und keine Schadstoffe in den Boden oder ins Grundwasser gelangen können.

Kompostieren

Alles, was kompostiert werden kann, sollte auch kompostiert werden. Fangen Sie jetzt an und nicht erst, wenn der Strom ausfällt, und überlegen Sie sich ein eigenes Kompostiersystem – oder kaufen Sie eins. Ein System für die Küche ist nicht ganz billig, lohnt sich aber, wenn man, wie wir, nicht jedes Mal nach draußen in den Garten gehen möchte. Mein Behälter sieht gut aus und kümmert sich um die täglich anfallenden Abfälle wie Obst- und Gemüseschalen, Kaffeesatz, Teebeutel, Eierschalen etc., bis wir alles nach draußen bringen. Im Sommer beginnt unser Küchenkomposter jedoch schnell zu riechen und zieht Fruchtfliegen an. Zu dieser Jahreszeit muss er täglich geleert werden.

SIE BRAUCHEN

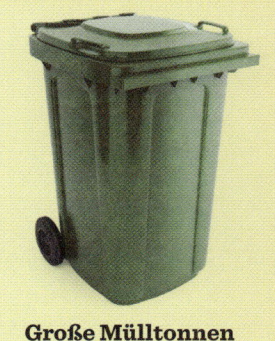

Große Mülltonnen mit Deckel

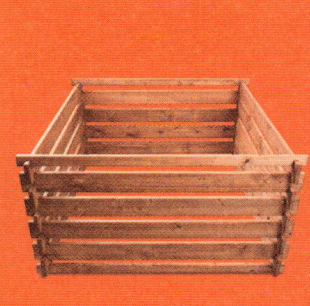

Komposter

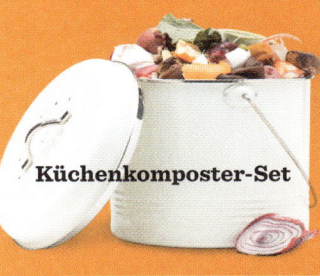

Küchenkomposter-Set

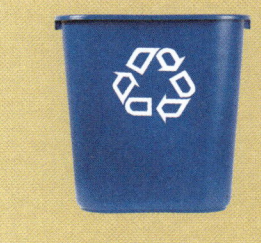

Reißfeste Mülltüten in verschiedenen Größen

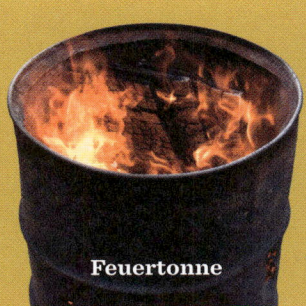

Wertstoffsammler

Feuertonne

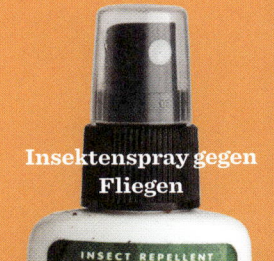

Geruchsneutralisierer

Insektenspray gegen Fliegen

Was können Sie tun?

Beim richtigen Umgang mit Müll geht es hauptsächlich darum, weniger zu produzieren. Das ist heute einfacher als früher, da viele Unternehmen dies bereits berücksichtigen. Lebensmittelabfälle sind am schwierigsten zu handhaben, aber wenn Sie jetzt mit Ihrer Familie daran arbeiten, weniger Lebensmittel wegzuwerfen, wird sich das sowohl finanziell als auch auf Ihren CO_2-Fußabdruck auswirken. Je mehr Sie selbst herstellen und beim Kochen verarbeiten, desto weniger Verpackungsmüll werden Sie produzieren — was Ihnen im Fall einer länger andauernden Krisensituation zugutekommen wird.

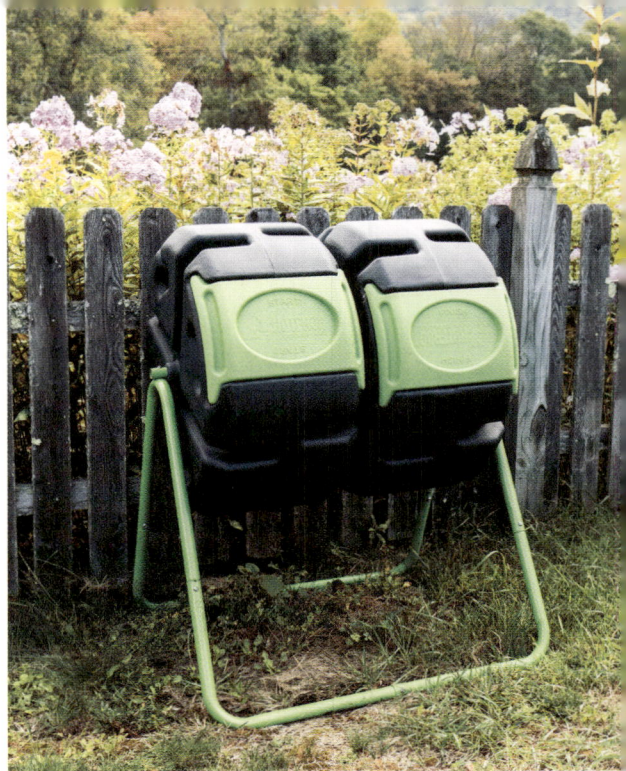

BAUEN SIE EINEN EINFACHEN KOMPOSTER

Ein Kompostiersystem lässt sich ganz fix an einem Nachmittag aus vier Holzpaletten zusammenbauen. Teilen Sie den Komposter in drei Abschnitte auf: einen, den Sie befüllen, einen, der sich zersetzt, und einen mit fertiger Komposterde, die Sie verwenden.

Für ein kleineres System können Sie auch einen 90-L-Mülleimer verwenden. Bohren Sie hierfür Löcher zur Entwässerung in Bodenhöhe ein und schichten Sie etwa 15 cm an Gestrüpp und kleinen Stöcken für die Luftzirkulation hinein. Wenn sich der Eimer langsam füllt, sollte der Inhalt alle paar Tage durch rollen gut durchgemischt werden.

Für beide Systeme benötigen Sie Brauteile wie Holzhackschnitt, Sägespäne und Einstreu; außerdem Grünteile wie Lebensmittelabfälle, Grasschnitt und verwelkte Blumen. Das System sollte so feucht wie ein ausgewrungener Schwamm sein und die Luft muss immer zirkulieren können. Wenn der Komposter voll ist, dauert es etwa sechs Wochen, bis alles zersetzt ist. In dieser Zeit können Sie bereits das nächste (und übernächste) System anlegen, damit Sie Ihren Garten immer mit nährstoffreicher Komposterde versorgen können. Ihre Pflanzen werden es Ihnen danken.

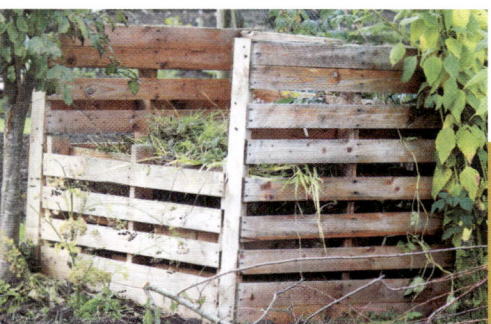

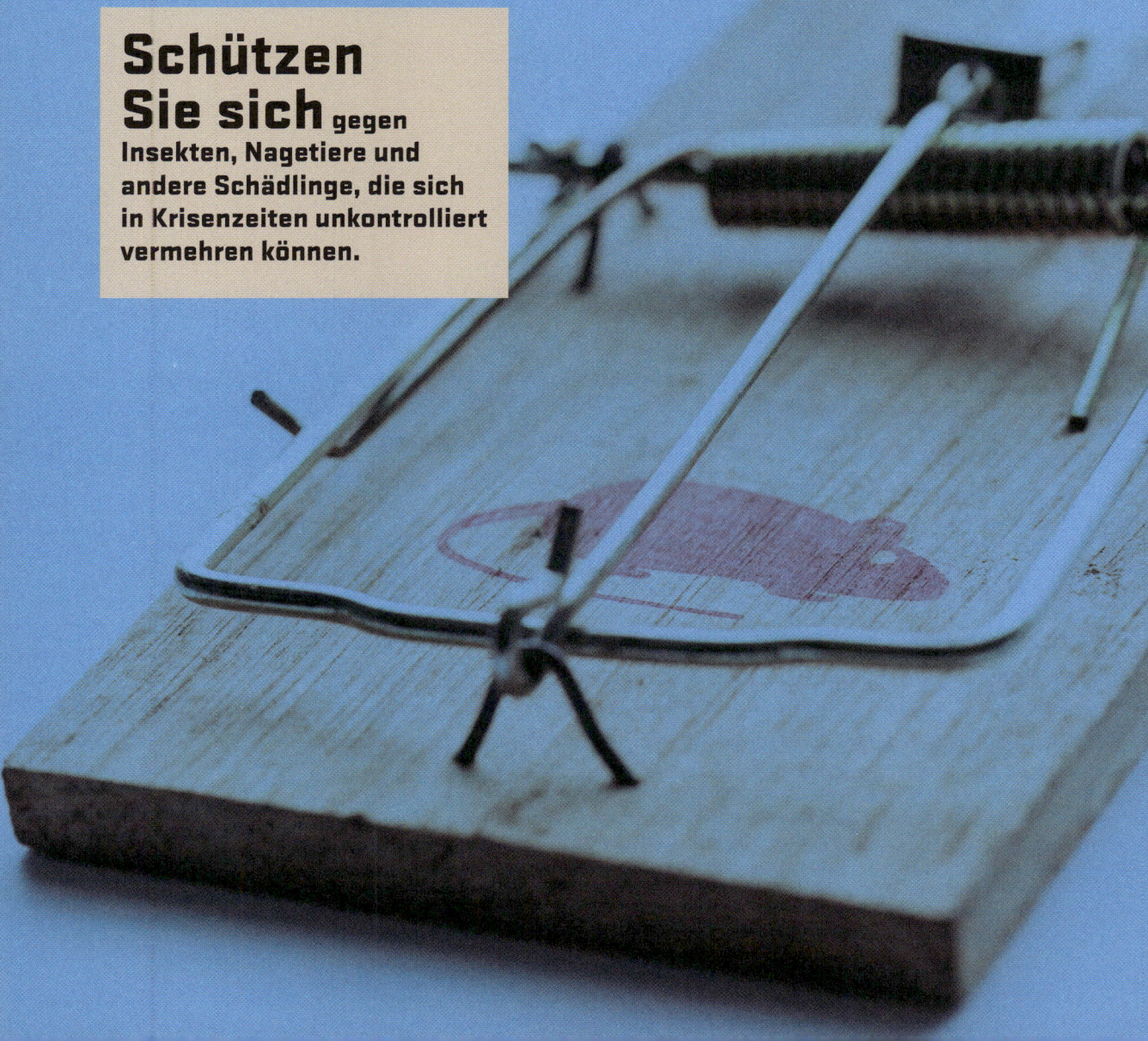

SCHÄDLINGE BEKÄMPFEN

Schützen Sie sich gegen Insekten, Nagetiere und andere Schädlinge, die sich in Krisenzeiten unkontrolliert vermehren können.

Ist es nicht verlockend zu glauben, dass wir in einer Welt leben, die immun gegen jene Plagen ist, die die Menschen in früheren Zeiten heimgesucht haben? Tun wir aber nicht. Sie sind da draußen und warten nur auf eine Gelegenheit, in unsere Welt einzufallen – ausgedehnte Krisen bieten perfekte Gelegenheiten.

Mäuse, Ratten, Stechmücken und sogar Katzen und Hunde können weit mehr als nur eine Plage sein. Sie können gefährliche Krankheiten übertragen, Wunden zufügen, die zu medizinischen Notfällen werden, in Häuser eindringen und Vorräte vernichten. Solange alles seinen normalen Gang geht, können diese Schädlinge zwar in Schach gehalten werden, aber wenn der Müll nicht mehr abgeholt wird oder stehendes Wasser Insekten anlockt, kann sich das schnell ändern. Es macht daher Sinn, sich auf mögliche Probleme vorzubereiten.

NAGETIERE: Nagetiere können Läuse oder Flöhe haben, Tollwut, oder, noch schlimmer, infektiöse Krankheiten und Seuchen übertragen. Sie können aggressiv sein und beißen, und wenn sie eine Futterquelle gefunden haben, wird man sie so gut wie nicht mehr los. Sie vermehren sich schnell und aus zwei werden in nur wenigen Wochen zwanzig.

Ihre erste Verteidigungslinie ist immer ihr Zuhause. Überprüfen Sie alle Eingänge und denken Sie daran, dass sich Nagetiere durch kleinste Öffnungen zwängen können.

Achten Sie stets auf gut schließende Mülltonnen. Besonders Ratten können sich durch fast jedes Material knabbern, sind zudem stark, klug und zäh – außerdem lassen sie sich durch nichts abschrecken. Marder sind sogar noch schlimmer, da sie gern in Geflügel- und Hasenställe eindringen und unter Autofahrern als „Kabelbeißer" berüchtigt sind.

Es macht daher Sinn, verschiedene Fallen zur Hand zu haben. Rattenfallen schnappen kraftvoll zu und können Kinder, Katzen oder Hunde ernsthaft verletzen, weshalb sie nie in deren Nähe aufgestellt werden sollten. Tragen Sie beim Überprüfen der Fallen auch immer Arbeitshandschuhe, damit Sie tote Tiere entsorgen können, ohne sie berühren zu müssen.

Mäuse sind vielleicht niedlich, verlieren aber schnell ihren Reiz, wenn Sie sie in Ihren Wänden rascheln hören – und wenn Sie eine hören, haben Sie wahrscheinlich schon Dutzende. Wir haben mal Hundefutter in der Garage gelagert und wenige Wochen später hatten wir Mäuse in den Wänden und sogar im Auto. Der Schaden an der Elektrik ging in die Tausende. Wir haben eine Maus pro Nacht gefangen, bis wir uns eine Falle zugelegt haben, mit der wir 12 auf einen Schlag fangen konnten und die fast eine Woche lang jeden Morgen voll war, bis alle verschwunden waren.

Abgesehen von den üblichen Schnappfallen gibt es noch andere Fallen wie Klebefallen. Bis der Tod eintritt, kann es allerdings lange dauern und bis dahin wird das Tier panisch versuchen zu entkommen. Ich mag zwar keine Ratten und Mäuse, aber natürlich möchte ich auch nicht, dass ein Tier meinetwegen oder wegen meiner Fallenwahl leiden muss.

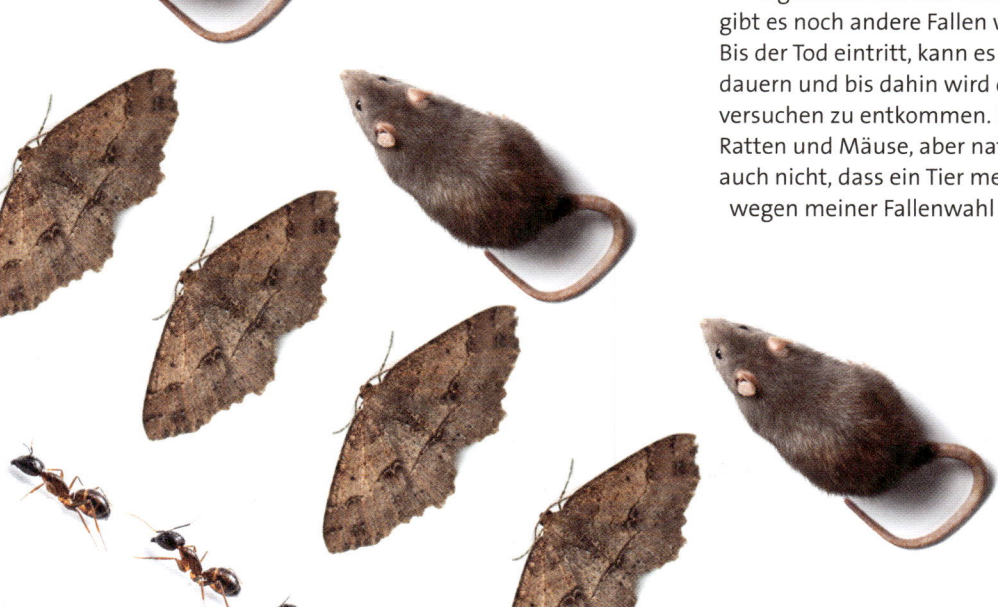

Rodentizide sind nicht nur für Ratten und Mäuse tödlich. Halten Sie sie daher von Kindern und Haustieren fern, befolgen Sie alle Sicherheitsanweisungen und entsorgen Sie die Verpackung fachgerecht. Der Vorteil von Gift ist, dass die Tiere schnell sterben, es kann aber auch sein, dass sie sich vorher irgendwo verkriechen, wo Sie nicht hinkommen, und Sie darum wochenlang mit üblen Gerüchen leben müssen.

INSEKTEN: Einige Lebensmittel kommen mit Insekten, Lebensmittelmotten und anderen Schädlingen als „Trittbrettfahrer" mit ins Haus, weshalb es durchaus Sinn machen kann, Körner, Samen, Bohnen etc. vor der Langzeitlagerung kurz einzufrieren. Besorgen Sie sich zusätzlich Mottenfallen und hängen Sie sie in der Speisekammer oder in den Vorratsschränken auf. Kaufen Sie sie ruhig auf Vorrat für den Fall, dass Ihnen einzelne Motten durch die Maschen schlüpfen.

Fliegen können Krankheiten übertragen und vermehren sich rasant, wenn Abfälle herumliegen. Bringen Sie daher Fliegengitter an und investieren Sie in eine gute alte Fliegenklatsche sowie in Fliegenfänger.

Stechmücken sind nicht nur ein juckendes Ärgernis, sie können auch Krankheiten wie Malaria übertragen. Durch die Klimaveränderung dringen Insekten in Gebiete vor, in denen sie bis vor einigen Jahren noch nicht waren – und bringen Krankheiten von dort mit. Sie brüten in stehenden Gewässern, die sich aufgrund von starken Regenfällen bilden können, aber auch Pfützen, Teiche und Regentonnen sind beliebt. Ihre beste Verteidigung sind Insektenschutzmittel, wenn Sie zur Stechmückensaison nach draußen gehen. Sorgen Sie dafür, dass stehendes Wasser absickert und verwenden Sie zum Beispiel Citronella-Kerzen, um Stechmücken fernzuhalten.

Wenn ich von Schädlingen spreche, muss ich auch von Zecken und durch sie übertragene Krankheiten wie Borreliose und FSME sprechen. Der beste Schutz gegen Zecken sind chemische oder natürliche Zeckenschutzmittel. Wenn Sie in einem Zeckengebiet leben, sollten Sie in der Natur immer langärmelige Oberteile tragen und Ihre Hosenbeine in die Strümpfe und Schuhe stecken. Sollten Sie dennoch von einer Zecke gebissen werden, entfernen Sie sie am besten mit einer feinen Pinzette oder Zeckenkarte, die Sie so nah wie möglich an die Haut anlegen. Ziehen Sie sie ruhig und mit gleichbleibendem Zug heraus und waschen Sie die Stelle sowie Ihre Hände mit warmem Wasser und Seife. Suchen Sie sich täglich nach Zecken ab, wenn Sie sich in einem betroffenen Gebiet aufhalten.

STREUNENDE KATZEN UND HUNDE: Selbst friedliebende Haustiere können im Katastrophenfall aggressiv werden, vor allem, wenn sie sich verirrt haben und verängstigt sind. Außerdem werden sie von Abfällen angezogen. Nähern Sie sich daher erst – auch wenn Sie das Tier kennen –, wenn Sie sicher sind, dass keine Gefahr besteht.

WILDE TIERE: Naturkatastrophen wirken sich auch auf die Tierwelt aus. Waldbrände können Tiere aus ihrer gewohnten Umgebung vertreiben, Hochwasser kann sie zusammen mit Trümmerteilen mit sich reißen und starker Wind kann Vögel viele Kilometer von ihrem eigentlichen Lebensraum forttragen. Seien Sie vorsichtig, wenn Sie durch Wasser waten oder nach Dingen tasten, die Sie nicht sehen können. Verirrte Tiere können Hilfe benötigen und trotzdem aggressiv sein oder gar zu einer Bedrohung werden. Rufen Sie daher lieber den Tierschutz und überlassen Sie Profis die Rettung.

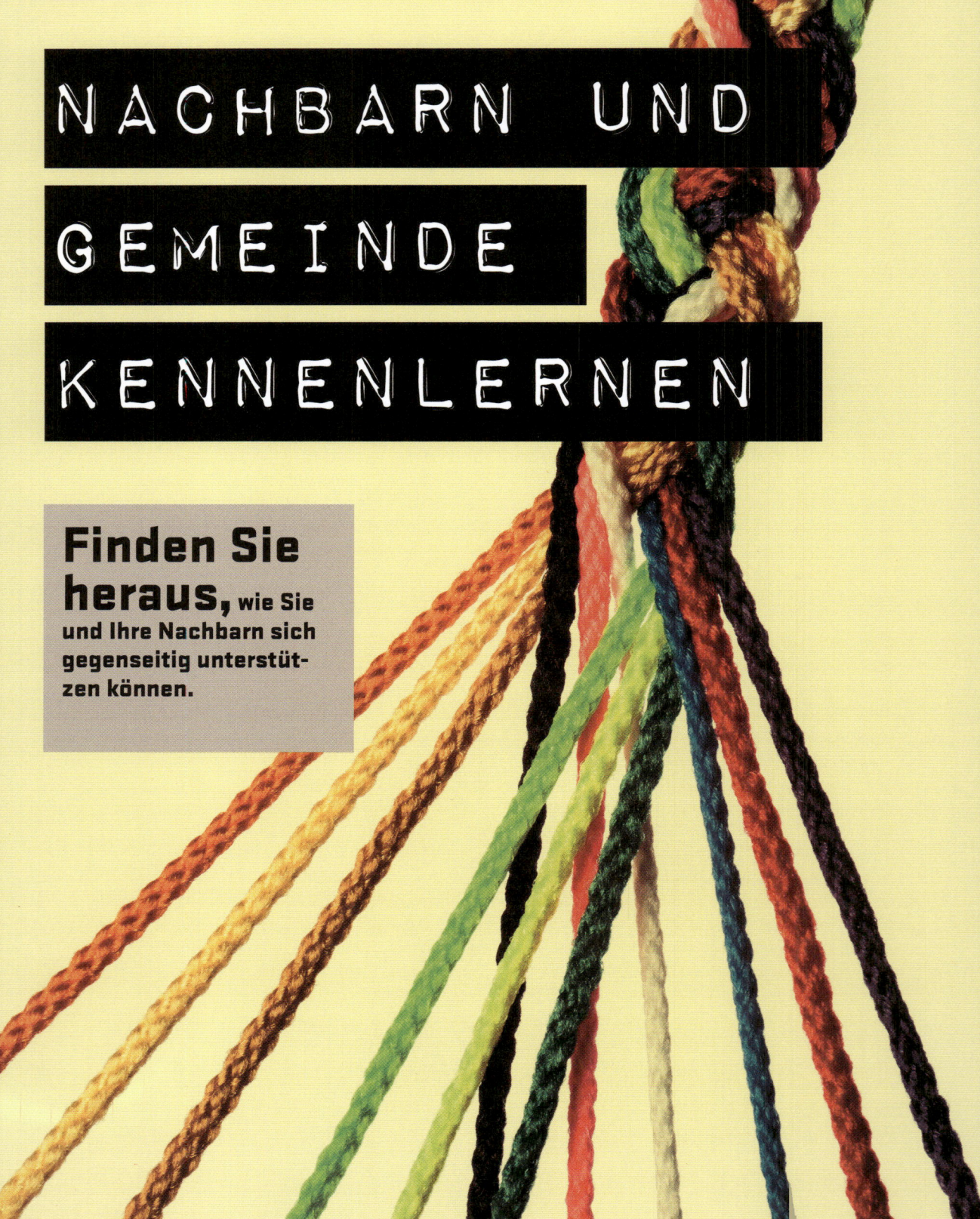

NACHBARN UND GEMEINDE KENNENLERNEN

Finden Sie heraus, wie Sie und Ihre Nachbarn sich gegenseitig unterstützen können.

Keiner von uns lebt völlig isoliert – zumindest hoffe ich das. Wir alle brauchen eine Gemeinschaft, um bestehen zu können. Besonders in Krisenzeiten sind wir auf die Unterstützung der Menschen um uns herum angewiesen und wenn Familien weit voneinander entfernt leben, werden unsere Freunde und Nachbarn automatisch zu unseren Bezugspersonen.

So stärken Sie, egal wo sie leben, das Gemeinschaftsgefühl:

LERNEN SIE IHRE NACHBARN KENNEN: Lächeln und grüßen Sie. Bringen Sie neuen Nachbarn zur Begrüßung Brot und Salz. Fegen Sie ihre Seite des Bürgersteigs mit. Schenken Sie ein paar Erzeugnisse aus Ihrem Garten. Organisieren Sie eine kleine Party, zu der jeder etwas mitbringt ... und so weiter.

MELDEN SIE SICH FREIWILLIG: Lesen Sie Kindern im Kindergarten vor oder gründen Sie einen Jugendtreff. Fragen Sie nach, ob die örtliche Tafel etwas braucht. Trainieren Sie eine Sportmannschaft oder helfen Sie Senioren. Es gibt immer etwas zu tun.

BRINGEN SIE SICH IN DIE KOMMUNALE POLITIK EIN: Finden Sie heraus, wie man eine Gemeinde organisiert und wer ihr vorsteht. Nehmen Sie an Versammlungen teil und hören Sie zu. Es ist Ihre Gemeinde – übernehmen Sie Verantwortung.

FINDEN SIE GLEICHGESINNTE: Suchen Sie Gruppen mit ähnlichen Interessen. Wenn es bereits einen Verein gibt, treten Sie ihm bei, und wenn nicht, gründen Sie einen. Werfen Sie einen Blick auf die Schwarzen Bretter der öffentlichen Gebäude, Einrichtungen und Kirchen, oder auf die Web- oder Facebookseite Ihrer Gemeinde oder Stadt, um alles über bevorstehende Veranstaltungen und Treffpunkte zu erfahren.

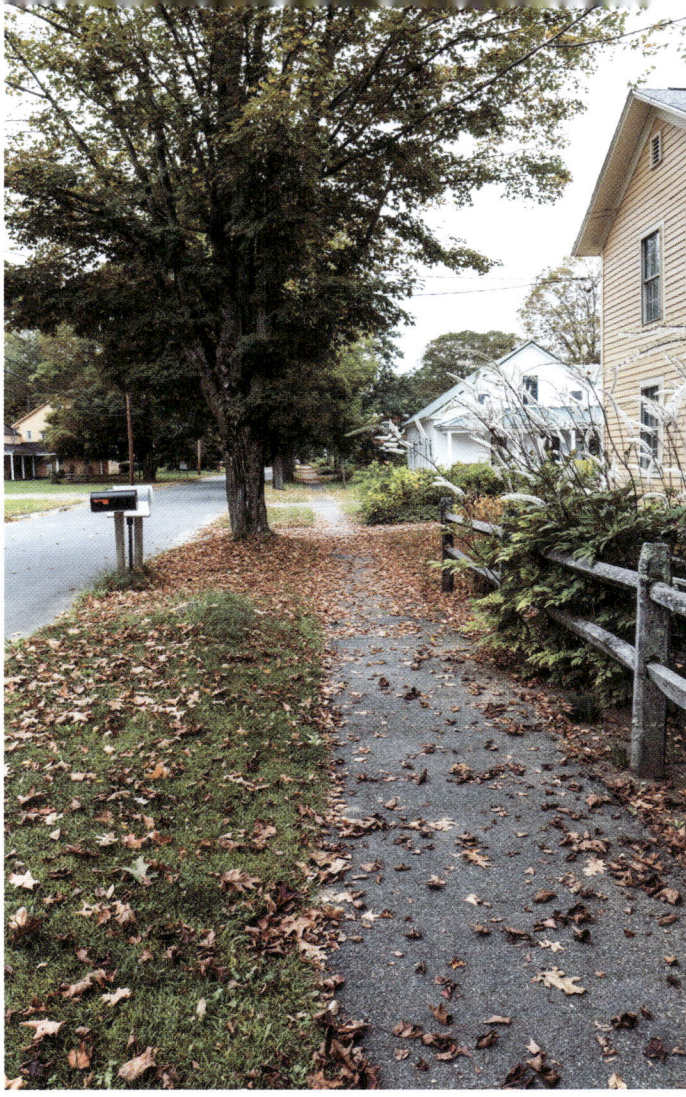

KLAMOTTENBÖRSE
Flohmärkte in der Nachbarschaft oder Schule sind gute Gelegenheiten, um günstig benötigte Bekleidung zu kaufen und mit der Gemeinde in Kontakt zu treten.

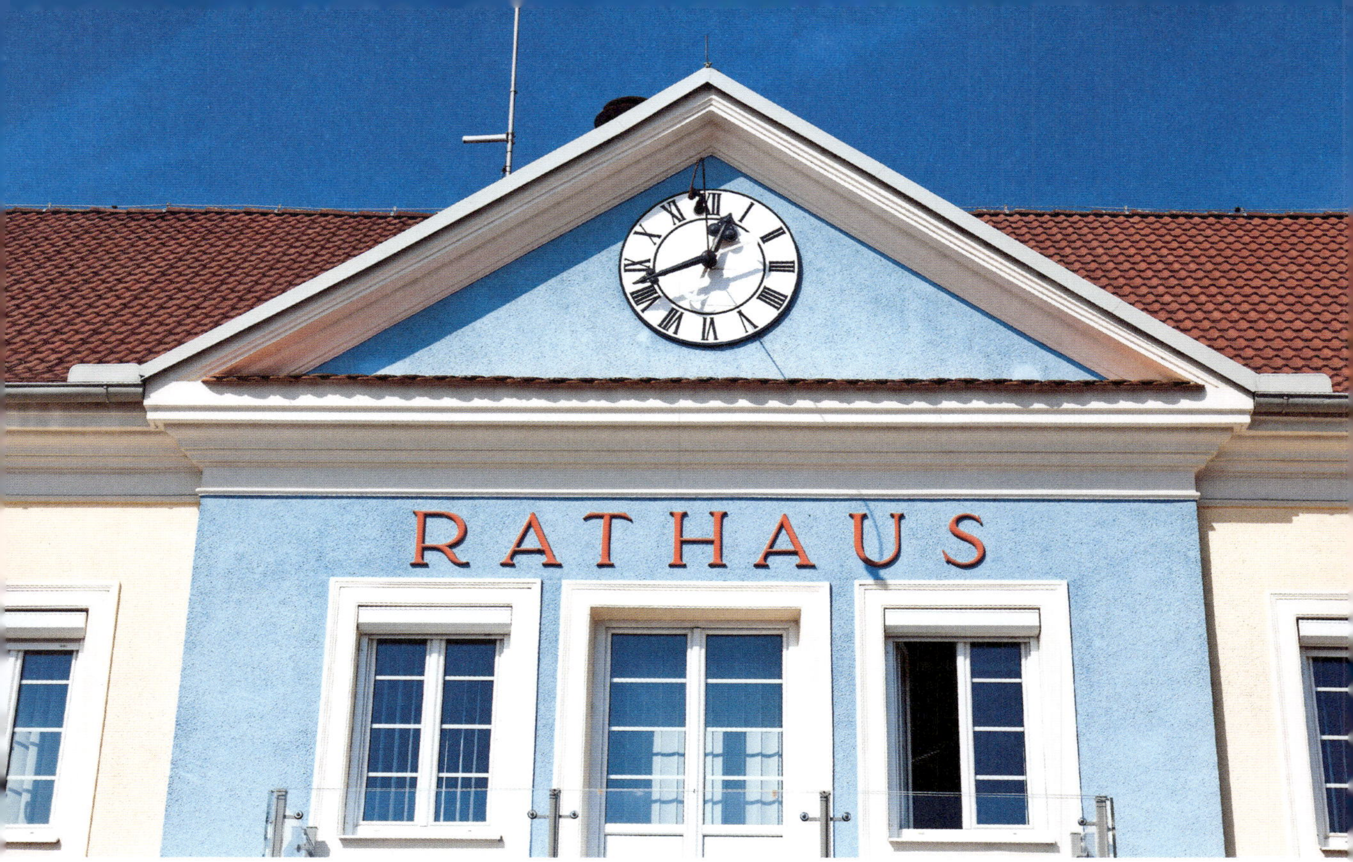

Kann Ihre Gemeinde eine Krise bewältigen?

Die meisten Gemeinden haben einen Krisenplan. Ebenso gibt es Hilfseinrichtungen und -pläne sowie sogenannte Standard-Einsatz-Regeln (SER), die Hilfsdienste unterstützen, damit sie im Einsatzfall routinemäßig angewendet werden können. Der Katastrophenschutz ist überwiegend ehrenamtlich organisiert. Wer helfen oder sich auf den Ernstfall vorbereiten möchte, kann Organisationen wie der Freiwilligen Feuerwehr oder dem Technischen Hilfswerk beitreten, oder aktives Mitglied beim Deutschen Roten Kreuz sowie anderen sozialen oder kirchlichen Einrichtungen werden. Ebenso ist es möglich, sich online zu informieren und Kurse zu absolvieren.

Zur Vorbereitung gehört, nicht nur für sich, sondern auch für die Gemeinde vorzusorgen und zu überlegen, wo und wie man Vorräte und Hilfsmittel platzieren könnte, um Menschen in Not zu helfen.

Wenn Sie sich mit dem örtlichen Katastrophenschutz beschäftigt haben, können Sie auch darüber nachdenken, ob Sie sich regional oder überregional einsetzen möchten. Es besteht immer Bedarf an engagierten Menschen, die bereit sind, zu lernen und sich für andere einzusetzen.

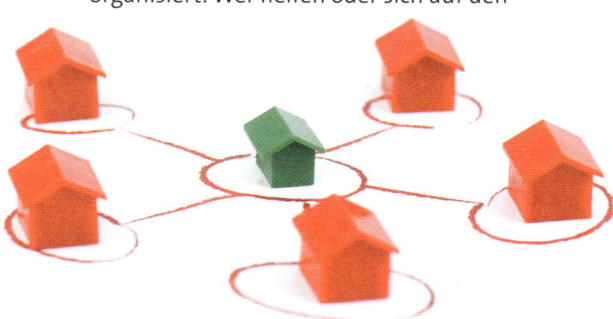

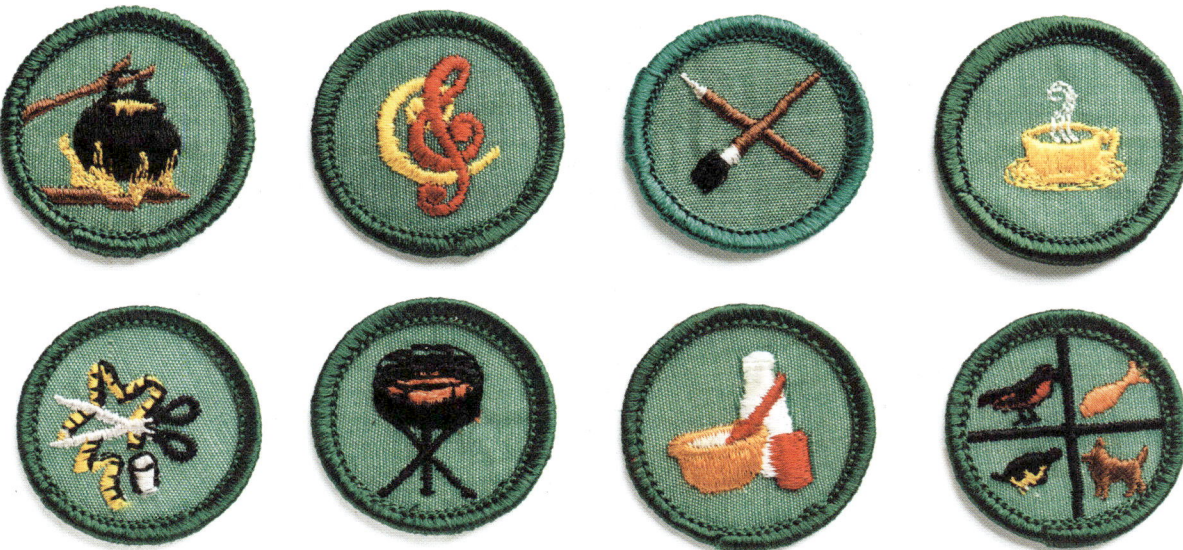

SETZEN SIE SICH EIN

Es gibt viel zu tun. Hier eine Auswahl der Organisationen, die für Freiwillige in Frage kommen könnten.

ROTES KREUZ: Beim Roten Kreuz geht es um viel mehr als Blut spenden. Hier können Freiwillige nicht nur vor Ort, sondern auch weltweit helfen.

HABITAT FOR HUMANITY: Diese internationale Non-Profit-Organisation leistet vor Ort Katastrophenhilfe, damit Menschen wieder ein schützendes, würdiges Zuhause haben. Die Zweigstelle Deutschland hat ihren Sitz in Köln.

TAFEL: Bei der Tafel geht es darum, nicht mehr verwendete Lebensmittel an Bedürftige zu verteilen oder gegen ein geringes Entgelt abzugeben.

JUGENDVERBÄNDE: Hier spielen kulturelle Jugendarbeit und die Förderung der Gemeinschaft eine Rolle.

PFADFINDER: Mein Lieblingsmotto ist (Überraschung!) „Allzeit bereit". Als Pfadfinder lernt man Gruppenzusammenhalt, Verantwortung zu übernehmen und eigenständiges Denken.

FREIWILLIGE FEUERWEHR: Verstärkt die Berufsfeuerwehr auf örtlicher und städtischer Ebene und besteht vor allem aus ehrenamtlichen Helfern, von denen es nicht genug geben kann und deren Arbeit oft Leben rettet.

POLIZEI: In einigen Bundesländern gibt es auch Freiwilligendienste, die die Polizei nach dem Motto „Präsenz zeigen – beobachten – melden" unterstützen.

TIERSCHUTZORGANISATIONEN: Haustiere leiden immer im Katastrophenfall. Sie müssen, wenn sie sich verirrt haben, gefüttert, untergebracht und entweder zurück zu ihren Besitzern oder in ein neues Zuhause gebracht werden. Aber auch Wildtiere brauchen unsere Hilfe. Wir können zum Beispiel nach einer Ölkatastrophe helfen, Wasservögel zu retten.

SPIELE UND UNTERHALTUNG EINPLANEN

Überlegen Sie, welchen Wert Spiel und Spaß im Ernstfall haben.

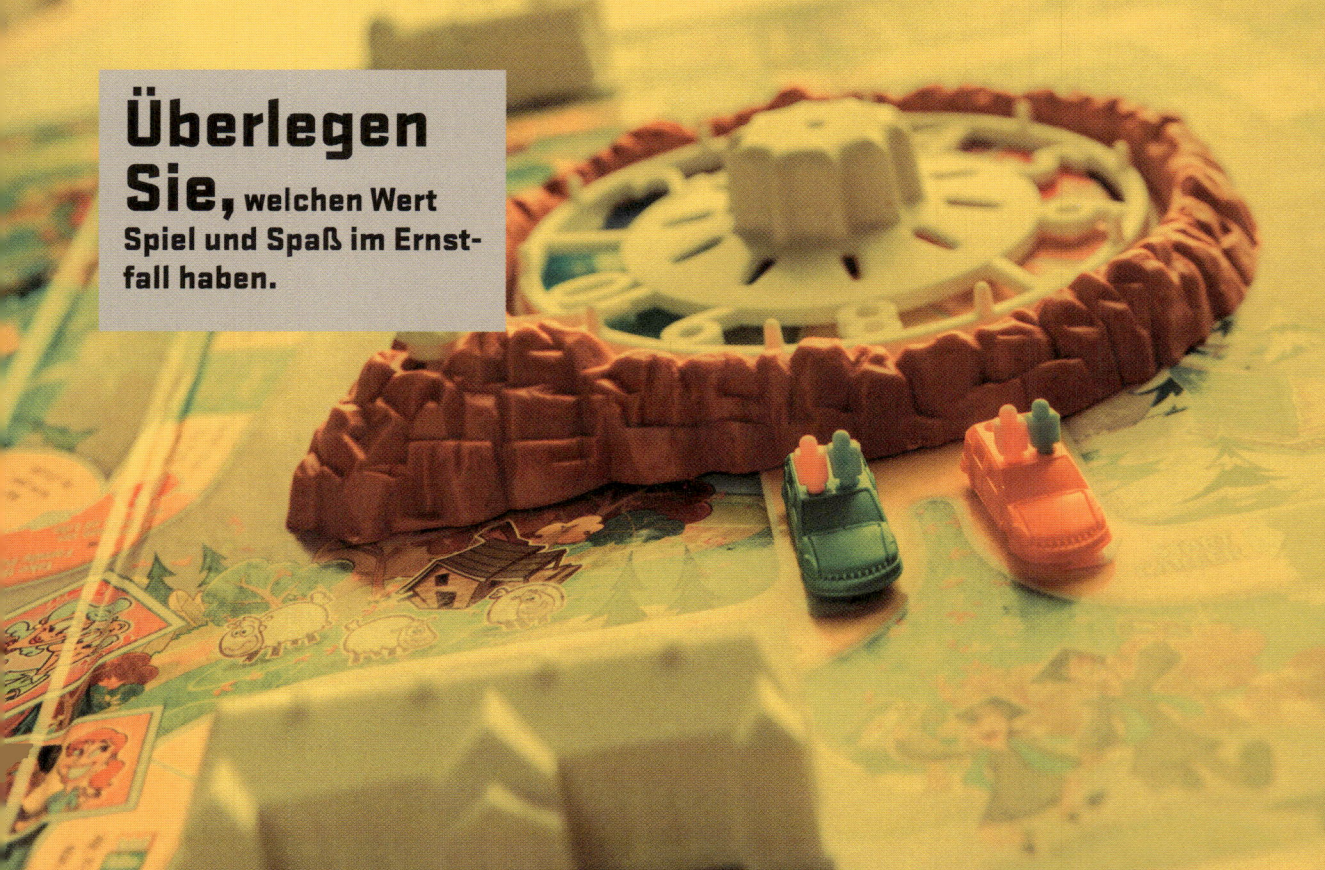

Viele Menschen sind mediensüchtig. Laptop, Tablet, Handy – wir sind immer „online". Wir haben Hunderte von Fernsehkanälen zur Auswahl und unsere Kinder ziehen nicht mehr mit anderen Kindern um die Häuser, sondern sitzen drinnen und spielen Online mit Unbekannten aus der ganzen Welt. Und wenn sie mal nicht online sind, ist ihre „Freizeit" oft so durchgetaktet, dass keine Zeit mehr für Spontanität bleibt.

Eine Krise, die diesen Aktivitäten ein abruptes Ende setzt, kann für alle hart sein. Daher macht es Sinn zu üben, „offline" zu sein, und das nicht nur, um vorbereitet zu sein, sondern um die Zeit in der Familie neu zu schätzen und das Zusammengehörigkeitsgefühl zu stärken.

GEHEN SIE MIT GUTEM BEISPIEL VORAN: Überprüfen Sie Ihre eigenen Gewohnheiten. Wer selbst die ganze Zeit am Smartphone hängt, kann schlecht mit gutem Beispiel vorangehen. Richten Sie medienfreie Zeiten und Räume ein und halten Sie sich daran. Wir erlauben keine Medien am Esstisch und gehen in dieser Zeit auch nicht ans Telefon.

BIETEN SIE ALTERNATIVEN AN: Puzzles, Gesellschaftsspiele, Malutensilien und Bücher sollten Kindern stets zur Verfügung stehen. Wegräumen heißt vergessen; sorgen Sie lieber für Abwechslung, indem Sie eine Tauschbörse in der Nachbarschaft organisieren. Wir tauschen Puzzles mit dem Altenheim und Bücher mit anderen Familien. Das Buch ist vielleicht gebraucht, aber wenn der Inhalt für uns neu ist, ist das doch egal.

Organisieren Sie Brettspielabende. Wir veranstalten einen wöchentlichen „Suppen- & Spieleabend" mit Familien aus der Nachbarschaft und lernen so neue Spiele kennen.

Machen Sie Lesen und Brettspiele zum abendlichen Ritual. Es ist so leicht, den Verlockungen des Fernsehens zu erliegen, versuchen Sie es stattdessen lieber mit Vorlesen oder einem spannenden modernen Brettspiel vor dem Zubettgehen.

MUSIZIEREN SIE: Musik hören oder, noch besser, selbst singen und ein Instrument

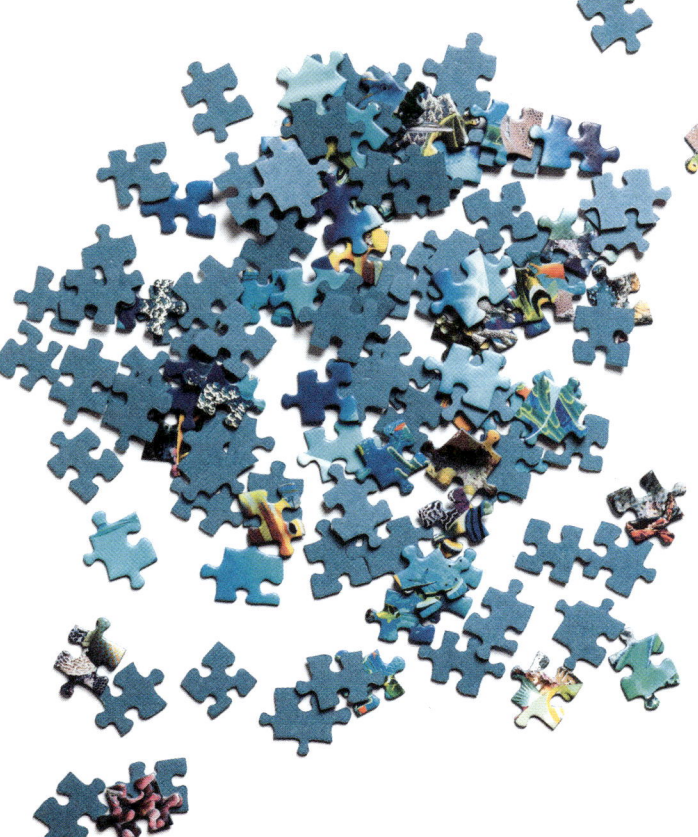

spielen, ist eine wunderbare Sache. In Familien gibt es immer jemanden mit musikalischem Gespür, während die anderen, sagen wir es mal so, mit anderen Talenten gesegnet sind. Es muss ja nicht jeder gut singen oder musizieren, solange alle Spaß haben.

FÖRDERN SIE KREATIVITÄT: Papier, Stifte, Marker, Schere, Kleber und Knete können Kinder über Stunden beschäftigen. Bringen Sie ihnen auch Dinge wie stricken bei, oder mit Holz zu arbeiten, oder ermutigen Sie sie zu einem Hobby oder einer Sammlung. Als meine Tochter feststellte, dass man bei Backwettbewerben auch Preise gewinnen kann, fing sie mit Backen an. Ich habe nach dem Besuch eines Wollgeschäfts meine Leidenschaft fürs Nadelfilzen entdeckt.

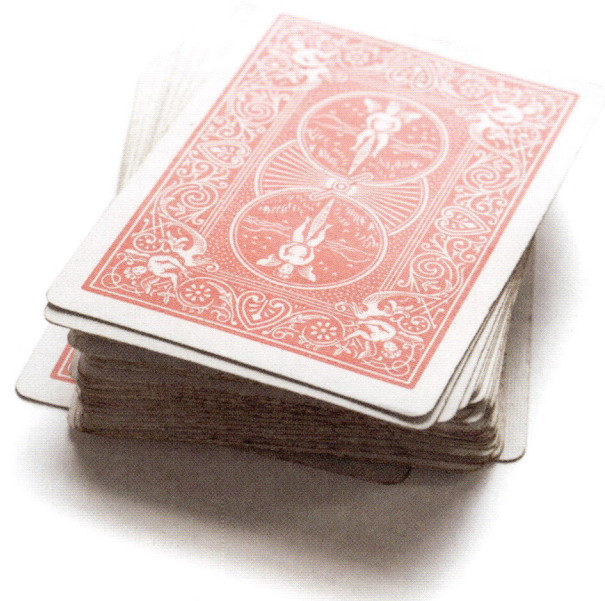

Während der Krise

Es ist immer wichtig, die ganze Familie in die Notfallvorbereitungen einzubeziehen. Wenn die Krise eintritt, braucht jeder eine Aufgabe. Sogar noch sehr kleine Kinder können helfen. Man fühlt sich stärker, wenn man sich wichtig und gebraucht fühlt. Vielleicht kann Ihr Sohn helfen, indem er die Veranda der Nachbarn kehrt oder Muffins für sie backt, während Ihre Tochter sich um die jüngeren Kinder kümmert oder Feuerholz hereinbringt. Jemand muss mit dem Hund spielen, wenn er nicht nach draußen darf, das Geschirr muss von Hand gespült werden ... Es gibt viel zu tun und nicht alles muss von Erwachsenen erledigt werden.

BESUCHEN SIE FREUNDE: Ob Sie in einem abgeschiedenen Ortsteil oder einem Hochhaus, in einem Vorort oder auf dem Land wohnen, es ist immer eine gute Idee, seine Nachbarn aufzusuchen und sie kennenzulernen. Selbst wenn Sie nicht in Ihr Auto steigen und Ihren besten Freund besuchen können, können Sie nach nebenan gehen und sich unterhalten oder gemeinsam eine Kleinigkeit essen. Isolation führt zu Depression. Solange es sicher ist, sollten Sie daher nach Draußen gehen (siehe auch „Nachbarn und Gemeinde kennenlernen", Seite 114).

LASSEN SIE LANGEWEILE ZU: Langeweile ist niemandes Feind. Tatsächlich sind Langeweile und Neugierde die Katalysatoren von Innovation. Wir müssen unsere Kinder nicht jede Sekunde beschäftigen. Mit dem nötigen Rüstzeug wird es ihnen nicht schwerfallen, sich auch dann noch zu beschäftigen, wenn der Strom ausfällt.

BESONDERE EREIGNISSE

Krisen richten sich nicht nach unserem Terminkalender. Geburtstage, Jubiläen und Feiertage fallen an, ob es uns passt, oder nicht. Vielleicht haben wir nicht alles da, was wir brauchen, aber mit etwas Voraussicht lassen sich wichtige Ereignisse auch feiern, wenn das Licht aus ist und alle Straßen gesperrt sind. Welche besonderen Ereignisse sind Ihnen wichtig und möchten Sie begehen, auch wenn Sie nicht alles dahaben?

Manchmal hilft trotzdem alles nichts: Die Versammlungsfreiheit ist eingeschränkt und der Schulball wird abgesagt oder Sie können ein ersehntes Geschenk nicht besorgen. Lassen Sie Ihre Kinder in diesem Fall ihre Wut und Trauer zum Ausdruck bringen. Machen Sie ihnen klar, dass Sie sie verstehen und sich wünschten, dass die Dinge anders wären. Vielleicht können Sie es ja später wiedergutmachen, aber im Moment ist es wohl das Beste, ihre Gefühle anzuerkennen und ihnen eine Schulter zum Ausweinen anzubieten.

NUTZEN SIE DIE ZWANGSPAUSE:
Haben Sie auch diese Projekte, zu denen Sie irgendwie nie kommen? Dann ist jetzt der Moment, die Familienfotos zu sortieren oder die Fäustlinge zu Ende zu stricken, die Sie letztes Jahr angefangen haben. Während des letzten Schneesturms waren wir zwei Tage zuhause eingesperrt und haben eine Kiste mit Erinnerungen aus der Familie meines Mannes durchgesehen. Wir hatten richtig viel Spaß, als wir vom Homerun eines Lieblingsonkels und von der Wahl einer Tante in die Honor Society ihrer Highschool lasen, und waren vollkommen überrascht, als wir erfuhren, dass eine seiner Großmütter im College Tennis spielte.

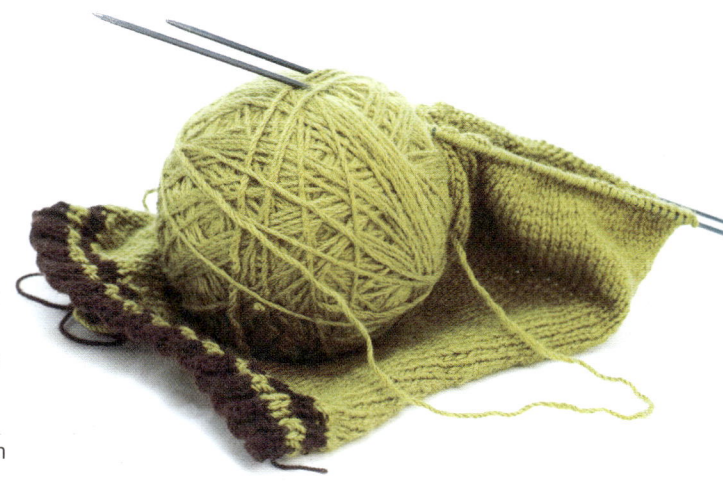

HALTEN SIE DEN MOMENT FEST:
Eine Krise kann uns Angst einflößen, markiert aber auch einen wichtigen Moment in der Geschichte. Machen Sie Fotos von dem, was um Sie herum passiert. Schreiben Sie Ihre Erlebnisse auf und ermutigen Sie Ihre Kinder, Tagebuch zu führen. Vielleicht können Sie ja damit lokalen Nachrichten bei der Berichterstattung helfen. Achten Sie jedoch darauf, niemals die Rettungsdienste zu behindern. Und bleiben Sie zuhause, wenn Sie dazu aufgefordert werden.

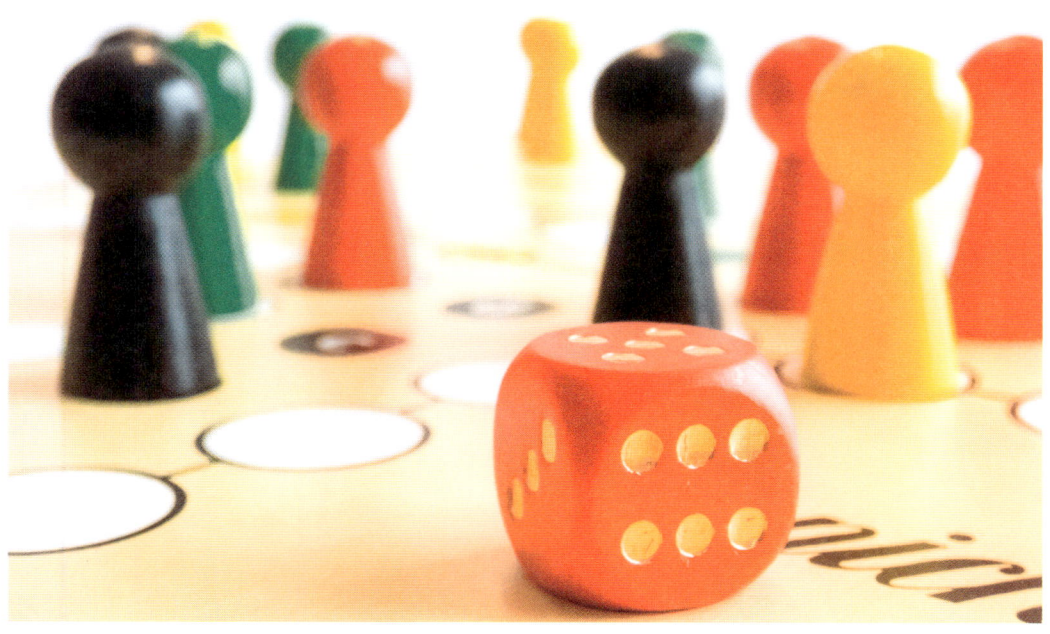

EINE NOTFALLTOILETTE EINRICHTEN

Überlegen Sie sich einen Ort für Ihre Outdoor-Toilette und besorgen Sie alles dafür Notwendige.

Wer hat schon Lust, über seine Toilette zu sprechen. Da schwingt direkt ein gewisser Ekel-Faktor mit. Aber spätestens, wenn wir die Spülung betätigen und kein Wasser durch die Schüssel rauscht, dürfte jedem klar werden, wie wichtig das Thema ist. Erdbeben können die Wasserrohre beschädigen, Stromausfälle Pumpwerke lahmlegen und Hochwasser das Abwassersystem überfluten.

Wie funktioniert eine Toilette? Ein Spülkasten fasst im Schnitt 9–12 Liter Wasser, das bei jedem Spülvorgang abfließt und in der Kanalisation oder – in Ausnahmefällen – Sickergrube landet, bevor sich der Kasten wieder füllt.

Damit das so funktioniert, brauchen Sie bzw. das Wasserwerk spätestens beim Auffüllen des Spülkastens Strom, sprich wenn Ihre Wasserversorgung nicht gerade nach dem Gravitationsprinzip funktioniert oder Sie über eine Komposttoilette verfügen, haben Sie schnell ein Problem – und brauchen eine Strategie. Denn menschliche Exkremente riechen nicht nur, sie verursachen auch Krankheiten.

Die mobile Notfalltoilette

Selbst ohne fließendes Wasser können Sie Exkremente schnell wegspülen, indem Sie einfach ein paar Liter Wasser in den Spülkasten kippen. Es muss sich dabei nicht um Trinkwasser handeln, wenn Sie also eine volle Wanne oder Regentonne haben, oder, noch besser, einen Pool oder anderweitigen Wasservorrat, sollten Sie für einige Tage klarkommen (siehe „Wasserbedarf ermitteln", Seite 18, und „Langfristige und unabhängige Wassernutzung", Seite 22). Erinnern Sie Ihre Familie aber zur Sicherheit daran, dass sie nicht nach jedem noch so kleinen Geschäft auf die Spülung drücken. Ist Spülen nicht mehr möglich, gehen Sie über zu Plan B.

Will heißen: wenn alle Wasservorräte zum Spülen aufgebraucht sind und der Spülkasten leer ist, können Sie einen Eimer mit einem Müllbeutel auskleiden, der nun für Exkremente bestimmt ist. Verschließen Sie aber vorher den Deckel der „richtigen" Toiletten mit Klebeband, damit sie wirklich nicht mehr benutzt wird. Wenn Sie keine separate Eimertoilette für Urin haben, können Sie diesen auch über den Abfluss oder in die Natur entsorgen. Für Frauen gestaltet sich das vielleicht schwieriger, aber auch da gibt es Abhilfe – in Form einer „Urinella".

Kleiden Sie die vorgesehene Toilettenschüssel mit einem reißfesten Müllbeutel aus, am besten mit einem Bio-Müllbeutel. Falls nötig, können Sie den Beutel mit Klebeband am Eimer fixieren. Geben Sie eine Schaufel Katzenstreu hinein, ebenso nach jedem Toilettengang. Der Deckel sollte immer geschlossen sein. Sie können auch Sand oder Asche verwenden, um Gerüche zu minimieren. Wenn der Müllbeutel voll ist (aber nicht zu voll – Sie müssen ihn ja schließlich noch wegtragen), können Sie ihn mit einem Knoten oder Kabelbinder verschließen und nach draußen bringen.

Wenn es kalt ist, können Sie ihn eine Weile in einer dicht verschlossenen Tonne lagern. Bei

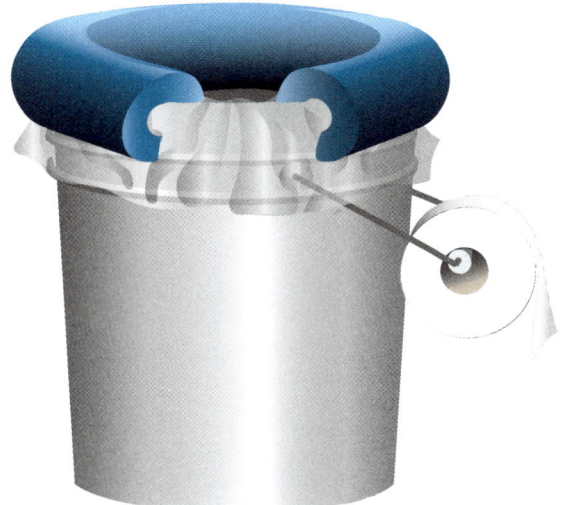

Eine eingeschnittene Schwimmnudel auf dem Rand einer Eimertoilette ergibt einen guten und günstigen Toilettensitz-Ersatz

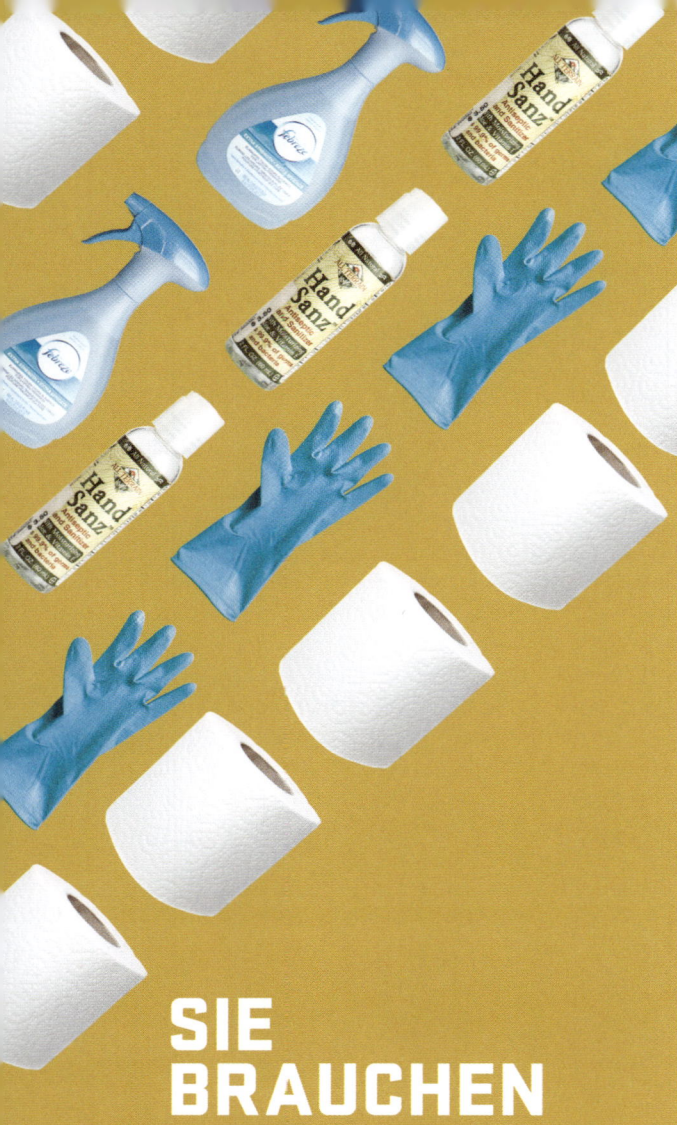

warmem Wetter werden Sie ihn jedoch, je nach Notlage, Rechtslage und Bestimmungen, vergraben müssen. Suchen Sie eine Stelle, die sich nicht in der Nähe einer Wasserquelle befindet und heben Sie ein knapp ein Meter tiefes Loch aus. Tun Sie dies aber nur, wenn es wirklich warm ist und klar ist, dass Sie längere Zeit ohne fließendes Wasser auskommen müssen.

Gehen Sie nach draußen

Wenn Sie Ihre Eimertoilette draußen aufstellen können, sollten Sie das auch tun. Ein paar an einer Wäscheleine aufgespannte Duschvorhänge sorgen für etwas Privatsphäre. In dieser Situation werden Ihnen ein paar stabile Eimer plötzlich wie der pure Luxus erscheinen, und günstige Toilettendeckel zum Draufmontieren wie ein Sechser im Lotto. Bestimmen Sie einen Eimer für das kleine (in diesem Fall brauchen Sie keinen Müllbeutel) und einen weiteren für das große Geschäft. Denken Sie auch an einen Behälter für Toilettenpapier und an Handdesinfektionsmittel, falls das Wasser knapp ist.

SIE BRAUCHEN

- Einweghandschuhe
- Duftspray
- Handdesinfektionsmittel
- Ein paar Packungen Katzenstreu, Sand oder Asche
- Toilettenpapier (oder einen Vorrat an Tüchern, die gewaschen oder verbrannt werden können)
- Zwei Eimer und Schaumstoffnudeln

SIE BRAUCHEN

In Baumärkten und Läden für Campingbedarf bekommen Sie (fast) alles, was Sie in Notsituationen brauchen werden. Für knapp 100 Euro bekommen Sie bereits eine Campingtoilette inklusive Sanitärzusätze, um die Zersetzungsprozesse zu beschleunigen, und einen Sichtschutz. Wenn Sie schon einmal dort sind, dann sollen Sie folgende Produkte im Voraus kaufen:

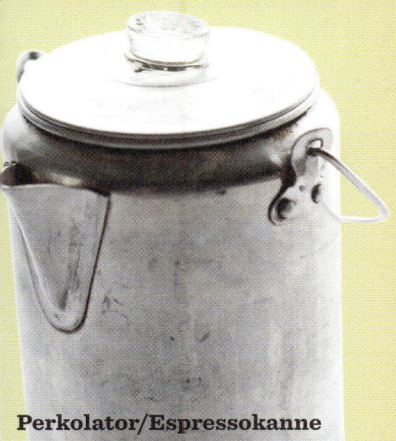
Perkolator/Espressokanne

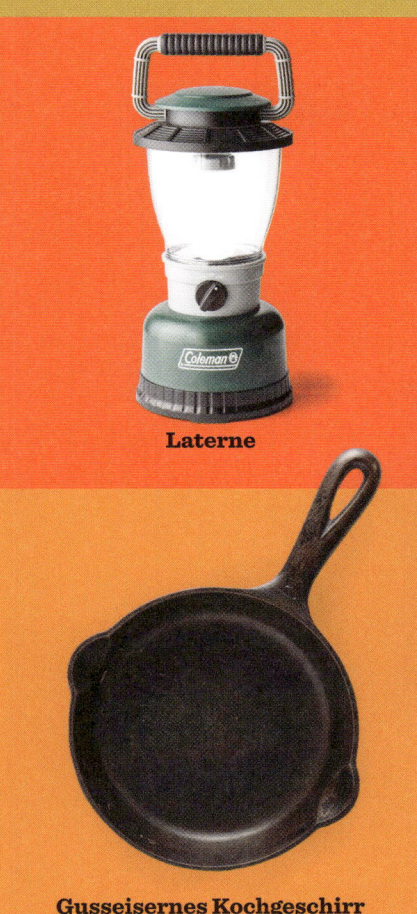
Laterne

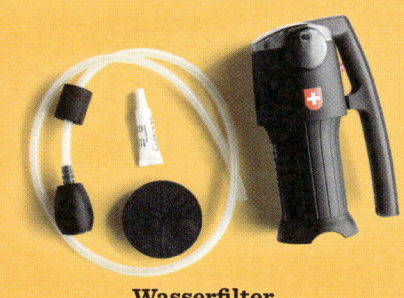
Wasserfilter

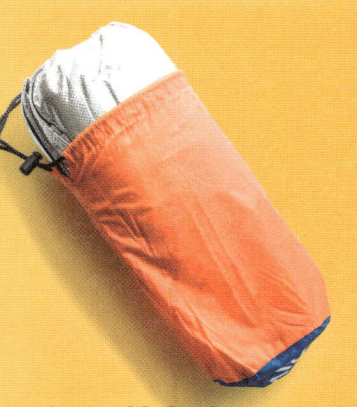
Schlafsack

Gusseisernes Kochgeschirr

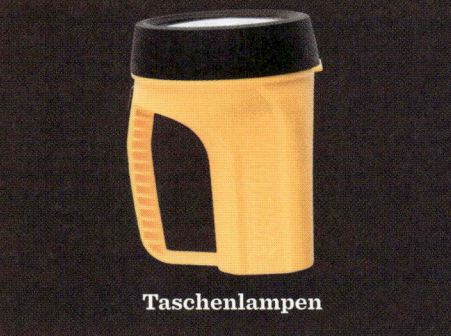
Taschenlampen

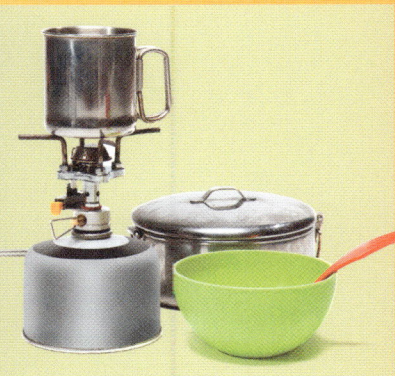
Gaskocher

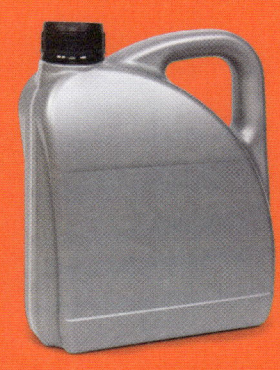
Wasserkanister

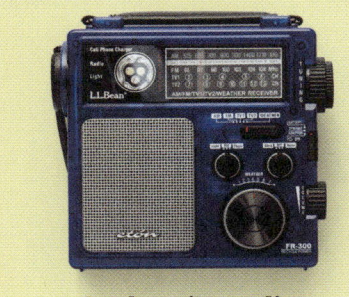
Outdoor-/Notradio

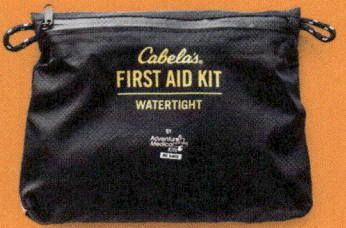
Erste-Hilfe-Set

AUF PERSÖNLICHE HYGIENE ACHTEN

Überlegen Sie,
wie Sie sich während eines Stromausfalls waschen können.

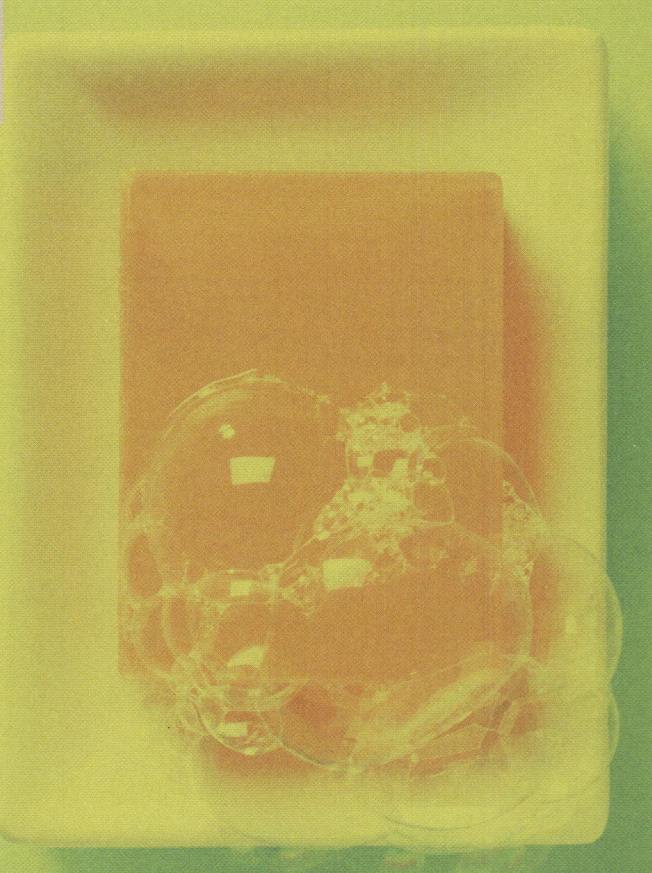

Eine schöne, heiße Dusche gehört für mich zu den kleinen Freuden des Lebens und ich würde nur ungern darauf verzichten. Aber es kann passieren, dass der Strom ausfällt oder Wasser zur Mangelware wird. Was ungünstig ist, da Sauberkeit eine umso größere Rolle spielt, wenn man gestresst ist oder sich nach einer Katastrophe bei Aufräumarbeiten völlig verausgabt. Wenn das Immunsystem aufgrund von Stress und Verausgabung herunterfährt, wird der Körper anfälliger für Krankheiten und Infektionen und gerade in dieser Zeit muss man so gut es geht auf die persönliche Hygiene achten.

Versuchen Sie auf jeden Fall, zumindest Ihre Hände und Ihr Gesicht sauber zu halten. Saubere Hände sind unsere beste Waffe gegen Krankheiten. Desinfektionsmittel ist gut, aber Wasser und Seife sind besser.

ZÄHNE: Auf die Mundhygiene zu achten, sollte nicht allzu schwer sein. Dazu braucht es nur einen Vorrat an Zahnpasta und Zahnbürsten. Ebenso sollten Zahnseide und Mundwasser vorrätig sein, damit auch unerwartete Gäste versorgt werden können.

HAARE: Ich habe vier Töchter und kenne die Dramen, die mit ungewaschenen Haaren einhergehen. Aber auch wenn die übliche Haarwaschprozedur nicht mehr drin ist, lässt sich Haltung bewahren. Mit Trockenshampoo zum Beispiel. Die einen schwören darauf, die anderen benutzen es nur, wenn es nicht anders geht. Es macht also Sinn, es auszuprobieren, bevor Sie sich einen Vorrat anlegen. Ansonsten können lange Haare auch geflochten oder zum Pferdeschwanz gebunden werden. Regenwasser ist weich und eignet sich hervorragend zum Haare waschen und Seife ausspülen. Wenn es stark genug regnet, können Sie Ihre Haare auch direkt draußen waschen. Benutzen Sie jedoch zum Ausspülen nur wenig und biologisch abbaubares Shampoo.

KÖRPER: Camping-Duschbeutel haben eine Handklemme am Schlauch, damit man das Wasser während des Einseifens abstellen kann. Der schwarze Duschbeutel erwärmt sich sogar in der Sonne, sodass man auch ganz ohne Strom mit warmem Wasser duschen kann. Das geht natürlich auch mit einer Gießkanne, wobei man diese nicht so leicht aufhängen kann und einen Partner braucht, der sie über einen hält. Wer sich dabei in einen Eimer stellt, kann sogar wertvolles Wasser für die Toilette auffangen.

Wenn Duschen nicht möglich ist, können Sie auch zu einem Schwamm und einer Schüssel mit warmem Seifenwasser greifen. Wenn auch das nicht mehr möglich ist, sollten Sie zumindest immer versuchen, Gesicht und Hände sauber zu halten und Socken und Unterwäsche zu wechseln, einfach damit Sie sich wohler fühlen. Ein gutes Deo hilft Ihnen – und Ihrem Umfeld – auch. Größere Mengen Parfüm allerdings nicht.

MONATSHYGIENE: Einen Vorrat an Hygieneartikeln anzulegen, ist nicht schwer. Schwierig ist eher die Entsorgung. Wenn klar ist, dass der Müll in absehbarer Zeit nicht abgeholt wird, rate ich, sie zu verbrennen oder waschbare Binden und Menstruationstassen zu verwenden, die allerdings etwas gewöhnungsbedürftig sind.

Schauen Sie doch einfach mal in einem Camping- bzw. Outdoorgeschäft vorbei. Ich habe dort ein komplettes Outdoor-Duschset inklusive Solardusche und Duschkabine gefunden. Für eine kurze Krise ist das sicher zu viel des Guten, aber sollte sie länger andauern, werden Sie dankbar sein, eine ordentliche Dusche nutzen zu können.

WÄSCHE WASCHEN
OHNE STROM

Informieren Sie sich über stromlose Waschmethoden und probieren Sie sie aus. Kaufen Sie einen Vorrat an Waschmittel oder lernen Sie, es selbst herzustellen.

Ich kann auf viele Annehmlichkeiten verzichten. Ich habe meinen Geschirrspüler seit Jahren nicht benutzt (außer um Einmachgläser aufzubewahren) und würde meine Mikrowelle nur zu gern durch mehr Schrankfläche ersetzen, aber meine Waschmaschine ist mir lieb und teuer. Wir mussten mal einen Stromausfall mit zwei Kindern in Stoffwindeln und einem Bettnässer meistern. Das waren drei lange und übelriechende Tage. Seitdem habe ich mir ein Notwaschsystem überlegt, damit die Wäsche nie wieder liegenbleiben muss.

Wenn Wasser knapp ist, wird saubere Kleidung zum Luxus. Aber solange Wasser da ist, kann man mit der richtigen Planung auch noch waschen, wenn der Strom längst ausgefallen ist.

HANDWÄSCHE: Als ich klein war, wurde von uns erwartet, dass wir unsere Socken und unsere Unterwäsche vor dem Zubettgehen von Hand waschen und sie im Bad vor der Heizung aufhängen. Schlimm fanden wir das nicht. Waschbretter (die es übrigens noch immer zu kaufen gibt) sind schließlich nicht nur zur Deko da. Sie funktionieren wirklich, auch wenn die Arbeit in die Hände und den Rücken geht.

Stellen Sie das Brett in einen Zuber mit warmem Wasser, befeuchten sie ein Wäschestück und legen Sie es gegen die Rippen des Waschbretts. Reiben Sie nun ein Stück Seife gegen die Wäsche, bis sich Schaum bildet, und bewegen Sie das Wäschestück kräftig über die Rippen, um Verschmutzungen zu lösen. Wenn das Wasser seifig wird, können Sie mit dem Einseifen aufhören, da zu viel Seife langwierig ausgespült werden muss. Entfernen Sie so viel schmutzigen Schaum wie möglich, bevor Sie die Wäsche in einen Eimer mit klarem Wasser geben. Eventuell brauchen Sie zwei Spülgänge, um die Seife vollständig zu entfernen. Wringen Sie die Wäsche aus und hängen Sie sie zum Trocknen auf.

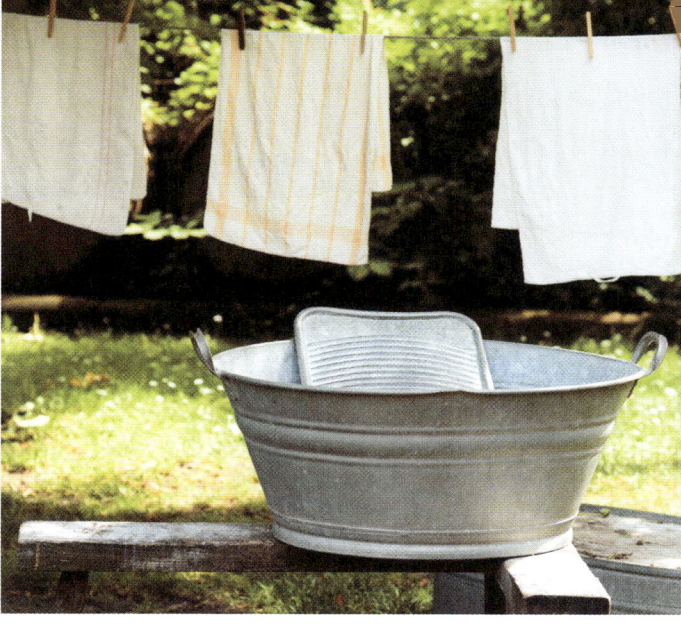

Auch ein altes Waschbrett macht schmutzige Wäsche wieder sauber

WASCHMITTEL

Ich habe schon vor Jahren aufgehört, Waschmittel zu kaufen. Ich konnte das ganze Plastik einfach nicht mehr vor mir selbst rechtfertigen. Dabei kann man sein eigenes Flüssigwaschmittel ganz einfach aus 300 g geraspelter Kernseife, 400 g Waschsoda und 20 Liter heißem Wasser selbst herstellen. Die geraspelte Seife in einem Topf mit heißem Wasser auflösen, Waschsoda hinzufügen, umrühren und eine Stunde stehen lassen. Ergibt etwa 20 Liter Flüssigwaschmittel.

Ich verwende etwa 120 ml Waschmittel pro Waschgang und kann keinen Unterschied zu handelsüblichem Waschmittel feststellen. Die Zutaten für einen Jahresvorrat nehmen sogar viel weniger Regalfläche ein als die vielen gekauften Plastikflaschen und -boxen.

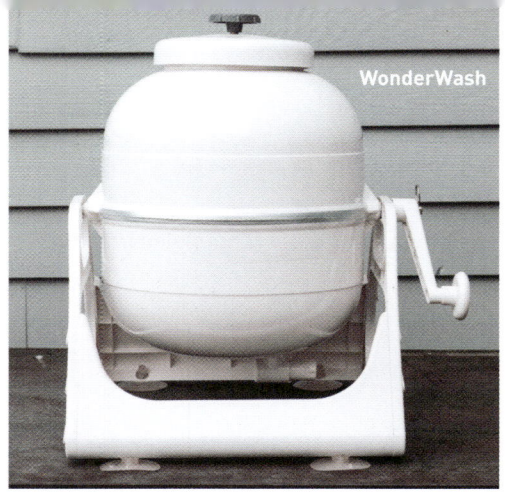
WonderWash

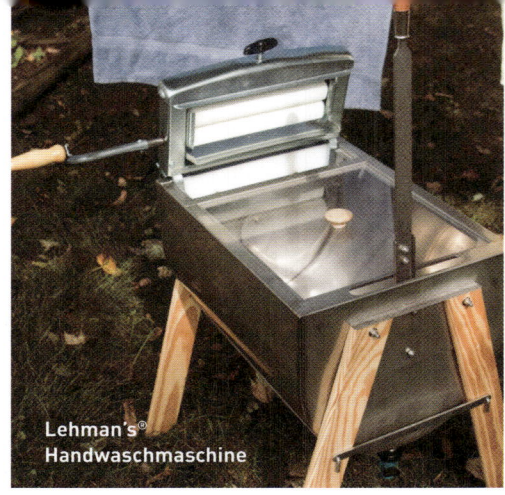
Lehman's® Handwaschmaschine

WONDERWASH: Ich liebe meinen tragbaren Handkurbel-Waschautomaten. Er hat keine 50 Dollar gekostet, braucht kaum Platz und besteht nur aus einem auf einem Sockel stehenden Behälter mit einer Kurbel an der Seite. Man füllt ihn mit Wäsche (es passt eine Garnitur Bettwäsche in der Größe 155 x 200 cm hinein), gibt 1–2 EL Waschmittel und 5–6 Liter Wasser (am besten heißes Wasser) dazu, dreht den Deckel fest zu und kurbelt 2–6 Minuten, je nachdem, wie schmutzig die Wäsche ist. Danach muss man sie nur noch auswringen, eine weitere Minute mit sauberem Wasser nachkurbeln und wieder auswringen, was etwas beschwerlich ist, wenn man Jeans oder Bettwäsche wäscht, aber meine Sachen sind danach zumindest sauber und riechen gut. Ein weiterer Vorteil: viele Kinder lieben es zu kurbeln, was die Sache direkt weniger beschwerlich macht.

WEITERE HANDBETRIEBENE WASCHMASCHINEN: Die Auswahl ist riesig. Manche sehen aus wie eine überdimensionierte Salatschleuder, sprich man gibt die Wäsche in ein Körbchen und kurbelt los, was den Vorteil hat, dass die Geräte gleichzeitig wie ein Trockner funktionieren, da das Wasser zur Seite gedrückt wird. Dann gibt es noch Geräte, die statt einer Kurbel ein Pedal haben und auf die man sich bequem draufsetzen kann. Auf diese Weise kann man noch fester in die Pedale treten und quasi den Schleudergang einlegen. Ein weiteres Modell besteht aus einem Eimer und einem Stab, an dessen Ende eine Saugglocke angebracht ist, jedoch nicht aus Gummi wie bei einem Pömpel, sondern aus Plastik. Damit rührt man im Eimer mit der Wäsche und walkt diese durch, bis sie sauber ist. Der Vorteil: eine günstigere stromlose Waschmaschine gibt es nicht. Der Nachteil: auch hier ist wieder viel Wringen und langes Trocknen erforderlich.

ABWASSERARTEN

Abwasserarten werden mit Farben klassifiziert. Bei Schwarzwasser handelt es sich um fäkalienhaltiges Abwasser aus Toiletten, das Krankheitserreger enthält, weshalb es gefiltert und aufbereitet werden muss, bevor man es zum Beispiel als Dünger verwenden kann. Grauwasser entsteht hingegen bei Tätigkeiten wie Geschirrspülen, Wäschewaschen und Baden. Man darf es nicht trinken, kann es aber als Spülwasser für die Toilette verwenden.

Auswringen

Das ist der harte Teil. Sie können Ihre Wäsche von Hand auswringen oder eines der auf der vorherigen Seite beschriebenen Geräte verwenden, wenn Sie ohne Strom auskommen müssen. Wenn ich jedoch meine Wäsche über einen längeren Zeitraum von Hand auswringen müsste, würde ich Löcher in einen Eimer bohren, meine Wäsche hineinlegen und mit zusätzlichen Gewichten arbeiten, um das Wasser herauszupressen.

Trocknen

Ich versuche selbst unter normalen Umständen meinen Trockner so wenig wie möglich zu nutzen. Ich habe einen sehr guten Wäscheständer, der zwei volle Ladungen Wäsche auf einmal aufnimmt, und wasche meistens nach dem Abendessen, damit die Wäsche über Nacht trocknen kann. Im Winter stelle ich ihn vor den Holzofen und im Sommer fristet er sein Dasein auf der hinteren Veranda. Damit gewinne ich zwar keinen Preis bei Schöner Wohnen, aber damit kann ich leben.

Falls Sie noch keine Wäscheleine im Freien gespannt haben, kann ich Ihnen nur empfehlen, das nachzuholen. Wenn das Wetter mal nicht mitspielen sollte, können Sie sie natürlich auch im Bad oder zwischen zwei Stühle spannen. Und übrigens: T-Shirts auf Kleiderbügeln trocknen fast ohne zu knittern.

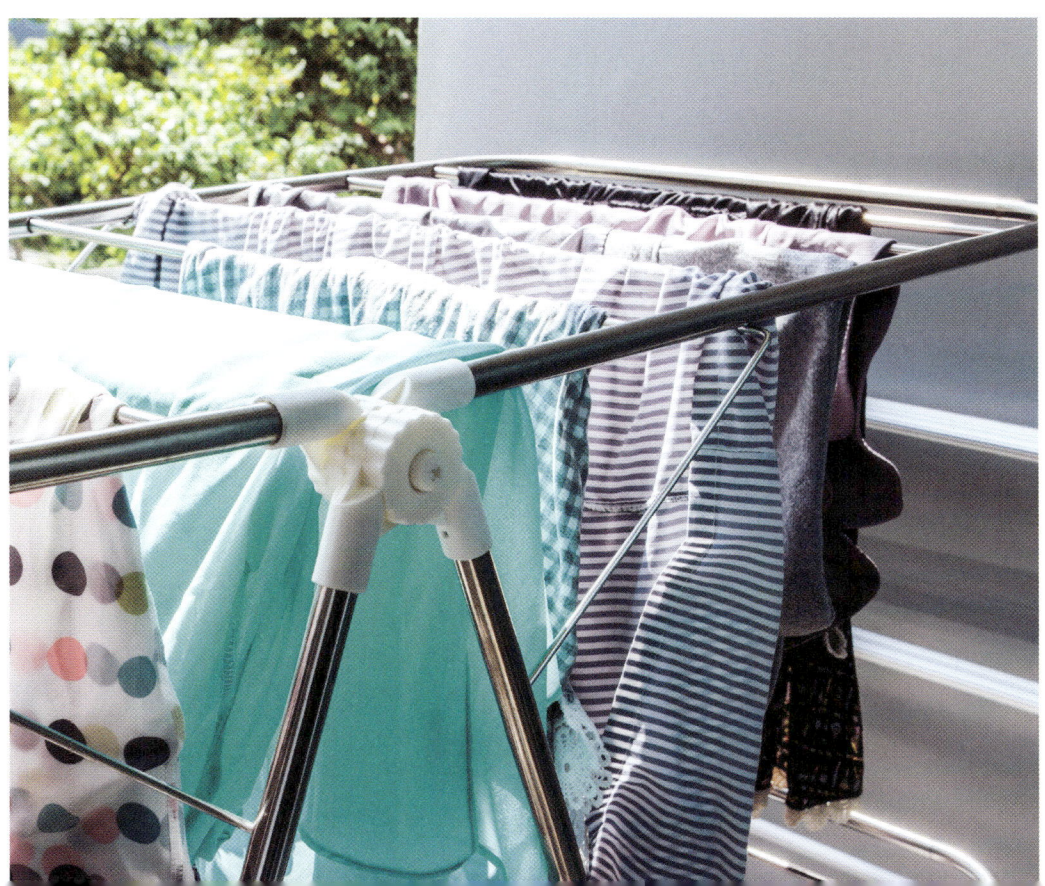

PANDEMIEN SARS, COVID-19 & CO.

Überlegen Sie, wie Sie sich auf eine Pandemie vorbereiten können und erstellen Sie einen Plan, der Ihren persönlichen Gesundheitsbedürfnissen entspricht.

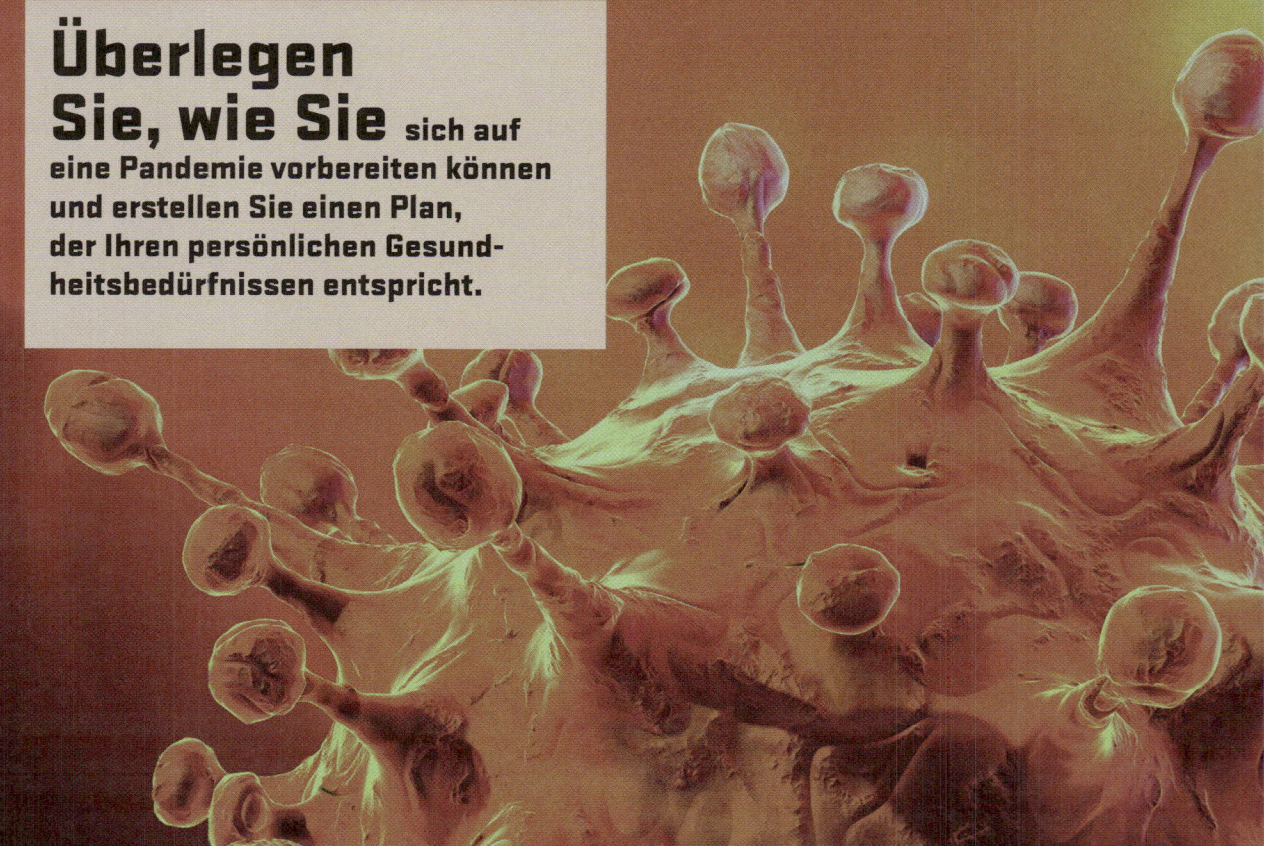

Wenn Sie sich durch alle Kapitel dieses Buches gearbeitet haben, dann sollte Sie eine Virus-Epidemie oder Pandemie nicht mehr sehr schrecken, denn dann geht es vor allem darum, zu Hause zu bleiben und möglichst wenig Kontakt zu anderen Menschen zu haben. Da wir uns vor allem um unser Heim gekümmert und Vorräte angelegt haben, ist eine solche Herausforderung eine Mischung aus allen Kapiteln. Dennoch gibt es für diese spezielle Situation ein paar Dinge, die besonders beachtet werden müssen.

Endemie, Epidemie oder Pandemie?

Mit einer **Endemie** wird das örtlich begrenzte Auftreten einer Erkrankung beschrieben. Also der Ausbruch einer Krankheit innerhalb einer spezifischen Region oder Personengruppe, die zwar örtlich aber meist nicht zeitlich begrenzt ist.

Epidemien sind zwar ebenfalls regional beschränkt, jedoch handelt es sich im Gegensatz zu Endemien um vorübergehende oder erst vor kurzem festgestellte Krankheiten mit einer unkontrollierten und deutlichen Zunahme der Ansteckungen.

Pandemien unterscheiden sich von den beiden vorgenannten dadurch, dass sie örtlich unbegrenzt ausbrechen und somit potenziell auf der ganzen Welt kontinentübergreifend auftreten können. Pandemien betreffen somit viele Menschen und können zu globalen Gesundheitskrisen führen.

Internet und Fake-News

Falschnachrichten über Pandemien, im Besonderen zum Corona-Virus, sind seit Anfang des Ausbruchs im Internet zu finden und das wird sicher auch bei den nächsten Pandemien der Fall sein.

Gerade in Krisenzeiten kann es gefährlich sein, auf Fake-News zu hören und auf dieser Basis Entscheidungen zu treffen. Gehen Sie darum besonnen mit Informationen um, deren Quelle Sie nicht eindeutig identifizieren können.

Gefährlich sind aber nicht nur Fake-News im Internet, fast noch gefährlicher sind Informationen, die Sie von Ihrer Familie und Freunden per WhatsApp, Social-Media oder ähnlichem erhalten. Wir neigen dazu, Nachrichten von uns bekannten Personen leichter zu glauben, ohne diese zu hinterfragen. Dabei muss keine böse Absicht dahinter stecken, vielmehr ist es wahrscheinlich, dass diese Person selbst einer Falschnachricht aufgesessen ist.

Achten Sie darauf, dass Sie nicht selbst versehentlich Fake-News verbreiten. Recherchieren Sie zunächst, ob die Aussagen wahr sind und wenn Sie keine eindeutig belegbaren Quellen finden, dann verbreiten Sie diese Nachrichten besser nicht weiter. Sie könnten damit sonst Ihre Angehörigen und Ihren Freundeskreis in Gefahr bringen.

Was Sie tun können

Wie immer gilt, wenn man sich mit einer neuen und beängstigenden Situation konfrontiert sieht, Ruhe bewahren und so viele Informationen wie möglich sammeln.

Werfen Sie am besten bereits jetzt schon mal einen Blick in den Pandemieplan Ihrer Stadt oder Ihres Landkreises. Überregional werden in Deutschland Maßnahmen gegen Pandemien im „Nationalen Pandemieplan" und in den „Pandemieplänen der Bundesländer" geregelt. Allgemein kommt es bei einer Pandemie zu folgenden Maßnahmen:

- **Schulen und Kindergärten werden geschlossen**
- **Großveranstaltungen werden verboten**
- **Es kommt verstärkt zu Reisekontrollen an Bahnhöfen und Flughäfen**
- **Es kommt zu Versammlungs- und Aufenthaltsverboten**

Darüber hinaus können Sie gerade zu Beginn einer Pandemie viel zum Selbstschutz und zum Schutz anderer tun, auch ohne, dass Sie von staatlicher Seite dazu aufgefordert werden:

- **Vermeiden Sie unnötige Reisen**
- **Meiden Sie Menschenansammlungen**
- **Vermeiden Sie Händeschütteln und Umarmungen**
- **Berühren Sie nicht Ihre Augen, Nase oder Mund**
- **Waschen Sie sich nach Personenkontakten gründlich Ihre Hände, mindestens 20 bis 30 Sekunden**
- **Bleiben Sie bei Krankheitserscheinungen zu Hause**
- **Lüften Sie regelmäßig geschlossene Räume**
- **Tragen Sie im öffentlichen Raum und vor allem beim Einkauf einen Mund-Nase-Schutz**
- **Nutzen Sie Einwegtaschentücher und husten und niesen Sie in Ihre Armbeuge**

Panikkäufe vermeiden

Wenn Sie bis jetzt noch keinen Notvorrat angelegt haben, dann warten Sie bitte damit, bis die Pandemie vorbei oder zumindest abgeflacht ist. Zeigen Sie sich solidarisch und vermeiden Sie Panikkäufe – bereiten Sie sich für das nächste Mal besser vor, indem Sie immer einfach ein wenig mehr einkaufen und lagern (siehe auch „Großeinkauf", Seite 78).

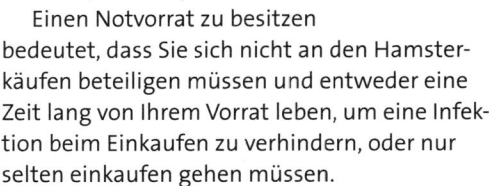

Einen Notvorrat zu besitzen bedeutet, dass Sie sich nicht an den Hamsterkäufen beteiligen müssen und entweder eine Zeit lang von Ihrem Vorrat leben, um eine Infektion beim Einkaufen zu verhindern, oder nur selten einkaufen gehen müssen.

Obwohl das BBK seit 2004 sagt, dass jeder Bürger über einen Notvorrat verfügen sollte, kam es im Zuge der Corona-Krise in vielen Ländern zu Hamsterkäufen. In Deutschland waren Nudeln und Toilettenpapier ausverkauft. Zwar kam es zu keiner Zeit zu einem echten Engpass bei der Herstellung, aber die Lieferketten mussten sich auf den ungewöhnlichen Andrang erst einmal einstellen. Hier hat sich gezeigt, dass nicht alle Menschen die Krisenvorsorge als normalen Bestandteil ihres Lebens verinnerlicht haben. Eine echte Knappheit gab es nur bei den Dingen, die in normalen Zeiten selten oder wenig gebraucht werden, wie Desinfektionsmittel und Atemschutzmasken. Denken Sie also bei Ihrem Notvorrat auch an diese Einkäufe und decken Sie sich zusätzlich mit freiverkäuflichen Erkältungsmitteln ein, denn jeder Gang in die Apotheke ist ein Risiko, da sich gerade dort vermehrt kranke Menschen aufhalten (siehe auch „Erste-Hilfe-Set zusammenstellen", Seite 40).

Nachbarn und älteren Familienmitgliedern helfen

Schützen Sie Risikogruppen nicht nur, indem Sie zu Hause bleiben, sondern werden Sie aktiv. Menschen mit Immunschwäche und ältere Personen sind von Pandemien in besonderer Weise betroffen. Hören Sie sich in Ihrer Nachbarschaft um, ob jemand Hilfe benötigt oder ob

Sie für ältere Nachbarn die Einkäufe erledigen und vor die Tür stellen können. Dasselbe gilt natürlich auch für Ihre Familie und Freunde, nicht nur ältere Menschen sind betroffen, sondern auch Immunschwache oder Personen mit Vorerkrankungen.

Quarantäne mit Kindern

Wie bereits im Kapitel „Kinder vorbereiten" (siehe Seite 64) besprochen, reagiert jedes Kind anders auf neue Situationen. In den Nachrichten und Zeitungstitelbildern werden eventuell Personen in Schutzanzügen und mit Atemmasken gezeigt, die Ihren Kindern Angst machen könnten.

Der Alltag Ihres Kindes könnte von heute auf morgen plötzlich völlig anders aussehen, wenn Kindergärten und Schulen schließen und plötzlich keine Verabredungen mit Freunden mehr stattfinden können.

Seien Sie in dieser schwierigen Zeit besonders für Ihr Kind da und sprechen Sie darüber. Es ist wichtig, dass Sie Fragen ehrlich beantworten und Ihren Kindern gut zuhören, auch dann, wenn sie immer das gleiche sagen. Verwenden Sie zur Erklärung der Situation eine kindgerechte Sprache und erklären Sie alles genau – auch, warum die Großeltern zurzeit nicht mehr besucht werden können. Vermutlich sind Sie aufgrund der Situation selbst besorgt oder gestresst, auch dies sollten Sie Ihrem Kind erklären, aber versuchen Sie gute Laune zu haben und zu verbreiten.

Darüber hinaus können Sie folgendes tun:

- Lassen Sie Ihr Kind mit Freunden oder Verwandten telefonieren
- Halten Sie Schlaf- und Essenszeiten ein
- Sorgen Sie für eine gesunde Ernährung
- Schaffen Sie feste Zeiten zum Spielen und Lernen
- Beteiligen Sie Ihr Kind an der Tages-Planung
- Fragen Sie in der Schule nach Arbeits-Materialien
- Streichen Sie die Quarantäne-Tage an einem Kalender durch
- Sorgen Sie mit einem Springseil im Haus für Bewegung
- Lesen und spielen Sie mit Ihrem Kind
- Erlauben Sie es, falls Ihr Kind bei Ihnen schlafen möchte

ISOLATION UND DIE PSYCHE

Eine länger anhaltende ungewohnte Situation, wie eine Ausgangssperre, kann für die Psyche Folgen haben und zu Frustration führen. Die Verbindung zu anderen Menschen ist lebensnotwendig. Bleiben Sie durch Internet, Handy, Chats usw. im Kontakt mit der Gesellschaft und tauschen Sie sich über die Lage aus.

Halten Sie Ihre gewohnte Tagesstruktur so weit wie möglich aufrecht und setzen Sie sich Ziele.

Probieren Sie neue Dinge aus wie z. B. eine weitere Fremdsprache zu lernen oder lösen Sie Rätsel.

Scheuen Sie sich nicht, bei Bedarf die Telefonseelsorge oder andere Krisendienste zu nutzen.

SCHUTZ VOR BETRÜGERN UND DIEBEN

Schützen Sie Familie und Eigentum.
Krisenzeiten können das Schlechteste im Menschen hervorbringen.

Krisen bringen oftmals das Beste im Menschen zum Vorschein. Wir begegnen erstaunlicher Großzügigkeit und werden Zeugen unglaublicher Heldentaten. Wir erleben Menschen, die anpacken, zusammenarbeiten, begrenzte Ressourcen teilen, Differenzen beilegen und das Wohl aller im Blick haben. Leider kann aber auch das Gegenteil der Fall sein. Eine Krise kann die schlimmsten Seiten der menschlichen Natur zum Vorschein bringen und es wird immer Personen geben, die eine Krise nutzen, um sich an Schwächeren zu vergreifen.

Schützen Sie Ihr Eigentum

Plünderer nehmen oft ausgedünnte Nachbarschaften ins Visier. Informieren Sie bei Problemen rechtzeitig die Polizei und organisieren Sie parallel Nachbarschaftswachen, vor allem, wenn viele Häuser leerstehen. Damit meine ich nicht, dass Sie sich bewaffnen sollten, sondern unter Nachbarn aufeinander achtgeben. Überlegen Sie sich eine gemeinsame Vorgehensweise, wenn Ihnen etwas Verdächtiges auffallen sollte. Der Plan sollte aber nicht auf eine Konfrontation hinauslaufen, sondern immer nur darauf, möglichst schnell die Behörden darüber zu informieren, dass sich Personen unbefugt auf Grundstücken herumtreiben.

Besorgen Sie sich einen Safe. Ein Safe ist auch dann eine sinnvolle Investition, wenn man nicht reich ist. Diebe suchen nach kleinen, wertvollen Gegenständen, die man schnell einstecken kann, wie Schmuck, Sammlerstücke oder Bargeld. Ein Safe ist unhandlich und ohne Spezialwerkzeug und Zeit schwer zu knacken. Ein kleiner, feuerfester Safe ist nicht teuer und kann zusätzlich mit einer Wand und dem Boden verschraubt werden. Ein Bankschließfach ist natürlich noch sicherer, wenn Sie Wertsachen haben, die besonders geschützt werden müssen.

Achten Sie auf Betrüger:

Einbrecher werden wahrscheinlich nicht Ihr einziges Problem sein. Nach Tornados, Überschwemmungen, Schlammlawinen, Waldbränden und anderen Katastrophen lassen Betrugsversuche nicht lange auf sich warten. Wenn Ihr Dach davongeflogen ist, wird es sehr verlockend sein, diesem netten Typen mit dem LKW zu vertrauen, der ausgerechnet jetzt bei Ihnen aufkreuzt und Ihnen verspricht, gegen eine Anzahlung morgen mit seinen Männern zurückzukommen. Vielleicht wird er das, vielleicht nimmt er aber auch nur Ihr Geld und verschwindet auf Nimmerwiedersehen.

Ein weiteres Problem sind „Handwerker", die Ihre Dienste zum Schleuderpreis anbieten, jedoch nicht qualifiziert, erfahren oder womöglich gar nicht versichert sind. Das Letzte, was Sie wollen, ist, jemanden einzustellen, der sein eigenes Dach repariert hat und sich nun für einen Experten hält. Wenn Ihr Dach sechs Monate später nachgibt oder die Farbe beim nächsten Regen von der Wand blättert, wer entschädigt Sie dann?

Verzweifelte Menschen fallen Betrugsmaschen als erste zum Opfer. Atmen Sie tief durch und überprüfen Sie zuerst Referenzen, bevor Sie

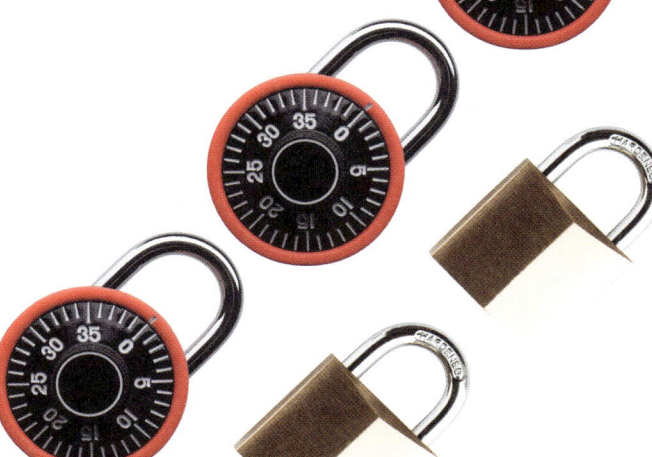

jemanden engagieren oder eine Vorauszahlung leisten.

Nehmen Sie auf keinen Fall selbst Reparaturen in Angriff, wenn Sie nicht wissen, was Sie da tun. Sie könnten sich ernsthaft verletzen oder wer weiß was antun. Nach einem schlimmen Sturm können stromführende Kabel freigelegt, giftige Materialien ausgetreten oder ganze Bereiche Ihres Hauses einsturzgefährdet sein. Und wenn Sie Reparaturen selbst ausführen, greift eventuell Ihre Versicherung nicht mehr. Fotografieren Sie lieber den Schaden und holen Sie sich einen Profi.

Ebenfalls sinnvoll ist, Ihre Versicherungen fürs Haus zu prüfen und nachzulesen, was sie abdecken. Vieles kann zusätzlich gebucht werden; wenn Ihre Immobilie zum Beispiel in einem Risikogebiet für Überschwemmungen liegt, oder für andere Naturgefahren, ist eventuell eine Elementarschadenversicherung sinnvoll.

Schützen Sie Ihre Familie

Die meisten Menschen mögen zwar nett sein, aber es ist trotzdem ratsam, Vorsicht gegenüber Fremden walten zu lassen. Informieren Sie sich, wie der kommunale Zivil- und Katastrophenschutz organisiert ist, damit Sie Menschen in Not helfen und den Weg weisen können, statt sie bei sich aufzunehmen. Lassen Sie Ihre Kinder nach einer Katastrophe nie unbeaufsichtigt herumlaufen, auch wenn sie es gewohnt sind, alleine nach draußen zu gehen.

Wahrscheinlich werden viele Unbekannte unterwegs sein und die meisten sicherlich aus gutem Grund. Nach einer Katastrophe können das Hilfskräfte, Sicherheitsbeamte, das Militär, Presseleute und Dienstleister sein; oder eben Menschen, die nicht helfen möchten, sondern anderes im Sinn haben. Bitten Sie daher immer um einen Ausweis, bevor Sie Fremde auf Ihr Grundstück lassen und verweigern Sie im Zweifel den Zutritt.

Vergessen Sie nie, dass Besitz ersetzt werden kann, Sie jedoch nicht. Bewahren Sie daher immer einen kühlen Kopf, wenn es darum geht, eine Entscheidung zu treffen. Vorsicht ist besser als Nachsicht.

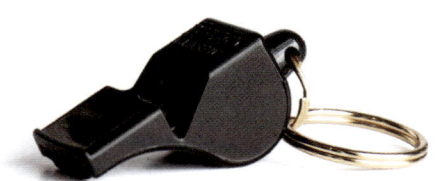

WAFFE, JA ODER NEIN?

Das ist ein unangenehmes Thema für mich, aber ich kann nicht über Sicherheit schreiben, ohne Schusswaffen zu erwähnen. Der Besitz einer Waffe ist eine persönliche Entscheidung, aber wenn Sie sich dafür entscheiden, eine Waffe im Haus zu haben, ist es auch Ihre Verantwortung, sie sicher zu verwahren.

Viele Menschen dürften jedoch weniger tödliche Methoden zur Verteidigung wählen, wie Pfefferspray, CS-Gas oder Elektroschocker. Ich bin ein großer Fan von Trillerpfeifen, da Diebe alles abschreckt, was Aufmerksamkeit auf sie lenkt, und ein lautes Trillern genau das bewirkt. Ein großer Hund – oder selbst ein kleiner, kampflustiger – dürfte ebenfalls ein KO-Kriterium für viele Diebe sein.

EINEN SCHUTZRAUM EINRICHTEN

Entscheiden Sie sich für einen Ort in Ihrem Haus, der Ihnen Sicherheit bieten kann.

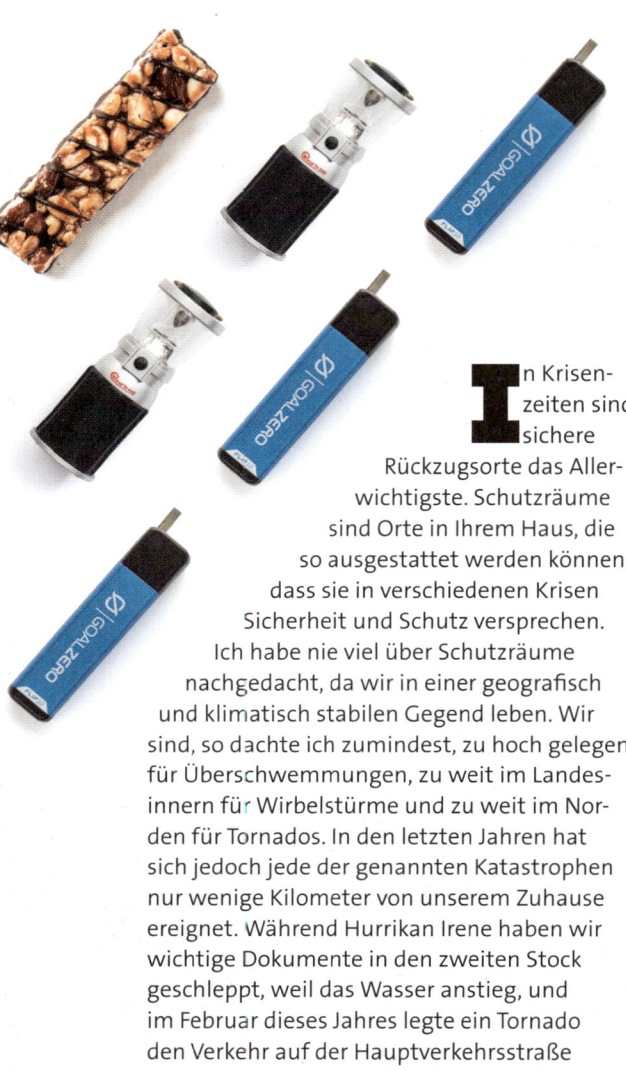

In Krisenzeiten sind sichere Rückzugsorte das Allerwichtigste. Schutzräume sind Orte in Ihrem Haus, die so ausgestattet werden können, dass sie in verschiedenen Krisen Sicherheit und Schutz versprechen. Ich habe nie viel über Schutzräume nachgedacht, da wir in einer geografisch und klimatisch stabilen Gegend leben. Wir sind, so dachte ich zumindest, zu hoch gelegen für Überschwemmungen, zu weit im Landesinnern für Wirbelstürme und zu weit im Norden für Tornados. In den letzten Jahren hat sich jedoch jede der genannten Katastrophen nur wenige Kilometer von unserem Zuhause ereignet. Während Hurrikan Irene haben wir wichtige Dokumente in den zweiten Stock geschleppt, weil das Wasser anstieg, und im Februar dieses Jahres legte ein Tornado den Verkehr auf der Hauptverkehrsstraße außerhalb der Stadt lahm. Hätten Sie mir gesagt, dass ich im Februar mit einem Tornado in Massachusetts rechnen müsse, hätte ich gesagt, dass Sie spinnen. Seitdem habe ich jedoch einen gut ausgestatteten Schutzraum.

Die Lage eines Schutzraums orientiert sich an den jeweiligen Gefahren. Wenn Sie in einem Überschwemmungsgebiet leben, sollte er über der Hochwassermarke liegen und keine Fenster oder Türen nach draußen haben. Leben Sie hingegen in einem Gebiet, in dem Tornados auftreten können, sind Sie unter der Erde sicherer. Eine gute Bausubstanz ist jedoch in jedem Katastrophenszenario wichtig, vor allem bei einem Erdbeben. In diesem Fall sollten Sie allerdings so schnell wie möglich einen öffentlichen Schutzraum aufsuchen, um angemessenen Schutz zu erhalten, vor allem dann, wenn Sie in einem Hochhaus oder einem alten Haus leben.

Ein idealer Schutzraum ist meiner Meinung nach ein Schlafzimmer mit angrenzendem Bad, da Sie Zugang zu Wasser und eine Toilette haben, solange diese funktioniert. Eventuell müssten jedoch die Fenster mit Brettern vernagelt werden, falls draußen ein Sturm tobt.

Der von Ihnen ausgewählte Schutzraum sollte ausreichend Platz für alle Familienmitglieder und natürlich alle Haustiere bieten. Wenn es an der Zeit ist, den Raum aufzusuchen, sollten Sie Ihre Dokumentenmappe mitnehmen (siehe „Dokumentenmappe erstellen", Seite 10) und Freunde und Verwandte informieren. Nach einigen Stunden dürfte es recht warm und stickig im Raum werden, daher wenn möglich die Tür einen Spalt öffnen, um frische Luft hereinzulassen.

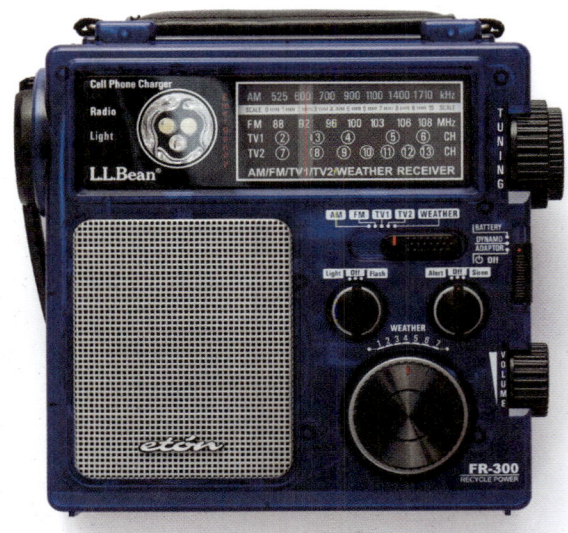

Ausstattung eines Schutzraums

Schutzräume sollten mit einigen Vorräten ausgestattet sein – und zwar mit Wasser und nicht verderblichen Lebensmitteln, die man snacken kann, wie Studentenfutter, Energieriegel, Nüsse und getrocknete Früchte. Ebenso werden Sie Müllbeutel, eine batteriebetriebene Notfalllaterne, Taschenlampen, eine Trillerpfeife (falls Sie ein Rettungsteam auf sich aufmerksam machen müssen), und einige Paar Arbeitshandschuhe brauchen. Tragen Sie festes Schuhwerk. Es ist nicht notwendig, zusätzliche Vorräte zu kaufen; achten Sie nur darauf, dass Sie das, was Sie brauchen, an einem Ort aufbewahren, oder bringen Sie Ihre Vorräte in den Schutzraum, sobald es Ihnen notwendig erscheint. Achten Sie auch darauf, alle Vorräte inklusive der Batterien in den Taschenlampen und der Laterne regelmäßig auszutauschen.

Für Krisensituationen, die nur von kurzer Dauer sind, sollten die eben beschriebenen Maßnahmen ausreichen. Ansonsten sollten Sie genügend Platz zum Hinlegen und vielleicht ein Buch einplanen, um sich die Zeit zu vertreiben. Nehmen Sie auf jeden Fall ein Notfallradio mit, um auf dem Laufenden zu bleiben, und natürlich Ihr aufgeladenes Handy. Zusätzliche Decken zum Wärmen, falls es kalt werden sollte, dürfen auch nicht fehlen.

Wenn Sie in einem überschwemmungsgefährdeten Gebiet leben, sollte sich Ihr Schutzraum wie gesagt so weit oben im Haus wie möglich befinden und Ihnen – im Gegensatz zu Unwetterschutzräumen, die meist nur für kurze Zeit aufgesucht werden müssen – für mehrere Tage Schutz bieten können.

Zusätzlich zu den empfohlenen Vorräten, die Sie gegebenenfalls noch aufstocken müssen, sollten Sie sich auch um die Abwasserversorgung kümmern sowie ein Notfall-Handyladegerät und ein Signalmittel (wie eine Handfackel oder eine Signalpistole) deponieren.

Wer keinen vorhandenen Raum in einen Schutzraum umfunktionieren, sondern direkt einen für den Katastrophenfall vorgesehenen Raum bauen lassen möchte, kann das natürlich auch tun.

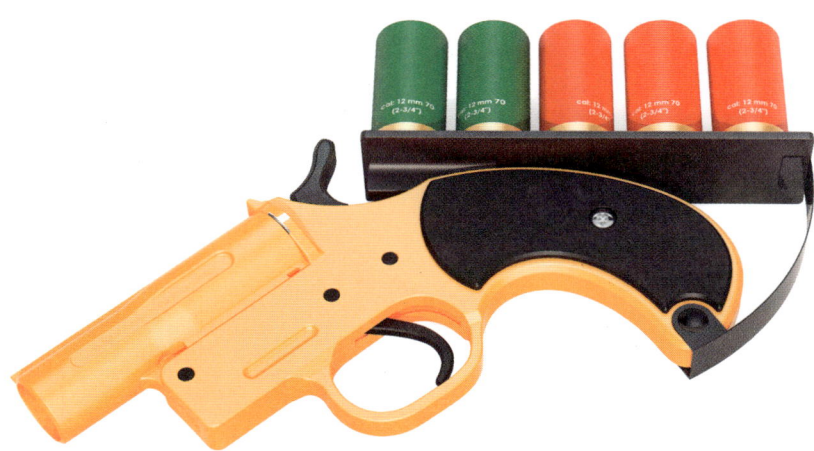

WARM HALTEN

Überstehen Sie
winterliche Stromausfälle auch ohne Holzofen.

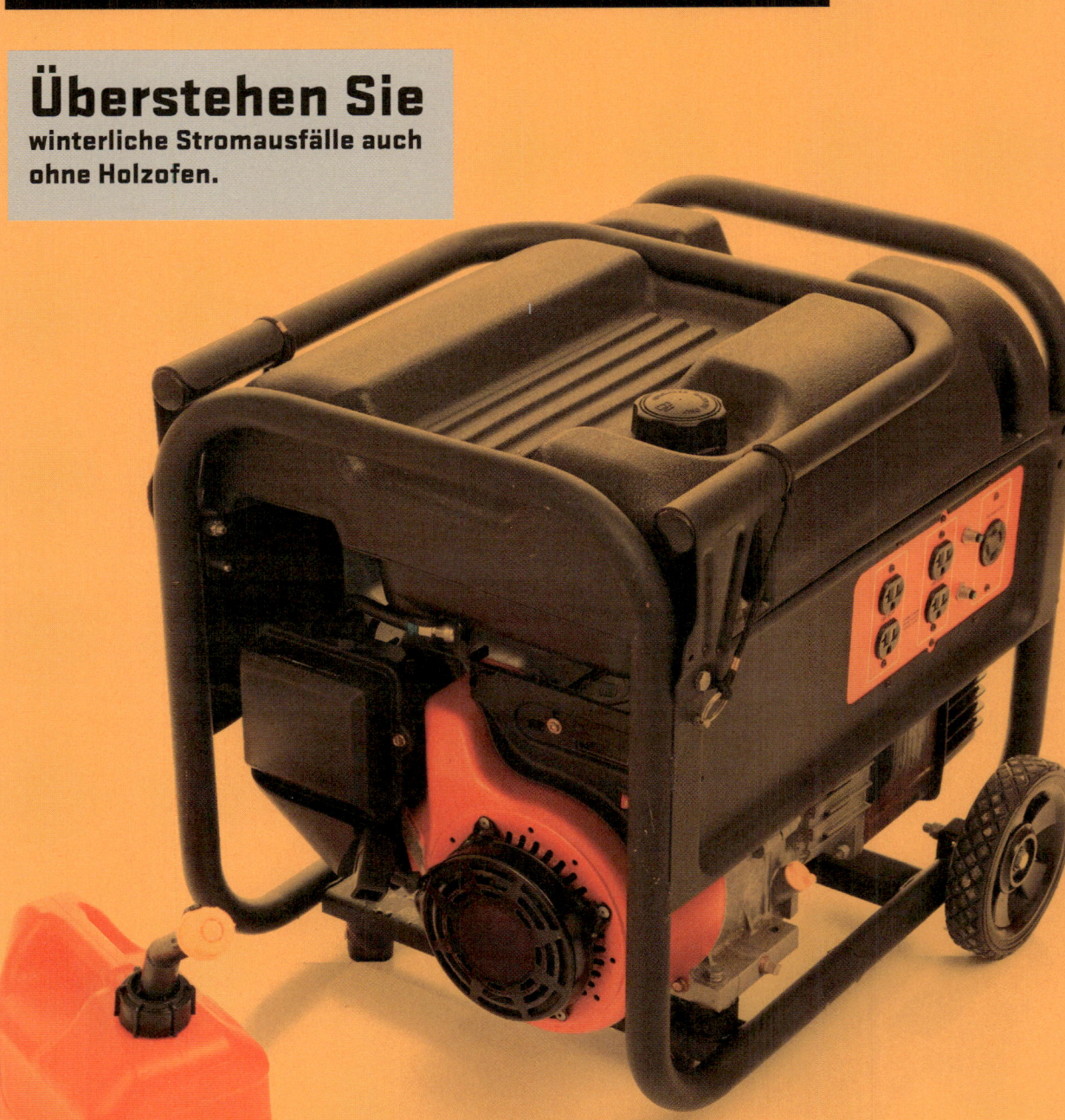

Manche haben das Glück, einen Holzofen zu besitzen, den Sie bei kaltem Wetter oder einem Stromausfall anwerfen können, um es sich muckelig warm zu machen. Wer das Glück jedoch nicht hat, wird feststellen müssen, wie schnell es spürbar kühler im Haus werden kann. Das ist besonders schlimm, wenn Kinder oder ältere Personen im Haus wohnen, die anfälliger für Kälte sind. So können Sie den Wärmeverlust im Haus minimieren und das Wohlbefinden Ihrer Familie maximieren:

Wärmeverlust stoppen

SCHNELL HANDELN: Das Allerwichtigste ist, so viel Wärme wie möglich im Haus zu behalten. Halten Sie Fenster und Türen geschlossen. Jedes Mal, wenn Sie sie öffnen, strömt warme Luft nach draußen und kalte nach drinnen.

ZUGLUFT STOPPEN: Schließen Sie auch im Haus alle Türen und legen Sie Zugluftstopper wie zusammengerollte Handtücher, gefaltete Zeitungen oder Kissen auf den Boden. Wenn Sie noch Decken über haben, können Sie sie vor die Türen hängen oder auf den Boden legen.

FENSTER ABDICHTEN: Selbst durch die besten Fenster kann es ziehen. Schneiden Sie Luftpolsterfolie zu und kleben Sie sie direkt auf die Scheiben – am besten auch über die Fensterrahmen. Wenn Sie die Fenster vorher mit einem feuchten Schwamm abwischen, wird die Folie umso besser haften. Wenn Sie keine Luftpolsterfolie haben, können Sie auch Plastikfolie verwenden oder schwere Decken vor die Fenster hängen.

Den kleinsten Raum heizen

Fangen Sie mit Ihrem Körper an und arbeiten Sie sich von dort vor. Halten Sie Ihre Pulspunkte bedeckt und ziehen Sie sich nach dem Zwiebelprinzip an. Zwischen jeder Schicht befindet sich ein kleines Luftpolster, das sie wärmer halten wird als enge Kleidung. Ich empfehle lange Unterwäsche, darüber ein Flanellhemd und eine Weste. Diese Lagen halten warm, ohne die Bewegungsfreiheit einzuschränken.

Apropos lange Unterwäsche, Baumwolle ist nicht die beste Wahl. Wenn Sie darin stark schwitzen, wird Ihnen schnell kalt, da der Stoff nur langsam trocknet. Wählen Sie lieber ein Material, das Feuchtigkeit aufnimmt und schnell trocknet, wie Thermounterwäsche, die speziell dafür entwickelt wurde und leicht und bequem ist. Ziehen Sie kleinen Kindern zusätzlich einen Pyjama mit wärmenden Fleece-Füßen über ihre lange Unterwäsche und Socken an, und darüber eine Weste.

Besonders die Extremitäten sind durch Kälte gefährdet, weshalb Sie Handschuhe, Wollsocken und eine Mütze auch beim Schlafen tragen sollten. Mit Gel gefüllte Handwärmer sind zwar günstig, aber Benzin-Taschenwärmer sind besser. Sportwarenläden bieten qualitativ hochwertige Kaltwetterausrüstung an – kaufen Sie am besten im Sale, was Sie brauchen.

Wenn es nicht möglich ist, einen Raum warm zu halten, sind Keller eine gute Option, da sie dazu neigen, eine konstante Temperatur zu halten. Ein 7 °C kalter Keller, den Sie aus einem 21 °C warmen Obergeschoss betreten, mag zwar kalt sein, ist aber mollig warm, wenn die Temperatur im Obergeschoss auf -7 °C gesunken ist.

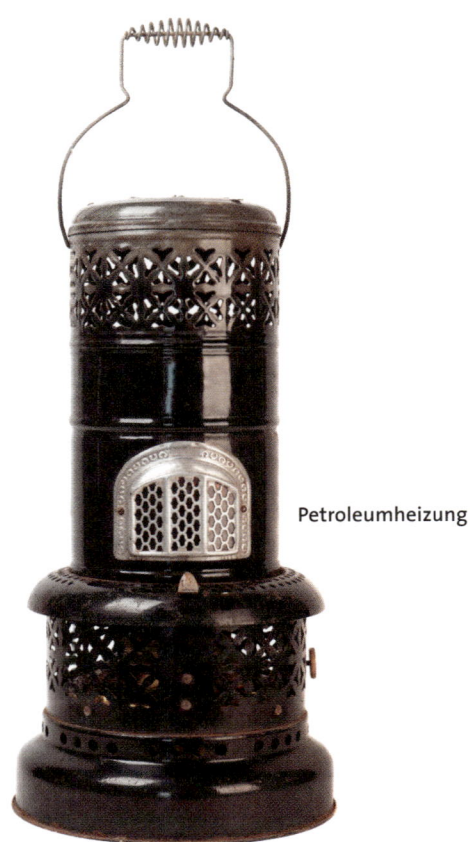

Petroleumheizung

Warm schlafen

Flanell-Bettwäsche, Wolldecken und Daunendecken werden Sie durch die meisten kalten Nächte bringen, aber wenn Sie an einem Ort leben, an dem die Temperaturen nachts deutlich abfallen, sollten Sie in gute Vier-Jahreszeiten-Schlafsäcke für jedes Familienmitglied investieren. Mumienschlafsäcke eignen sich am besten.

DEN SCHLAFSACK NIE DIREKT AUF DEN BODEN LEGEN: Legen Sie ihn auf Sofakissen oder Zeitungen aus (sogar Papier kann isolieren).

EINEN SCHLAFBEREICH BAUEN: Grenzen Sie den Schlafplatz ein und nutzen Sie die Wärme, die Ihre Körper abgeben. Schlagen Sie ein kleines Zelt auf oder bauen Sie sich eins aus Decken oder Kartons.

SCHLAFTEAMS BILDEN: Zwei Körper erzeugen mehr Wärme als einer. Koppeln Sie zwei Schlafsäcke und lassen Sie Ihre Kinder darin zusammen schlafen.

NICHTELEKTRISCHE HEIZGERÄTE IN INNENRÄUMEN

Petroleum- und Gasheizungen sind so sicher wie die Person, die sie nutzt. Ich würde immer nur neue Geräte kaufen, um die aktuellsten Sicherheitsstandards zu erfüllen.

Die Verwendung solcher Heizgeräte beinhaltet immer eine offene Flamme und sehr heiße Oberflächen, daher sollte die Sicherheit von Kindern und Haustieren an erster Stelle stehen. Benutzen Sie ausschließlich Geräte, die für Innenräume zugelassen sind und achten Sie auf die richtige Belüftung. Geschlossene Räume sind tabu; öffnen Sie ein Fenster oder den Rauchabzug des Kamins und lassen Sie die Luft zirkulieren. Beachten Sie bitte auch folgende Punkte:

- **Kohlenmonoxid ist für Menschen nicht wahrnehmbar, besorgen Sie sich daher einen funktionierenden CO-Melder**
- Stellen Sie Geräte mindestens einen Meter von brennbaren Oberflächen entfernt auf
- Wenn Sie Heizgeräte auch zum Kochen verwenden, lassen Sie Töpfe niemals unbeaufsichtigt
- Zünden Sie Flammen, die ausgehen, erst nach zwanzig Minuten wieder an
- Mischen Sie Petroleum nie mit anderen Brennstoffen, da Gemische explodieren können

Nichtelektrische Heizgeräte gibt es viele. Beachten Sie die Sicherheitshinweise und stellen Sie sie entsprechend der Anleitung auf.

Lagern Sie die Brennstoffe sicher außerhalb Ihres Hauses. Informieren Sie sich über die Symptome bei einer Kohlenmonoxidvergiftung, bevor Sie sich ein solches Gerät anschaffen.

Essen wärmt!

Um die Körpertemperatur zu halten, benötigen wir Kalorien. Essen Sie während eines Heizungsausfalls kalorienreiche Lebensmittel, die einen hohen Fettgehalt haben.

TRINKEN SIE AUSREICHEND: Kälte dehydriert fast so sehr wie Wärme, darum sollten Sie viel Flüssigkeit zu sich nehmen. Heiße Getränke wärmen schnell und kalte kühlen den Körper schnell aus, also vermeiden Sie sie (außerdem sollten Sie den Kühlschrank bei einem Stromausfall sowieso nicht öffnen). Anregende Getränke wie Kaffee, Tee oder eine heiße Schokolade sind okay, ein kleiner Schuss Alkohol nicht. Er hat zwar eine beruhigende Wirkung und fühlt sich beim Trinken wärmend an, weitet aber die Blutgefäße in der Haut und kühlt so den Körper aus.

Erwachsene, die sich im Trockenen aufhalten, können mit der richtigen Kleidung und ausreichend Nahrung kalte Temperaturen gut verkraften, während kleine Kinder und ältere Menschen Gefahr laufen, schnell zu unterkühlen. Achten Sie daher besonders auf gefährdete Personen und holen Sie bei den ersten Anzeichen einer Unterkühlung Hilfe.

Generatoren – ja oder nein?

Ein Generator ermöglicht es Ihnen, Ihre elektrische Heizung weiterhin zu nutzen und so selbst schlimmsten Stürmen zu trotzen. Generatoren haben aber auch Nachteile, daher sollten Sie Folgendes beim Kauf beachten.

Tragbare Generatoren gibt es in Baumärkten. Sie werden mit Benzin betrieben, das aber schnell knapp werden kann. Außerdem sind sie laut und müssen draußen aufgestellt werden. Ein Generator wird nicht das ganze Haus mit Strom versorgen können, sollte aber genug Power haben, um zumindest die Heizung am Laufen zu halten. Die Menge an benötigtem Kraftstoff hängt immer von der Leistung und Auslastung ab. Überlegen Sie, wo und wie Sie ausreichend Kraftstoff lagern, um zumindest ein paar Tage durchhalten zu können. Die Lagerung in Gebäuden ist wegen der Explosionsgefahr verboten.

Ein Dieselaggregat kann auch als feste Anlage in der Nähe des Hauses installiert werden, allerdings sollten Sie in diesem Fall einen Fachmann beauftragen, da solche Generatoren an den Schaltkreis im Haus angeschlossen werden. Der Kraftstoff befindet sich dann nicht im Generator, sondern in einem separaten Tank, der über einen Schlauch mit dem Generator verbunden ist. Eine solche Notfallversorgung für das ganze Haus kostet natürlich einiges und kann von mehreren Tausend Euro gut und gern in den fünfstelligen Bereich steigen, je nach Gebäudegröße. Service und Wartung schlagen auch zu Buche und bereits nach wenigen Tagen Dauerbetrieb muss das Gerät professionell gewartet sowie Öl und Filter gewechselt werden. Vereinbaren Sie daher vorher einen Termin mit einem Installateur und informieren Sie sich, ob eine Anschaffung für Sie lohnenswert ist. Vergessen Sie dabei aber nicht, dass er oder sie seine Ware auch verkaufen möchte.

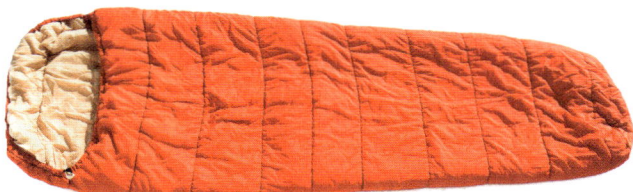

ANZEICHEN EINER UNTERKÜHLUNG

- **Schwindel, Schwierigkeiten beim Aufstehen**
- **Schwäche, eingeschränkte Motorik**
- **blasse Haut, die sich kalt anfühlt**
- **Verwirrung, Teilnahmslosigkeit**
- **unkontrolliertes Zittern, das in späten Stadien aufhören kann**
- **flache, unregelmäßige Atmung**
- **langsamer Puls**

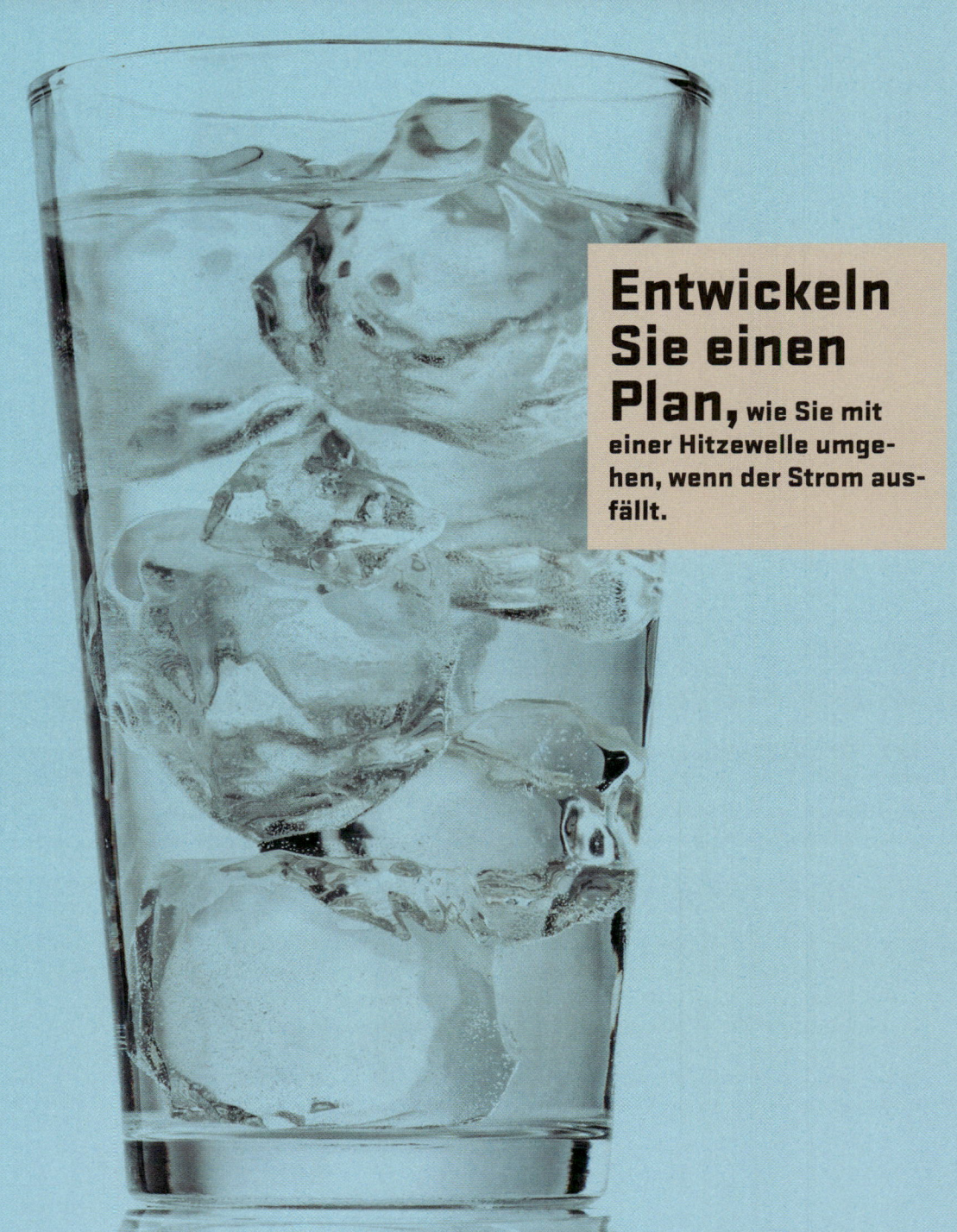

KÜHL HALTEN

Entwickeln Sie einen Plan, wie Sie mit einer Hitzewelle umgehen, wenn der Strom ausfällt.

Meistens bleiben uns die dramatischen Aufnahmen von Überschwemmungen, Unwettern und Tornados mit bedrückender Eindringlichkeit in Erinnerung, aber in Wirklichkeit sterben mehr Menschen während einer Hitzewelle als während anderer wetterbedingter Katastrophen. 2003 starben in Europa nach Einschätzung der World Health Organization (WHO) 70.000 Menschen während einer schrecklichen Hitzewelle – vor allem Ältere. Während der Hitzewelle 2016 in Indien erreichten die Temperaturen 45–48 Grad, mit einem Hitzerekord von 51 Grad in der nordindischen Stadt Phalodi. Mit der Erderwärmung werden Hitzewellen immer extremer.

Ebenso wahrscheinlich ist, dass langanhaltende Hitzewellen in den kommenden Jahrzehnten immer wieder zu Engpässen in der Stromversorgung führen werden oder das Stromnetz komplett überlasten, Klimaanlagen und Ventilatoren ausfallen und viele Menschen dann kaum mehr Möglichkeiten haben werden, sich abzukühlen.

Hier einige Tipps, wie Sie sich auch ohne Strom abkühlen können:

IM KÜHLSTEN BEREICH DES HAUSES AUFHALTEN: Meist ist das der Keller. Wärme steigt nach oben, weshalb die höher gelegenen Räume bereits extrem warm sein können, während es im Keller noch relativ angenehm ist. Achten Sie darauf, dass ab einem gewissen Zeitpunkt alle möglichst weit unten schlafen.

VORHÄNGE ZUZIEHEN: Wir haben unsere Klimaanlage schon vor ein paar Jahren abgeschafft. Im Sommer schließen wir die Fenster und ziehen die Vorhänge direkt nach dem Aufstehen zu und nachts öffnen wir alles. So bleibt die kühle Luft tagsüber drinnen und die heiße Luft draußen, während sie nachts zirkulieren kann.

MIT WASSER ABKÜHLEN: Schweiß kühlt unsere Haut durch Verdunstungskälte. Tauchen Sie ihre Füße in eine Schüssel mit kaltem Wasser. Legen Sie sich ein nasses Handtuch über die Schultern. Wickeln Sie sich ein feuchtes Kopftuch um. Füllen Sie eine Sprühflasche mit kaltem Wasser und besprühen Sie Ihr Gesicht.

AUF DIE RICHTIGE KLEIDUNG ACHTEN: Fließende, helle Stoffe sind besser als schwere, dunkle. Vermeiden Sie enge Kleidungsstücke, besonders an den Pulspunkten. Bleiben Sie nicht zu lange in der Sonne, falls Sie raus müssen, und bedecken Sie sich zum Schutz mit einem leichten Stoff. Eine Kopfbedeckung ist draußen ein Muss.

UNNÖTIGE WÄRMEQUELLEN VERMEIDEN: Hell leuchtende Glühbirnen, Haushaltsgeräte, Computer und Fernseher geben Wärme ab. Vermeiden Sie unnötiges Kochen. Sollten Sie dennoch den Herd benutzen, dann frühmorgens oder spätabends.

TRINKEN SIE AUSREICHEND WASSER: Sollten Sie stark schwitzen, können Sie Elektrolyte einrühren oder isotonische Getränke trinken. Vermeiden Sie aber Koffein und Alkohol, da beides eine harntreibende Wirkung hat und dehydrierend wirkt.

KEINE SCHWEREN MAHLZEITEN: Wahrscheinlich werden Sie sowieso lieber Früchte und Salat essen, da schwere

Mahlzeiten bei heißem Wetter auch schwer im Magen liegen und aufwendig verdaut werden müssen.

ANSTRENGUNGEN VERMEIDEN: Halten Sie sich an ruhige Aktivitäten im Schatten oder gehen Sie in große Gebäude wie Schulen, Bibliotheken und Krankenhäuser, die länger kühl bleiben. Museen und Kinos verfügen meistens über eine Klimaanlage und bieten Schutz, falls sie nicht vom Stromausfall betroffen sind.

HAUSTIERE NICHT VERGESSEN: Katzen, Hunde, Kaninchen – viele Tiere reagieren besonders empfindlich auf Hitze. Sorgen Sie dafür, dass sie vor der Sonne geschützt sind und viel trinken. Bei Katzen können Sie mit Eiswürfeln und bei Hunden mit Wasserspielen für Abkühlung sorgen. Lassen Sie bei Hitze niemals ein Tier im Auto sitzen!

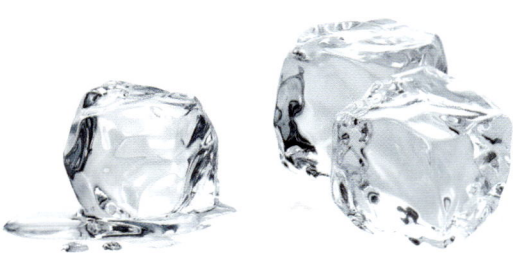
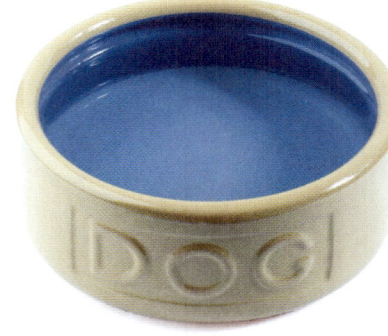

HITZEBEDINGTE BESCHWERDEN

Achten Sie während einer Hitzewelle besonders auf ältere Menschen und kleine Kinder. Holen Sie sofort medizinische Hilfe, wenn Sie das Gefühl haben, dass jemand Gefahr läuft, einen Hitzeschaden zu erleiden.

EINE HITZEERSCHÖPFUNG ist eine eher milde Form des Hitzeschadens, die mit Lethargie, Kopfschmerzen, Muskelkrämpfen und Übelkeit einhergehen kann. Starkes Schwitzen ist ein weiteres Symptom. Bringen Sie die betroffene Person oder das Tier sofort an einen kühlen Ort. Öffnen Sie ihre Kleidung, legen Sie ihr kalte Kompressen oder Eisbeutel auf (Achselhöhle und Leistengegend nicht vergessen) und geben Sie ihr kleine Schlucke Wasser oder elektrolythaltige Getränke. Eine nicht behandelte Hitzeerschöpfung kann zum Hitzschlag führen.

EIN HITZSCHLAG ist ein medizinischer Notfall. Folgende Symptome sind üblich:

- erhöhte Temperatur
- fehlende Schweißproduktion
- heiße, trockene Haut
- hoher Puls
- schnelle, flache Atmung
- Angst, Benommenheit
- Schwindel
- Krämpfe
- Ohnmacht

Rufen Sie sofort den Notarzt. Lassen Sie die Person nicht alleine und halten Sie sie wach. Verfahren Sie, falls möglich, wie bei der Hitzeerschöpfung, führen Sie ihr jedoch keine Flüssigkeit mehr zu, falls Erstickungsgefahr droht.

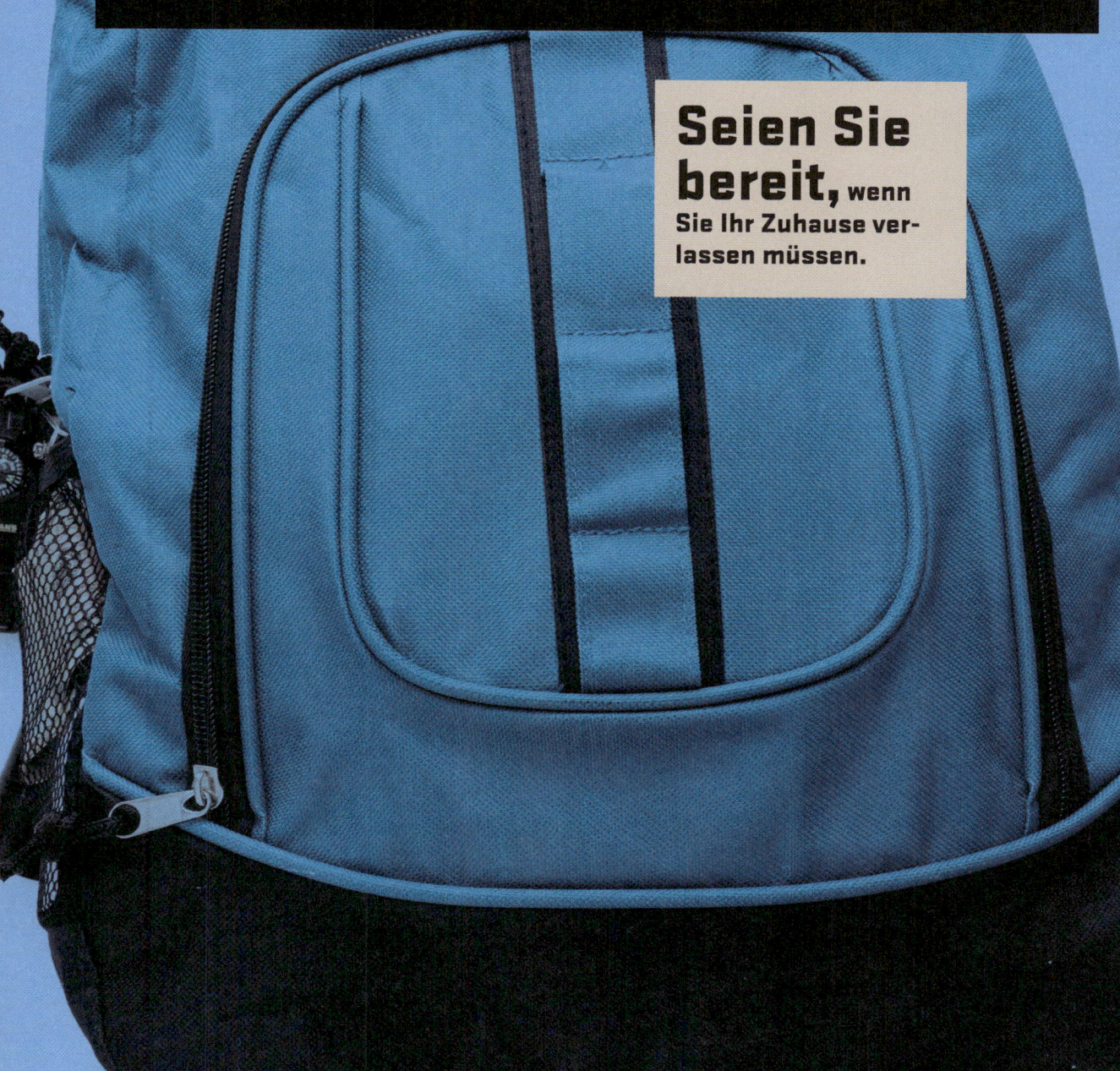

EVAKUIERUNGS-PLAN ERSTELLEN

Seien Sie bereit, wenn Sie Ihr Zuhause verlassen müssen.

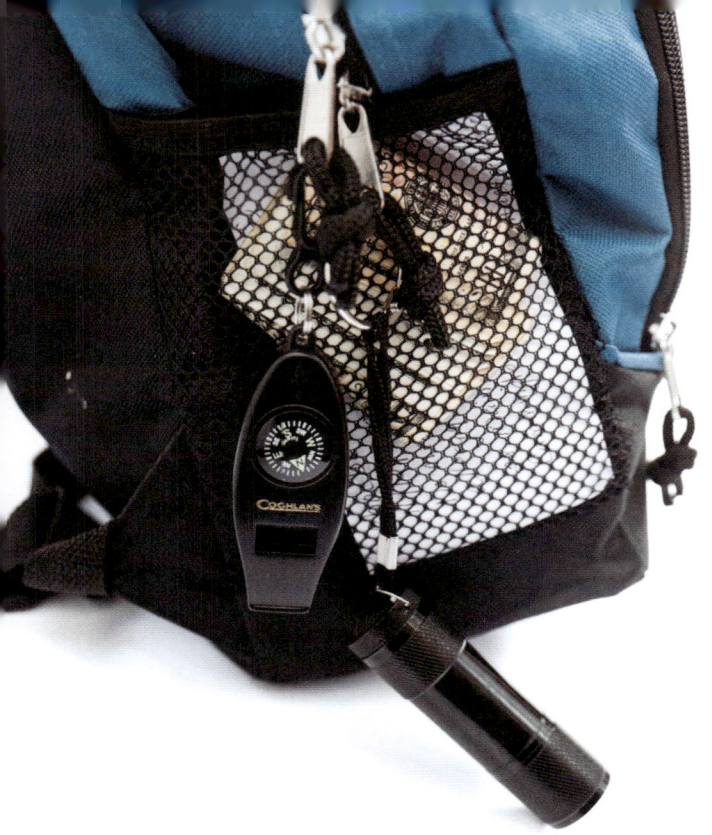

Als 2017 eine beschädigte Schussrinne das County um den kalifornischen Oroville Damm in Aufruhr versetzte, verbrachten 180.000 Menschen den Valentinstag auf der Flucht. Die Straßen waren in kürzester Zeit völlig verstopft, die Leute gerieten in Panik, liefen aus ihren Häusern und vergaßen dabei sogar, notwendige Medikamente oder Bargeld mitzunehmen.

Wir alle hoffen, niemals evakuiert werden zu müssen. Ein Grund, warum wir uns auf den Ernstfall vorbereiten, ist schließlich, dass wir im Katastrophenfall zu Hause bleiben wollen. Aber auch wenn Sie in einer geografisch sicheren Gegend leben, wo keine Überschwemmungen, Waldbrände, Erdbeben oder Vulkanausbrüche drohen, können immer noch unvorhergesehene Dinge passieren. Ein Hausbrand oder Weltkriegsbombenfund kann dazu führen, dass man sofort, und ohne eine Tasche packen zu können, das Haus verlassen muss. Ganz ehrlich, wer ist auf so etwas vorbereitet?

Notgepäck

Notfalltasche, Rettungsrucksack, BOB (Bug-Out-Bag) – nennen Sie es, wie Sie wollen, aber es bezeichnet ein und dasselbe: ein Gepäckstück, in dem sich alles befindet, was Ihre Familie für die nächsten Tage im Fall einer Evakuierung benötigt. Zusammen mit Ihrer Dokumentenmappe und Ihrem Notgepäck können Sie Ihr Zuhause verlassen und fühlen sich weniger hilflos.

Ich empfehle immer einen Rucksack, da sich Rucksäcke einfacher handhaben lassen als Taschen oder Koffer und Sie froh sein werden, die Hände frei zu haben, um Ihre Kinder oder Haustiere festzuhalten. Der Rucksack sollte robust und bequem sein, probieren Sie ruhig einige im Laden an, um sicherzustellen, dass sie gut sitzen. Gepolsterte Schultergurte und ein Hüftgurt sind ebenfalls von Vorteil, wenn Sie eine lange Strecke zurücklegen müssen. Selbst kleine Kinder können einen in ihrer Größe tragen, stecken Sie in jeden Rucksack ein Kärtchen mit allen wichtigen Kontaktdaten, falls jemand verloren gehen sollte. Achten Sie auch darauf, dass sich in einem der Rucksäcke ein Notradio befindet und sich jeder beim Hinauslaufen ein zusätzliches Paar robuste, eingetragene Schuhe schnappt.

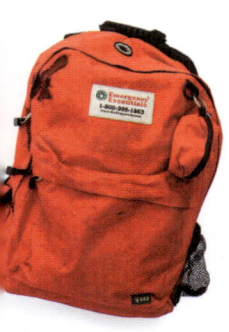
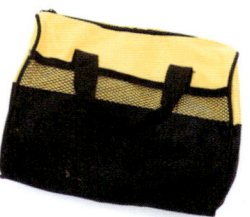
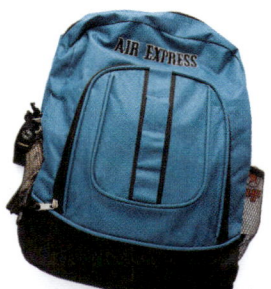

NOTFALLLISTE

Mit dieser visuellen Checkliste kann nichts mehr schiefgehen, wenn Sie sich Ihre Rucksäcke, Kinder, Haustiere und Geldbörsen schnappen und schnell das Haus verlassen müssen.

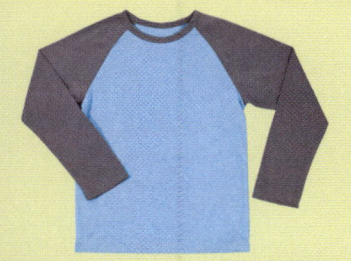

Kleidung zum Wechseln, inklusive Socken und Unterwäsche

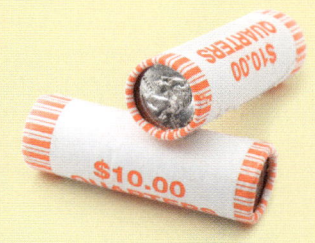

Ausreichend Bargeld

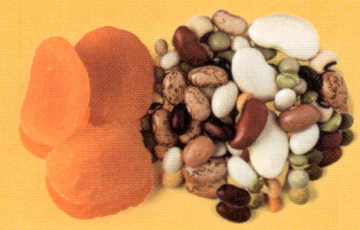

Snacks wie getrocknete Früchte, Nüsse, Energieriegel, Müsliriegel, Schokolade

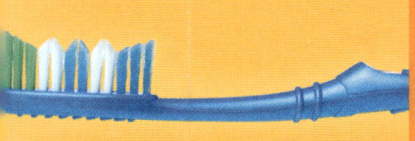

Unverzichtbare Toilettenartikel: Kamm oder Bürste, Zahnpasta und -bürste, Seife in einem Waschlappen, Deo, Hygieneartikel, Toilettenpapier

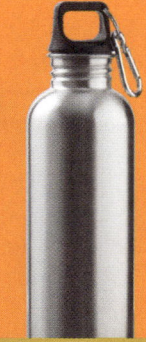

Eine Wasser- oder Trinkflasche mit Filter

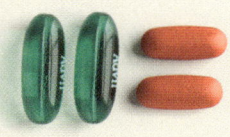

Einen ausreichenden Vorrat an persönlichen Medikamenten (auf das Verfallsdatum achten!)

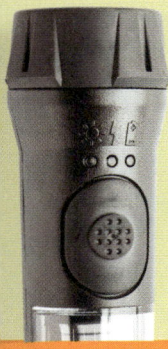

Eine Taschenlampe mit einem Satz Batterien

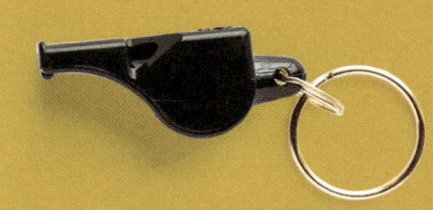

Eine Trillerpfeife

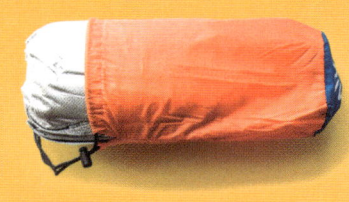

Saisonale Artikel wie Lippenbalsam, Sonnencreme, Mückenspray, ein Regencape, ein Notschlafsack

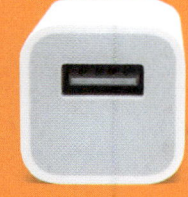

Handy inklusive Ladegerät

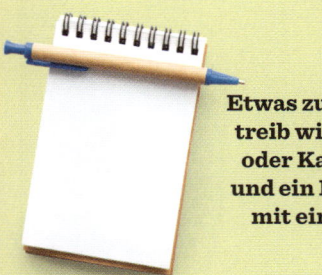

Etwas zum Zeitvertreib wie ein Buch oder Kartenspiel und ein Notizblock mit einem Stift

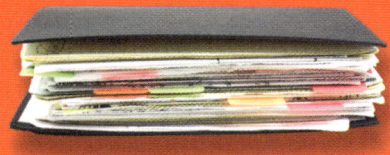

Dokumentenmappe

Machen Sie einen Plan

Überlegen Sie im Voraus, wohin Sie im Fall einer Evakuierung gehen können. Vielleicht können Sie sich an entfernt wohnende Freunde oder Familienmitglieder wenden, die Ihnen Unterschlupf gewähren. Es macht immer Sinn, zwei Optionen in petto zu haben, falls eine davon nicht verfügbar ist. Ebenso ist es sinnvoll, ein paar Nummern von Hotels oder Pensionen verfügbar zu haben, die leicht zu erreichen sind und die Sie vorher anrufen können. Informieren Sie sich gegebenenfalls auch ob Haustiere erlaubt sind.

Hängen Sie eine Checkliste neben der Haustür auf, damit Sie alle wichtigen Schritte direkt sehen, wenn es stressig wird (dazu gehört auch, noch schnell die Alarmanlage zu aktivieren, wenn das möglich ist). Ebenso gilt es, Folgendes zu beachten:

NOTWENDIGES: Sie sollten zwar einen Drei-Tages-Vorrat an wichtigen Medikamenten in Ihrem Notgepäck haben, nach Möglichkeit aber besser die kompletten Packungen aus dem Schrank holen, wenn dafür noch die Zeit ist. Dasselbe gilt, wenn Sie manchmal Brille oder Kontaktlinsen tragen. Zum Notwendigen gehört auch, wie ich finde, die Kuscheldecke oder das Plüschtier Ihres Kindes. Vergessen Sie Brieftasche und Handy nicht.

CHECKLISTE: Überlegen Sie sich eine Checkliste mit Maßnahmen zur Sicherung Ihres Hauses. Dazu gehören das Abstellen von Strom und Gas, das Ausstöpseln von Haushaltsgeräten, Computern und Fernsehern sowie das Schließen aller Fenster und Türen. Hängen Sie sich die Liste neben die Tür oder halten Sie sie griffbereit.

AUTO: Ihr Auto sollte immer Teil Ihres Krisenplans sein. Sprich der Tank ist voll und der Wagen so geparkt, dass Sie direkt losfahren können. Halten Sie Ihr Auto sauber, vor allem, wenn Sie längere Zeit darin verbringen müssen und bewahren Sie im Handschuhfach eine Straßenkarte mit mehreren eingezeichneten Fluchtrouten auf. Meistens sind die Hauptstraßen bereits voll oder verstopft, daher sollten auch Nebenstraßen oder Schleichwege berücksichtigt werden.

Notunterkünfte

Wenn Sie keine andere Wahl haben, als in einer Notunterkunft Zuflucht zu suchen, sollten einige Familienregeln helfen, den Aufenthalt etwas angenehmer zu gestalten.

- Lassen Sie Ihre Kinder nicht unbeaufsichtigt.

- Schließen Sie sich mit einer oder mehreren Familien zusammen, um eine Gemeinschaft zu bilden.

- Nehmen Sie Rücksicht auf andere. Verhalten Sie sich ruhig.

- Bieten Sie Ihre Hilfe an, vor allem, wenn Sie etwas, das allen in der Situation hilft, gut können. Krisen bringen das Beste in uns Menschen hervor – oder das Schlechteste. Sicher möchten Sie zu den Guten gehören.

SURVIVAL-HACKS

Sehen Sie sich um. Wahrscheinlich sind Sie besser vorbereitet, als Sie denken.

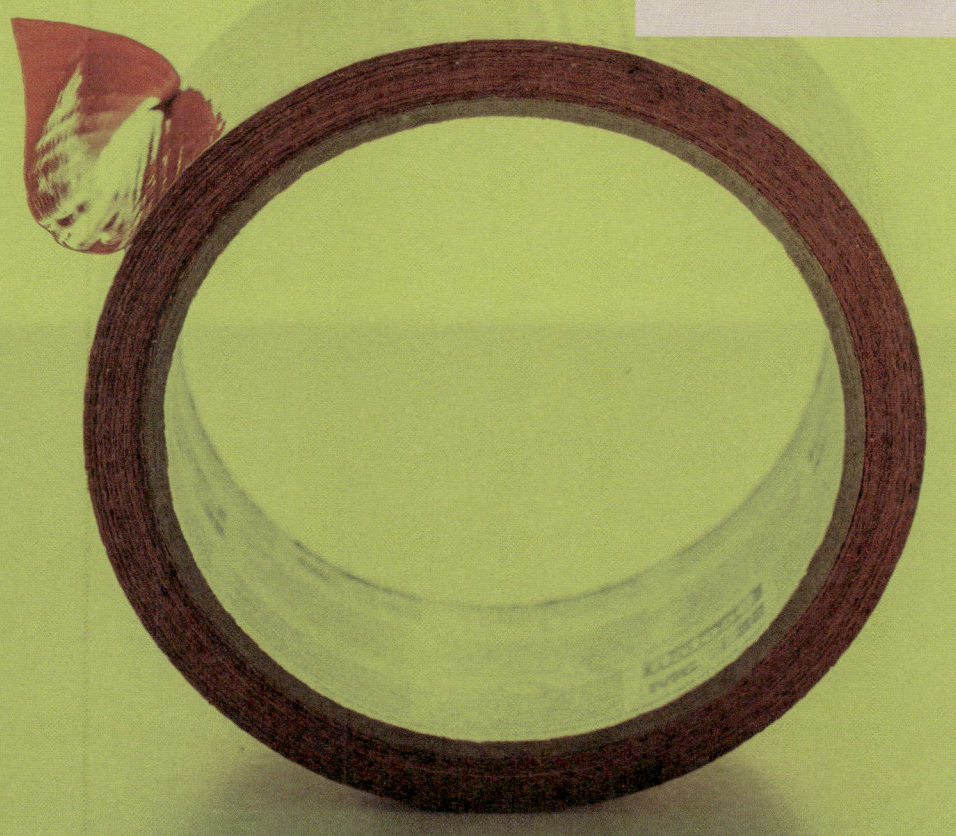

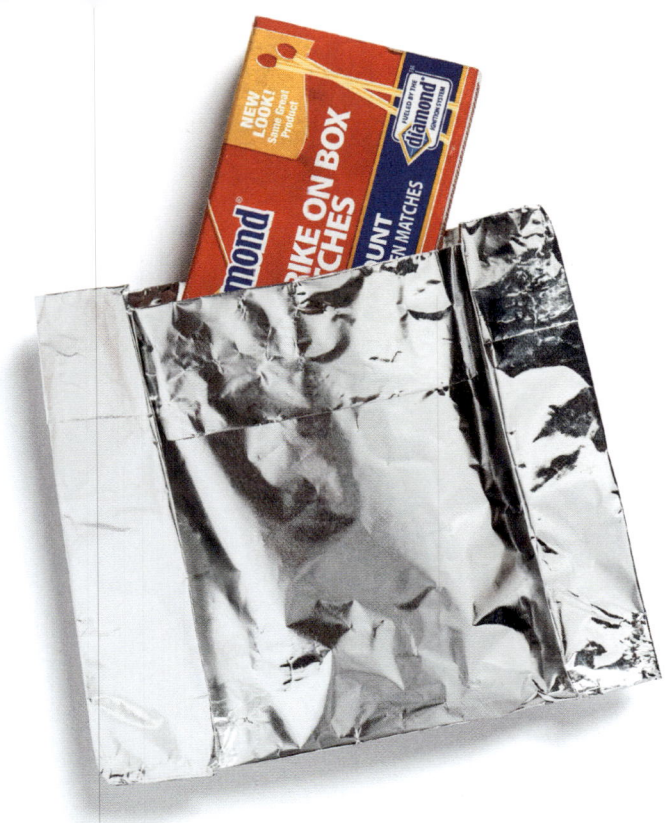

Bestimmt ist Ihr Zuhause schon jetzt voller Dinge, die im Krisenfall nützlich sein können

Wahrscheinlich haben Sie bereits angefangen, sich vorzubereiten. Schließlich haben Sie dieses Buch, also sind Sie innerlich gerüstet. Sie wissen, dass sich plötzlich alles ändern kann und es dann darauf ankommen wird, sich und die eigene Familie zu schützen. Wenn Sie sich in Ihrem Haus bzw. Wohnung umschauen, fällt Ihnen sicher auf, dass Sie bereits einiges haben, um mit den Vorbereitungen für den Ernstfall anzufangen. Der Trick ist nur, den eigenen Haushalt durch die Krisen-Brille zu betrachten.

Manche Dinge bieten so vielfältige Verwendungsmöglichkeiten, dass man davon nie genug haben kann.

ALUFOLIE: Nehmen Sie besonders reißfeste. Sie reflektiert Licht, wenn man etwas aussähen möchte, man kann sie aber auch zu wasserdichten Beuteln formen, um notwendige Dinge wie Streichhölzer zu lagern. Man kann sie zu einer Pfanne, um auf der Glut zu kochen, oder sogar zu einem Solarkocher formen.

BACKPULVER: Damit kann man sich die Zähne putzen oder Putzmittel herstellen. Es absorbiert Feuchtigkeit und wirkt geruchsbindend. Man bekommt es online sogar im 25-Kilo-Sack.

EIMER: Was soll ich sagen? Eimer sind Alleskönner. Man kann aus ihnen ein Waschsystem bauen, eine Komposttoilette, eine Mausefalle oder sogar ein selbstbewässerndes System, um Gemüse anzupflanzen.

LIPPENBALSAM: Ich benutze ihn für meine Lippen und bei eisigem Wind im ganzen Gesicht. Man kann damit eine Schraube schmieren, die sich nicht festziehen lässt, oder sogar eine Notkerze daraus machen, mit einem (plastikfreien) Wattestäbchen als Docht.

KAFFEEFILTER: Damit kann man natürlich Kaffee filtern, oder Wasser, bevor man es weiter aufbereitet. Es lassen sich auch Lebensmittel darin einpacken (statt in Frischhaltefolie), oder Verschüttetes aufwischen (statt mit Küchenrolle).

PANZERBAND: Noch so ein Alleskönner, der alles abdichten kann – Schuhe und Stiefel, Löcher in einem Eimer ... Mit Panzerband lässt sich ein Poncho aus Müllsäcken herstellen und sogar Blasen verhindern, wenn man Schuhe einläuft.

SICHERHEITSNADELN: Sie sind ideal zum Windeln und Kleidung zusammenhalten und um eine Art Reißverschluss oder Angelhaken aus ihnen herzustellen. Man kann sie sogar zu einer leichten Kette zusammenführen. Kaufen Sie verschiedene Größen, um für alle Fälle gerüstet zu sein.

SEIFE: Reinigt nicht nur, sondern hält auch Kleidermotten und andere Tierchen aus gelagerter Kleidung fern, oder schmiert Holzschubladen. Kaufen Sie Seife immer auf Vorrat, damit Sie anderen etwas abgeben können, die nicht so gut vorbereitet sind wie Sie.

SOCKEN: Saubere Socken sind eine feine Sache, aber ihr Nutzen geht über Ihre Füße hinaus. Man kann die Spitzen abschneiden und Armstulpen daraus machen, sie mit Kies, Sand und Kohle füllen, um Wasser zu filtern, oder mit Reis oder Sand und sie als Zugluftstopper verwenden.

TOILETTENPAPIER: Hält nicht nur den Allerwertesten sauber, sondern kann (komplett) mit Alkohol getränkt in eine Dose gestopft und zu einem lang brennenden Notlicht umfunktioniert werden.

MÜLLSÄCKE: Davon sollten Sie in allen Größen welche haben, am besten reißfeste. Sie können einen Poncho daraus machen, ein Notzelt oder sie auf dem Boden auslegen. Sie eignen sich sogar, um Unkraut im Keim zu ersticken, oder um wichtige Dokumente vor Feuchtigkeit zu schützen.

ESSIG: Eignet sich zum Putzen, zum Kochen, um Lebensmittel zu konservieren oder um Infektionen (vor allem eingewachsene Zehennägel) zu bekämpfen. Bio-Essig mit der Mutter darin (so nennt man die braunen Schlieren) kann man sogar verwenden, um neuen Essig herzustellen.

STREICHHÖLZER: Auch wenn Sie Streichhölzer nur zum Feuer machen verwenden, halten Sie so viele wie möglich auf Vorrat. Sie eignen sich wunderbar zum Verschenken an Freunde und Nachbarn, die in der Krise unvorbereitet sind.

HANDTÜCHER: Im Buch „Per Anhalter durch die Galaxis" bietet ein weißes Handtuch so viele Verwendungsmöglichkeiten, dass jeder interstellare Anhalter eins besitzt – und es stimmt. Ob als Windel, Schlinge, Zugluftblocker oder Kopfbedeckung, Handtücher sind universell.

STAHLWOLLE: Säubert, stopft Löcher – und brennt, wenn man mit einer 9-Volt-Blockbatterie daran reibt. Ich habe immer einen Vorrat davon zuhause.

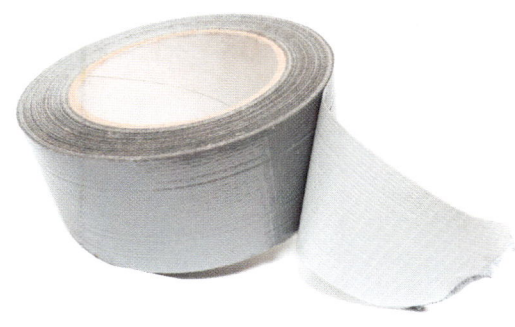
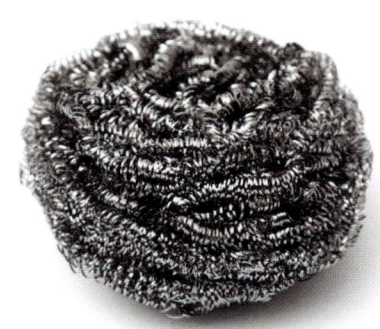
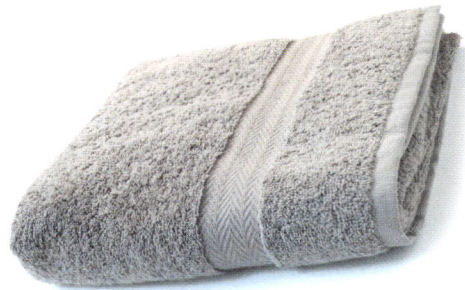
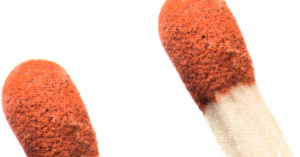

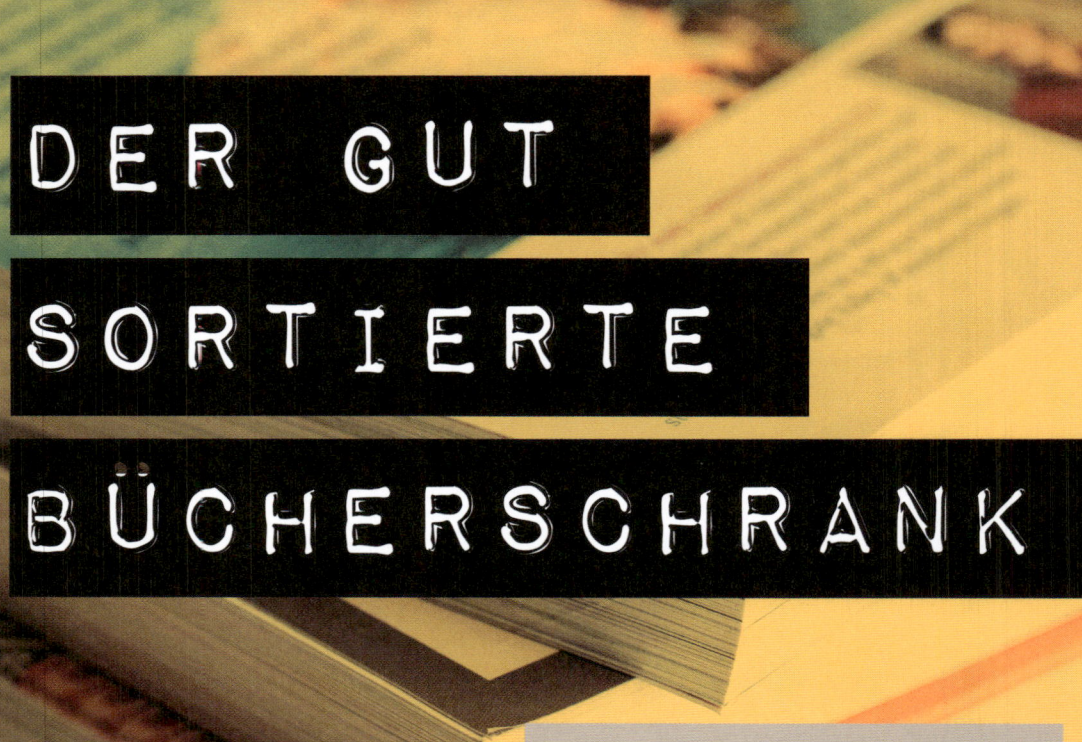

DER GUT SORTIERTE BÜCHERSCHRANK

Wissen ist Macht! Platzieren Sie eine Auswahl an Krisen-Literatur an einem gut erreichbaren Ort.

Einer der Klassiker der postapokalyptischen Science-Fiction-Literatur, „Luzifers Hammer", beschreibt folgendes unglaubliches Szenario, das mich als Büchernarr direkt angesprochen hat: Ein Komet schlägt auf der Erde ein und verursacht eine weltweite Zerstörung. Während die Menschheit um ihr Überleben kämpft, verbringt ein Astrophysiker den letzten Tag vor dem Einschlag damit, wichtige Bücher in Tüten zu packen und in einem Abwasserbehälter hinter seinem Haus zu deponieren, um sie vor einer herannahenden Tsunamiwelle in Sicherheit zu bringen. Bei den Büchern handelt es sich um mathematische und naturwissenschaftliche Werke sowie um den Kanon der Weltliteratur. Seine letzte Handlung besteht darin, Band 1 von „How Things Work" einzupacken, während er Band 2 mitnimmt, um sich den Weg in die Festung zu erkaufen – das Buch wird zum Maßstab für den Wert von Bildung und Information.

Im Moment stehen uns Wissenschaft, Literatur und Unterhaltung per Knopfdruck zur Verfügung. Die Klassiker kann man kostenlos auf einen eBook-Reader herunterladen und YouTube-Videos und -Tutorials zu fast allen Themen finden. Alles Wissen dieser Welt saust auf einer unsichtbaren Datenautobahn in unsere Wohnzimmer – bis es plötzlich verschwindet.

Das Wissen, wie man sich mit Nahrungsmitteln und Wasser eindeckt und was man braucht, um einen Garten zur Selbstversorgung anzulegen, ist in Büchern leicht zu vermitteln, aber fast noch wichtiger ist, zu lernen, wie man Informationen organisiert und im Regal wiederfindet. Mein Bücherregal ist kürzlich einer Aufräumaktion zum Opfer gefallen, aber ich habe noch immer eine sehr umfangreiche Sammlung an Büchern, Zeitschriften und ausgedruckten Online-Artikeln, die uns im Notfall helfen kann. Falls Sie also beim Bücherkauf auch gern über die Stränge schlagen, brauchen Sie einen Plan.

Bücher

Erstellen Sie eine Liste mit Themen, die Sie interessieren. Meine Steckenpferde sind: Krisenvorsorge, Naturheilkunde, Destillation (ich plane eine postapokalyptische Karriere als Brenner), Kleintierhaltung, Rezepte aus der Zeit der Großen Depression, Gartenarbeit, Selbstversorgung und Seifenherstellung.

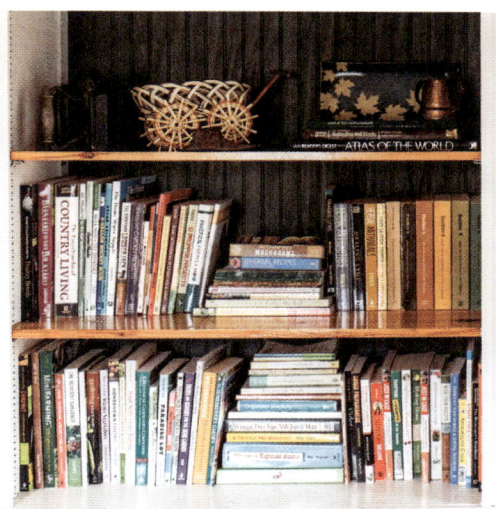
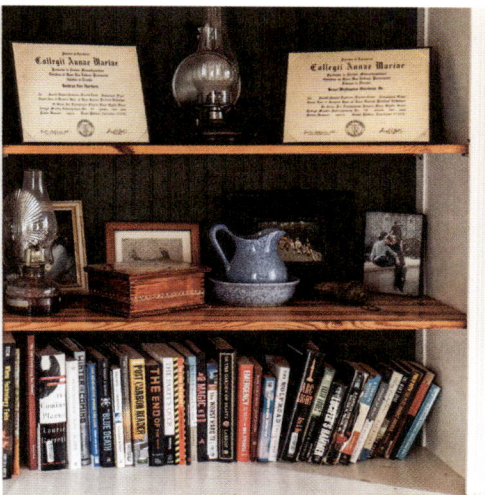

Andere Themen wären zugegebenermaßen Wurmzucht, Wildpflanzenbestimmung, Käseherstellung, Lebensmittelkonservierung und Pilzbestimmung.

Internetrecherchen führen schnell zu einer ganzen Reihe an Büchern zu jedem Thema. Online-Rezensionen und Erfahrungsberichte können bei der Wahl helfen und viel Geld sparen. Schauen Sie in Ihrer Bücherei vorbei. Falls ein gewünschter Titel nicht verfügbar ist, kann man ihn vielleicht für Sie bestellen. Auf diese Weise können Sie das Buch einsehen und dann über den Kauf entscheiden.

Als Autorin kann ich Ihnen nur empfehlen, einen Schriftsteller für seine Arbeit zu entlohnen und hoffe, dass Sie dem Buchladen Ihres Vertrauens gerne und regelmäßig einen Besuch abstatten. Ich verstehe natürlich die finanziellen Zwänge vieler Familien, weshalb ich hier auch einige günstige Alternativen nennen möchte, die auch nützlich sein können:

Flohmärkte, Buchantiquariate und Garagenverkäufe können wahre Fundgruben für Buchliebhaber sein. Planen Sie allerdings ein wenig Zeit ein, da die Bücher oft nicht nach Kategorien sortiert sind und es dauern kann, bis Sie, wenn überhaupt, fündig werden. Eine weitere Option sind Secondhand-Onlineshops für gebrauchte Bücher. Selbst mit Versandkosten kann ein Schnäppchen durchaus drin sein. Wenn Sie soziale Medien nutzen, können Sie auch einfach eine Anfrage posten. Ich habe auf diese Weise schon Rückmeldungen zu Büchern bekommen, die ich allein nie gefunden hätte.

Das mag jetzt vielleicht übertrieben klingen, aber ich schreibe meinen Namen und meine Telefonnummer in meine Bücher, damit jeder, der sich ein Buch von mir ausleiht, weiß, von wem er es sich geliehen hat. Außerdem schreibe ich mir auf, wem ich welches Buch leihe. Habe ich eigentlich schon erwähnt, dass ich meine Bücher liebe? Also, egal, ob Sie eine gut sortierte Bibliothek oder nur einen windschiefen Stapel auf dem Boden neben Ihrem Lieblingssessel haben, ein Vorrat an Büchern ist in allen Krisenszenarien nützlich.

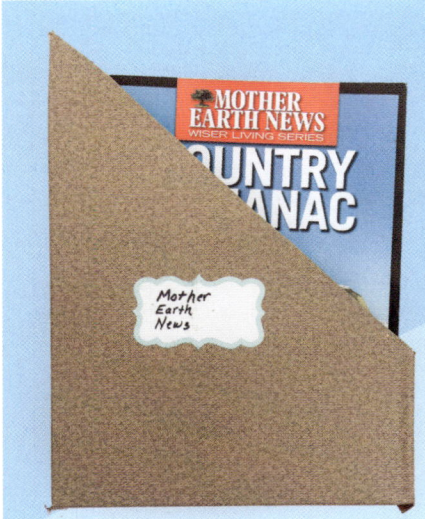

DIY-ZEITSCHRIFTEN-STÄNDER

Ein praktischer Zeitschriftenständer lässt sich ganz einfach selbst bauen. Alles, was Sie dafür brauchen, ist ein Müslikarton, eine Schere und selbstklebendes Papier. Schneiden Sie den oberen Teil der Box ab und in einem 45-Grad-Winkel quer nach unten. Die kurze Seite sollte noch etwa 15 cm hoch sein. Nun das selbstklebende Papier auftragen. Wählen Sie eine Schachtelgröße, die alle Ausgaben eines Magazins eines Jahres fasst.

Zeitschriften

Zusätzlich zu Büchern bieten Zeitschriften einen topaktuellen Überblick. Die Inhalte sind gut aufbereitet und stammen (meist) von Menschen, die wissen, wovon sie reden. Ich bin ein Fan von Mother Earth News, Grit, Hobby Farm und einigen anderen themenspezifischen Magazinen. Alle Zeitschriften zu abonnieren kostet natürlich eine Stange Geld. Eine Tauschbörse ist daher eine gute Gelegenheit, um mit Nachbarn und Bekannten in Kontakt zu bleiben und Geld zu sparen.

Internetquellen

Das Internet ist voller Informationen. Einige sind gut, andere nicht so sehr. Gerade wenn es um Gesundheit und Sicherheit geht, sollten Sie kritisch hinterfragen, was Sie da lesen (siehe „Pandemien – Covid-19 und Co."; Seite 132). Wenn Sie jedoch einen Artikel finden, der auf jeden Fall Teil Ihrer Bibliothek sein soll, dann drucken Sie ihn aus und heften Sie ihn ab.

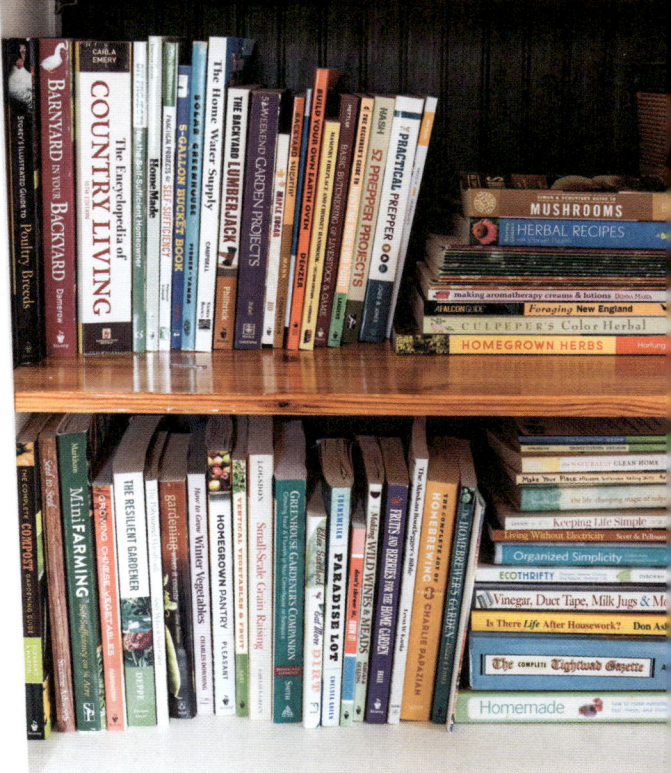

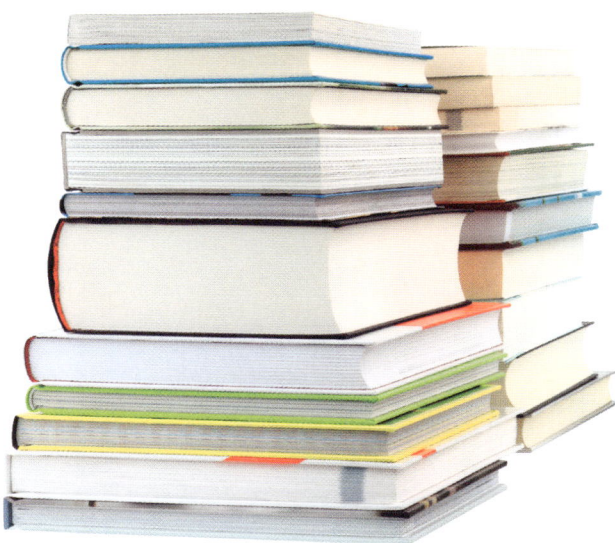

AUF DIE PLÄTZE, FERTIG, LOS!

Machen Sie eine „Krisenalarm"-Trockenübung, um zu sehen, wie sich Ihre Familie im Fall der Fälle schlagen würde.

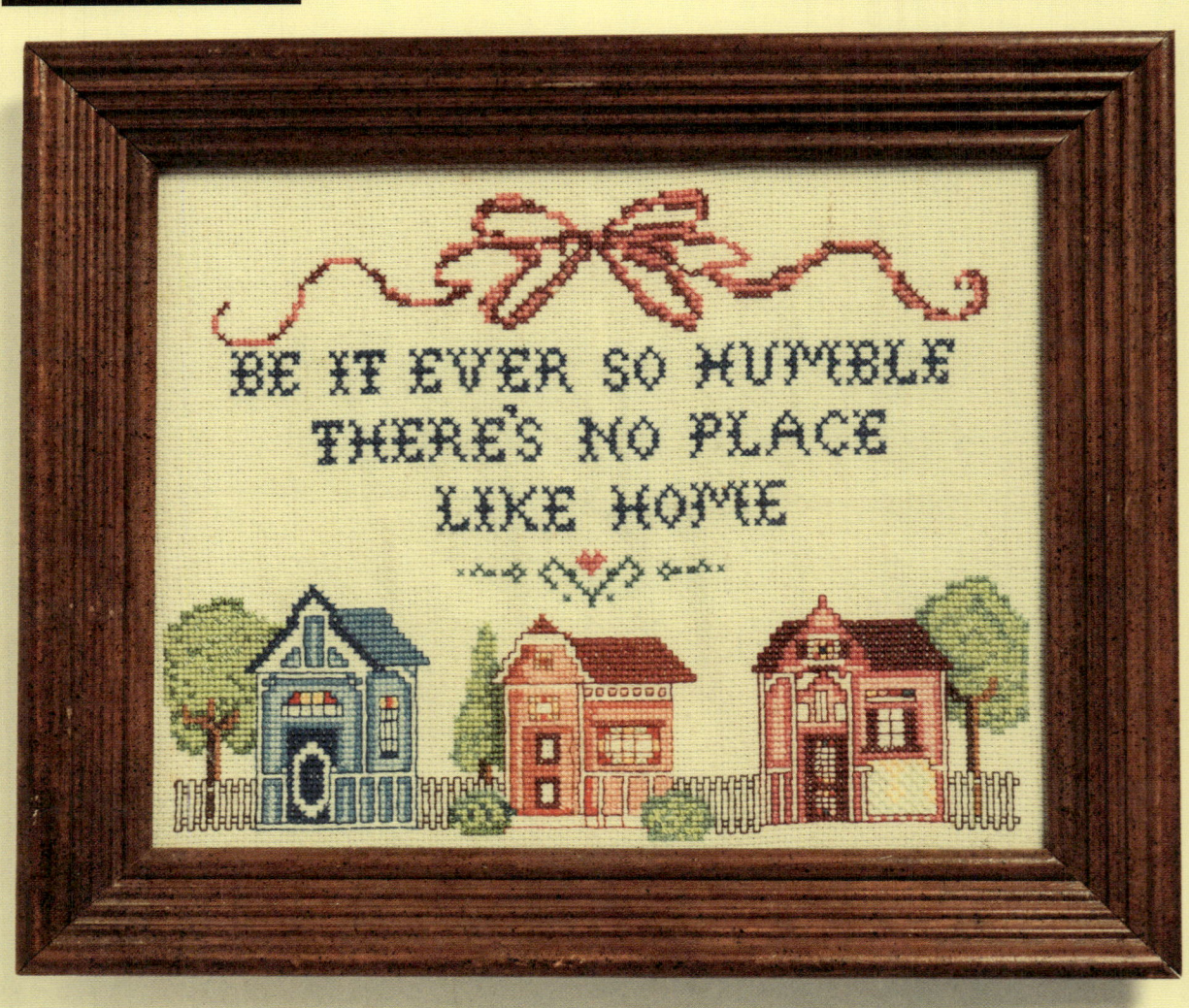

Sie haben es fast geschafft! Sie haben sich neue Fähigkeiten erarbeitet und viele Vorräte gelagert. Zuhause ist alles organisiert und funktionstüchtig. Einige von Ihnen haben vielleicht schon den Ernstfall geprobt, schließlich erschüttern Stürme und andere Naturkatastrophen die Welt weiterhin. Jetzt ist es an der Zeit, das neu erworbene Wissen auf den Prüfstand zu stellen.

Stellen Sie sich vor, Sie haben gerade erfahren, dass ein gewaltiger Sturm direkt auf Sie zusteuert. Sie haben eine Woche, um sich vorzubereiten. Es wird vorausgesagt, dass der Strom in Ihrer Gegend für Tage, wenn nicht gar für Wochen ausfallen wird. Was tun Sie? Fühlen Sie sich bereit? Wie bereiten Sie sich vor? Wie wäre es mit einer kleinen Liste mit Aufgaben und Zielen, um nichts zu vergessen? Auf die Plätze, fertig, los!

Checkliste

- Gefährdete Nachbarn fragen, ob sie einen Krisenplan haben; Behörden informieren, wenn jemand in Gefahr ist
- Kühlschrank saubermachen und verderbliche Lebensmittel aufbrauchen, bevor es zum Stromausfall kommt
- Gefriertruhe organisieren und Lebensmittel wie Früchte und Eiscreme, die am schnellsten tauen, aufbrauchen; Hohlräume mit Wasserbeuteln auffüllen
- Den Bedarf an wichtigen Medikamenten decken
- Alle Fahrzeuge volltanken und Öl etc. nachfüllen
- Gartencheck; potenzielle Gefahrenquellen wie herumliegende Äste und Gartenmöbel entfernen, die durch die Gegend fliegen könnten
- Campingkocher auf Funktionstüchtigkeit prüfen und sicherstellen, dass genug Brennstoff vorhanden ist
- Speiseplan erstellen und sicherstellen, dass alles da ist, was Sie brauchen
- Taschenlampen und Batterien checken
- Sturmlampen überprüfen, Dochte zurechtschneiden, Glaskörper auswaschen und falls nötig den Ölvorrat aufstocken
- Falls ein Holzofen vorhanden ist, Vorräte an Holz, Anzündholz und Streichhölzer kontrollieren
- Betten frisch beziehen und Wäsche waschen
- Falls nötig ein nichtelektrisches Waschsystem einrichten
- Falls nötig Komposttoilette einrichten
- WaterBOB, Kanister, Eimer, Einmachgläser etc. mit Trinkwasser füllen
- An das Wohl der Haustiere denken
- Spiele einplanen
- Alle notwendigen Geräte aufladen

Evaluation

Wie fühlen Sie sich nach dieser Übung? Sind Sie zufrieden oder erschreckt? Hat alles gut geklappt oder kamen Sie bei bestimmten Punkten ins Straucheln? Keine Sorge, genau darum geht es ja.

Diese Übung lässt sich gut mit Freunden und der Familie bestreiten. Auf diese Weise können auch wichtige Diskussionen über Risiken und weitere Vorbereitungsmaßnahmen entstehen.

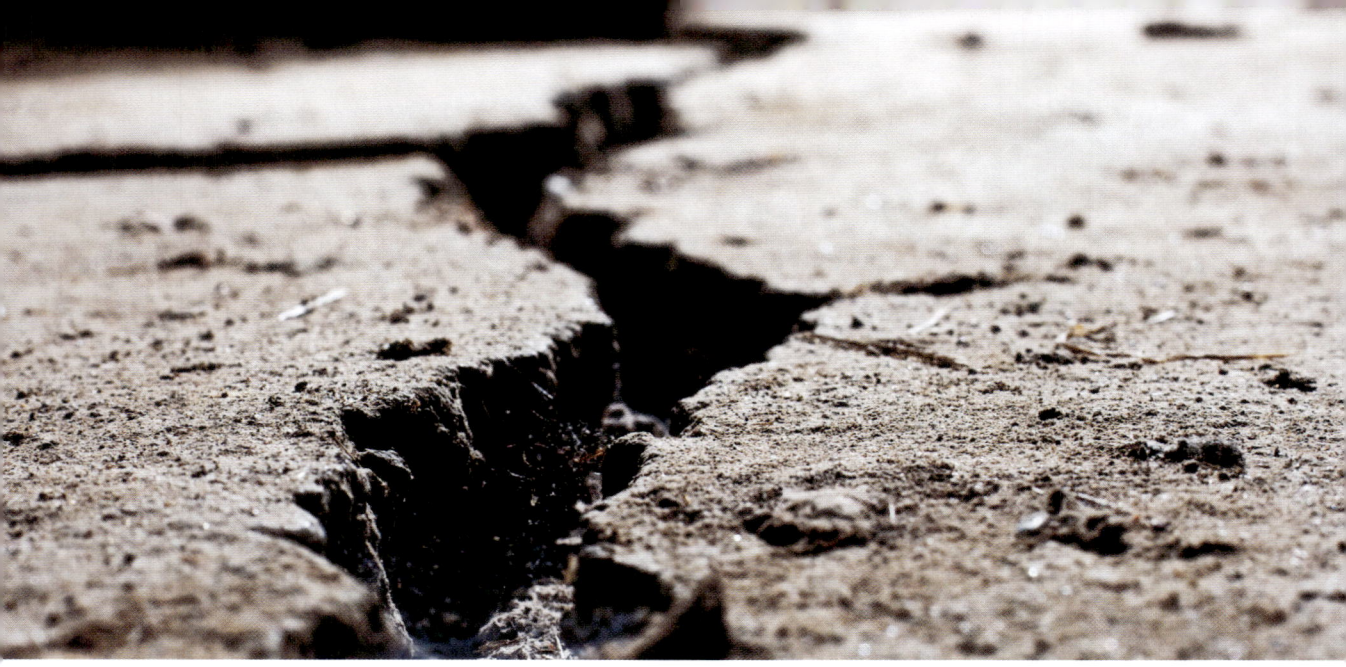

NACHWORT:
Was, wenn es länger dauert?

Ich habe zwar überwiegend über kurz andauernde Ereignisse wie Unwetter und Stromausfälle gesprochen, die uns ein paar Tage oder höchstens Wochen beschäftigen, aber wir alle kennen die Realität. Hurrikans wie Katrina, Sandy und Maria haben viele Menschen monatelang obdachlos werden lassen oder ohne Strom zurückgelassen, wovon sich einige Menschen und Gegenden nie erholt haben. Die weltweite Rezession, die 2009 durch das Platzen der Immobilienblase ausgelöst wurde, mag zwar für viele beendet sein, aber längst nicht für alle. Jedes Jahr verfolgten wir besonders im Winter den Influenza-Bericht und fragten uns, ob vielleicht dieses Jahr ein neuer Erregerstamm auftauchen und die Weltbevölkerung dezimieren könnte – bis es 2020 mit der Corona-Pandemie so weit war. So etwas kann immer wieder passieren. Sie wissen das und ich weiß es auch.

Also, was, wenn eine bestimmte Katastrophe doch länger andauert? Was, wenn man wie zu Corona-Zeiten wochenlang im Haus bleiben muss, um sich vor dem Virus zu schützen? Was, wenn ein schweres Erdbeben die Nahrungsmittelversorgung lahmlegt? Angenommen, der Strom fällt nicht wochen-, sondern monatelang aus. Würden Sie klarkommen? Und wie lange?

Wir können uns nicht auf alles vorbereiten, aber wir können unser Bestes geben, um unsere Widerstandsfähigkeit zu erhöhen. Wenn Sie sich die einzelnen Bereiche dieses Buchs noch einmal genau ansehen, werden Sie feststellen, dass Sie bereits alle Grundlagen dafür haben.

NAHRUNG: Wenn Sie alles Notwendige für einen Monat zusammenhaben, wird vieles bereits einfacher. Wahrscheinlich werden Sie auch feststellen, dass die Freundschaften, die Sie pflegen, es Ihnen einfacher machen, durchzuhalten. Ein Freund, den ich kennengelernt habe, als ich meine Milchlieferung von einem nahegelegenen Bauernhof geholt habe, hat mir den Kontakt zu einer Einkaufsgruppe vermittelt, bei der ich 5 kg Cheddar und 20 kg Mehl zum Sonderpreis bestellen kann. Außerdem züchten wir jedes Jahr ein paar Schweine und tauschen mit einer anderen Familie Schweinefleisch gegen Hühner. Wir wollten zwar eigene, hatten aber keinen Platz mehr für einen Hühnerstall. Mein Nachbar hatte mehr als genug freie Fläche und jetzt bilden wir unsere eigene kleine Kooperative: Wir bezahlen das Futter für die Hühner, unser Nachbar macht die Arbeit und beide Familien profitieren von Eiern aus Freilandhaltung.

Ich habe schon vor vielen Jahren angefangen, Apfelmus einzumachen, aber mittlerweile habe ich mein Repertoire ausgebaut und den Keller voller Einmachgläser. Statt Blumen haben wir Obstbäume und -sträucher gepflanzt und die Bienenstöcke in der Ecke versorgen uns, unsere Freunde und alle Familienmitglieder das ganze Jahr über mit Honig. Außerdem ernten wir jeden Herbst zusammen mit Freunden Äpfel und verbringen viele vergnügliche Stunden damit, mit der gemeinsam gekauften Presse Apfelwein zu keltern. Bei mir hat Nahrung viel mit Gemeinschaft zu tun.

ENERGIE: Wir haben seit diesem Jahr einen Sonnenkollektor, da wir im Kleinen versuchen, überall da Strom zu sparen, wo wir können. Deshalb kaufe ich auch nicht mehr das günstigste oder bequemste Gerät, sondern das stromsparendste. Statt einer neuen Waschmaschine habe ich mir einen WonderWash mit Handkurbel gekauft und wasche nun kleinere Ladungen. Statt meinen Trockner zu ersetzen, habe ich mir einen robusteren Wäscheständer gekauft. Und seit mein Geschirrspüler nicht mehr funktioniert, dient er mir zur Aufbewahrung von Einmachgläsern. Ich habe keine elektrische Brotmaschine, keinen elektrischen Dosenöffner und keine Küchenmaschine mehr, sondern Versionen mit Handkurbeln, die einwandfrei funktionieren. Ich habe einen Teppichkehrer und einen Besen und benutze nur noch ganz selten meinen Staubsauger.

HEIZEN UND KÜHLEN: Wir haben einen gebrauchten Holzofen im Keller stehen, der die untere Etage des Hauses erstaunlich warm hält und wenn ich will, kann ich darauf auch kochen. Wir haben unserem Sohn einen Holzspalter gekauft, mit dem er Feuerholz für beide Familien spaltet. Unsere Klimaanlage haben wir vor ein paar Jahren abgeschafft und vermissen sie nur an manchen Tagen im Jahr. Wenn es richtig heiß wird, schlafen wir alle unten und nehmen vor dem Zubettgehen eine kalte Dusche.

WASSER: Das ist fast immer der Knackpunkt, da man fast überall von aufbereitetem Trinkwasser abhängig ist und Oberflächenwasser selten einfach so getrunken werden kann. Wir überlegen gerade, die Genehmigung für einen Brunnen einzuholen und haben in einen ausgezeichneten Wasserfilter investiert.

GEMEINSCHAFT: Mittlerweile dürften Sie ausreichend Kontakte geknüpft haben, die Ihnen bei länger andauernden Krisen helfen können. Sie haben nun sicher eine Liste mit Personen, die Sie anrufen können, wenn Sie etwas brauchen, und wissen, wer im Gegenzug etwas brauchen könnte.

Wenn ein Krisenfall eintritt, der länger als einen Monat dauert, werden Sie in den im Buch vorgestellten Methoden und Checklisten alles Nötige finden, um einen Sturm zu überstehen – sei er finanziell, geopolitisch oder klimatisch bedingt. Ob Sie ihn locker überstehen? Vielleicht nicht, aber zumindest sind Sie vorbereitet und können ihm trotzen.

Adressen

Inzwischen haben Sie sicher bemerkt, dass es eine Menge Informationen gibt, über die Sie den Überblick behalten müssen. Wenn die Zeit knapp ist, verbringen Sie diese vielleicht lieber mit anderen Dingen, als das Internet nach Bezugsquellen und Informationen zu durchforsten. Sie können eine Menge Energie sparen, wenn Sie Ihre eigene maßgeschneiderte Liste erstellen. Sie sollte Buch- und Zeitschriftentitel, die Sie in Ihre Sammlung aufnehmen möchten, die besten Versandhändler, Websites mit aktuellen Informationen und alle anderen Bezugsquellen und Adressen, nach denen Sie im Eifer des Gefechts lieber nicht suchen möchten, beinhalten. Hier eine mögliche Liste für den deutschsprachigen Raum, aber Ihre Zusammenstellung sollte Ihre persönliche Situation widerspiegeln.

Nahrungsmittel

Sie können eine Mitgliedschaft in einem Cash-and-Carry-Großhandel, wie Metro oder Selgros abschließen, aber das Sortiment an lange lagerfähigen Nahrungsmitteln ist begrenzt. Online-Händler wie die hier aufgeführten haben oft eine viel größere und spezialisiertere Auswahl.

Bergfreunde GmbH
www.bergfreunde.de

Fluchtrucksack.de GbR
www.fluchtrucksack.de

Krisenpakete
www.krisenpakete.de

notvorsorge.com
www.notvorsorge.com

Outnorth AB
www.outnorth.de

Prepper-Shop.net
www.prepper-shop.net

SicherSatt AG
www.sichersatt.de

SURVIVAL-PRO UG
www.survival-pro.de

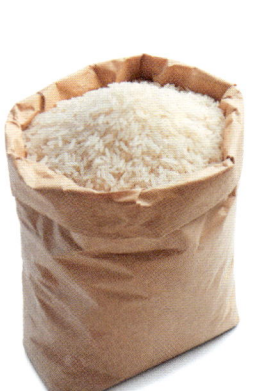

Ausrüstung und Bekleidung

Ich bin immer auf der Jagd nach nützlicher Ausrüstung und robuster Kleidung. Hier sind einige Quellen.

ASMC
www.asmc.de

Bundeswehr- und Freizeitshop
www.bw-online-shop.com

Bw-shop Eifel
info@bw-shop-eifel.de

Carhartt
www.carhartt.com

DICTUM GmbH
www.dictum.com

Frankonia Handels GmbH & Co.KG
www.frankonia.de

Fritz Berger
www.fritz-berger.de

Grube KG Forstgerätestelle
www.grube.de

Prepper Profi
www.prepper-profi.de

Westfalia Werkzeugcompany GmbH & Co KG
www.westfalia.de

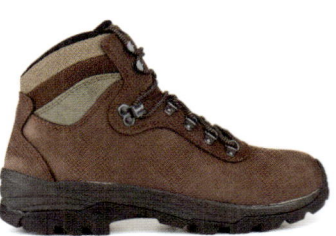

Workshops

Auch wenn wir in diesem Buch unser Zuhause sichern und dort Vorräten anlegen, kann es nicht schaden, sich auch mit dem Kochen am Lagerfeuer und Survivaltechniken zu beschäftigen. Sicher finden Sie einen guten Anbieter in Ihrer Umgebung.

Carsten Bothe
Lagerfeuer-Kochschule, Koch-, Grill- und Schlachtekurse
www.Carstenbothe.de

SurviCamp
Survival-, Krisentrainings-, Bushcraft- und Fluchtseminare
www.survicamp.de

Team-Survival
Survival- und Preppertraining
www.team-survival.de

Wildnisschule Weltenwandler
Wildnis- und Survivalkurse
www.weltenwandler-wildnis.de

Wasserreinigung

Egal ob großer Wasserfilter, kompakter Wanderfilter oder Wasserreinigungstabletten. Ohne Wasser geht gar nichts.

Berkey
www.berkeywater.com

Katadyn
www.katadyn.com

Sawyer
www.sawyereurope.com

Kochutensilien

Viele Geräte und Materialien erhalten Sie nicht in Ihrem örtlichen Baumarkt. Hier sind einige weitere Adressen.

Esbit
Deutsche Traditionsmarke für das Kochen in Extremsituationen.
www.esbit.de

Kelly Kettle
Die berühmte Sturmkanne aus Westirland, mit der man binnen kürzester Zeit aus jeder Art von brennbarem Material Wasser kochen kann.
www.kellykettle.com

la.va
Der Marktführer, wenn es um das Vakuumieren und Einschweißen geht.
www.la-va.com

Petromax
Liefert Feuertöpfe, Raketenöfen, Sturmlampen und diverses Zubehör für das Kochen am Feuer.
www.Petromax.de

Profagus
Nachhaltig hergestellte Buchenholz-Holzkohle aus Deutschland.
www.Profagus.de

Ramster
Neben Holzbacköfen und Flammkuchenöfen der Hersteller der Cowboy-Küche.
www.holzbackofen.de

Römeröfen
Schöne Holzöfen, mit denen man nicht nur heizen, sondern auch kochen kann.
www.roemerofen.de

RUMO BBQ GmbH
Liefert Dutch Oven von Lodge und diverses Zubehör für das Kochen mit Feuer.
www.rumo.de

solarkocher.info
Informationen und Kaufberatungen für Solarkocher.
www.solarkocher.info

Trangia
Das traditionsreiche schwedische Unternehmen hat sich auf die Herstellung von Sturmkochern spezialisiert.
www.trangia.se/en

Weck
Die altbewährten Gläser zum langfristigen Einmachen.
www.weck.de

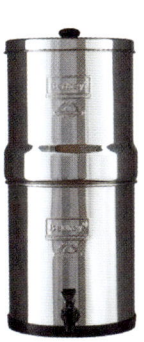

Empfohlene Lektüre

Es gibt sehr viele nützliche Bücher, Zeitschriftenartikel und Webseiten. Nicht alle legen ihren Schwerpunkt auf die Krisenvorsorge, aber vermitteln dennoch nützliche Praktiken wie beispielsweise Gärtnern, Bienenzucht, Schnapsbrennen oder Vorratshaltung.

Survival

Biologische und chemische Gefahren: Überlebensstrategien für den Ernstfall
Hoppenrath, Detlev
Pietsch

Bushcraft: Das Buch vom Waldhandwerk
Fischer, Sepp
Pietsch

Bushcraft-Projekte für Garten und Wald
Beauvais, Michel
Heel Verlag

Checkliste Krisenvorsorge: Konkret gerüstet für den Notfall - Finanzielle Vorsorge - Essen und Trinken - Hygiene - Gesundheit - Sicherheit
Adam, Birgit
Trinity-Verlag

Das große Buch der Überlebenstechniken
Buzek, Gerhard
Nikol

Das Prepper-Handbuch: Krisen überleben
Dold, Walter
Pietsch

Der große NATIONAL GEOGRAPHIC Survival Guide
Wiseman, John
NG Buchverlag GmbH

Draußen (über)leben
Grylls, Bear
Piper Taschenbuch

Im Wald. Das Bushcraft- und Outdoor-Handbuch
Nyman Ingemar; Lecareux, Loic
Heel Verlag

Lexikon des Überleben. Handbuch für Krisenzeiten
Lichtenfels, Karl Leopold von
Anaconda Verlag

Outdoor-Survival nur mit dem Messer
Vogel, Johannes
Pietsch

Schweizer Taschenmesser: Camping & Outdoor Survival Guide
Lynch, Bryan
Heel Verlag

Survival Hacks: Draußen überleben mit Alltagsgegenständen
Stewart, Creek
books4success

Survival-Guide: Dieses Buch könnte Ihr Leben retten
Towell, Colin
DK Verlag Dorling Kindersley

Survival-Handbuch Naturkatastrophen
Faermann, Matthias
Reise Know-How Verlag

Survival-Lexikon für die Hosentasche: Mit Zeichnungen von Julia Klaustermeyer
Nehberg, Rüdiger
Piper Taschenbuch

Überleben in der Natur: Der Survival-Guide für Europa und Nordamerika
Konarek, Lars
Stocker

Überleben in Krisen- und Katastrophenfällen: Ein Handbuch für jedermann. Das Survival-Wissen der Spezialeinheiten
Konarek, Lars
Stocker

Überleben in Natur und Umwelt: Mit einfachen Mitteln Gefahren meistern; Sichere Orientierung, Nahrung und Lagerstätten in jedem Gelände
Dombrowski, Carsten
Walhalla

Überleben ohne Flatrate und Coffee To Go: Vom Hinterhof-Beet bis zum Bunkerbau
MacWelch, Tim
Pietsch

Überleben ums Verrecken: Das Survival-Handbuch
Nehberg, Rüdiger
Piper Taschenbuch

Urban Prepper: Krisen überleben in der Stadt
Dold, Walter
Pietsch

Gartenarbeit und Selbstversorgung

365 Tage Permakultur: Immerwährender Garten-Kalender (Land & Werken)
Elger, Robert
Heel Verlag

Anders gärtnern: Permakultur-Elemente im Hausgarten
Rusch, Margit
ÖKobuch

Bienen züchten in der Stadt: Urban beekeeping - Imkern leicht gemacht (Land & Werken)
Broissia de, Gaëlle; Desodt, Julien
Heel Verlag

Das große Buch der Selbstversorgung: Erneuerbare Energien nutzen, Obst und Gemüse anbauen, Nutztiere halten, Einlegen, Einkochen und Räuchern, Naturheilmittel und mehr
Strawbridge, Dick; Strawbridge, James
DK Verlag Dorling Kindersley

Der Selbstversorger: Mein Gartenjahr: Säen, pflanzen, ernten
Storl, Wolf-Dieter
Gräfe und Unzer Verlag

Die Selbstversorgerfamilie: Unser Hof in Schweden - Rezepte für ein einfaches Leben
Haerel, Nadine
Cadmos Verlag

Es geht auch einfach!: Gärtnern für Selbstversorger mit wenig Zeit und wenig Platz
Diez, Otmar
Franckh Kosmos Verlag

Essbare Wildpflanzen: Erkennen, Sammeln, Genießen (Land & Werken)
Baer, Daniel; Gardón Diego
Heel Verlag

Kleine grüne Archen: Passivsolare (Erd-)Gewächshäuser selbst gebaut
Lorenz-Ladener, Claudia
Ökobuch

Kompost-Toiletten für Garten und Freizeit: Sanitärtechnik ohne Wasser und Chemie
Berger, Wolfgang
Ökobuch

Naturkeller: Neubau und Umbau von Räumen zur Frischlagerung von Obst und Gemüse
Lorenz-Ladener, Claudia
Ökobuch

Nützlinge im Garten – anlocken, ansiedeln, einsetzen: mit Bauanleitung Insektenhotel (Land & Werken)
Kopp, Ursula
Heel Verlag

Permakultur leicht gemacht: Selbstversorgung im Einklang mit der Natur (Land & Werken)
Elger, Robert
Heel Verlag

Pflanzliche Notnahrung: Survivalwissen für Extremsituationen
Vogel, Johannes
Pietsch

Selbstversorgt - Das Startprogramm für Einsteiger
Kluth, Silke
Gräfe und Unzer Verlag

Selbstversorgt durch die kalte Jahreszeit: Sorten, Kultur, Pflege, Rezepte
Hasskerl, Heide
Stocker

Selbstversorgt!: Gemüse, Kräuter und Beeren aus dem eigenen Garten
Hasskerl, Heide
Stocker

Selbstversorgung aus dem Garten: Wie man seinen Garten natürlich bestellt und gesunde Nahrung erntet
Seymour, John
Urania

Trinkwasserversorgung in Extremsituationen: Survivalwissen für Notfälle und auf Reisen
Vogel, Johannes
Pietsch

Unsere essbaren Wildpflanzen: Bestimmen, sammeln, zubereiten
Beiser, Rudi
Franckh Kosmos Verlag

Wohllebens Anleitung für Selbstversorger: Nachhaltiges Wissen über Garten und Stall
Wohlleben, Miriam; Wohlleben, Peter
Verlag Eugen Ulmer

Zwerghühner – Ideale Tiere für jeden Garten
Gutjahr, Axel
Heel Verlag

Konservieren

399 x einlegen und einkochen: Marmelade, Gemüse, Sauerkraut, Fleisch und mehr einmachen
Quirini, Cosima Bellersen
Verlag Eugen Ulmer

Ab in den Vorratsschrank: Heimisches Obst und Gemüse köstlich hausgemacht
Reader's Digest: Verlag Das Beste GmbH (Hg.)

Das 1 x 1 des Einkochens: Einrexen & Einwecken leicht gemacht
Tomsich, Nikolaus
Stocker

Das Buch vom Räuchern
Fischer-Rizzi, Susanne
AT Verlag

Das kleine feine Einmachbuch: Das Beste aus allen Jahreszeiten im Glas
Kosten, Stephanie
DK Verlag Dorling Kindersley

Die Einkoch-Bibel. 350 x Marmeladen, Gelees, Chutneys, Säfte & Co
Zeni, Ulrich Jakob
Löwenzahn Verlag

Die Hausschlachtung: Wurst, Schinken, Braten, Sülze (Land & Werken)
Bothe, Carsten
Heel Verlag

Einfach Dörren & Trocknen: 100 Rezepte mit Obst, Gemüse, Fleisch, Nüssen und mehr
Keogh, Michelle
Verlag Eugen Ulmer

Einmachen & Fermentieren: Einfache Rezepte für Sauerkraut, Kimchi & Co.
Casparek, Petra Casparek
Gräfe und Unzer Verlag

Fleisch einkochen: Sauerfleisch, Sulzen, Rillettes, Corned Beef & Co
Sievers, Gerd Wolfgang
Leopold Stocker Verlag

Hausschlachten: Traditionelles Schlachten, Zerlegen, Wursten
Gahm, Bernhard
Verlag Eugen Ulmer

Heimat im Glas: Vergessene Köstlichkeiten - Wiederentdeckte Rezepte zum Verarbeiten und Einmachen von Obst, Gemüse und Kräutern aus dem Garten
Wattenbach, Daniela
Südwest Verlag

Käse selbermachen in nur 1 Stunde: Frischkäse, Ricotta, Halloumi, Burrata, u.v.m.
Lucero, Claudia
Heel Verlag

Ländliche Vorratshaltung: Einmachen – Kochen – Konservieren (Land & Werken)
Bothe, Carsten
Heel Verlag

Marmelade, Konfitüre & Gelee: einfach, lecker, hausgemacht (Land & Werken)
Pastier, Minouche; Blin, Aglaé
Heel Verlag

Natürlich konservieren: Die 250 besten Rezepte, um Gemüse und Obst möglichst naturbelassen haltbar zu machen
Vivante, Terre (Hg.)
Ökobuch

Schnäpse und Liköre: Brennen, Ansetzen, Verschenken (Land & Werken)
Bothe, Carsten
Heel Verlag

Selbst räuchern: Fleisch, Fisch und Geflügel (Land & Werken)
Sartor, Maria
Heel Verlag

Speisekammer: Vorräte einfach selbst gemacht Über 350 Rezepte
Eisenman Frisk, Lisa; Eisenman, Monica
Hölker Verlag

Trocknen und Dörren mit der Sonne: Bau und Betrieb von Solartrocknern
Lorenz-Ladener, Claudia
Ökobuch

Vorrat halten: Einkaufen, Kühlen, Gefrieren, Einmachen, Lagern, Trocknen und Dörren, Einsalzen, Räuchern, Alkoholische Gärung
Rust, Hildegard
Knürr

Wildverwertung praktisch: Wildbret schnell und erfolgreich vermarkten (Land & Werken)
Bothe, Carsten
Heel Verlag

Wursten leicht gemacht: Technik, Rezepte, Genuss (Land & Werken)
Bothe, Carsten
Heel Verlag

Kochen ohne Strom

Camping Kochbuch
Bothe, Carsten
Heel Verlag

Das große Dutch Oven Buch
Bothe, Carsten
Heel Verlag

Das Holzbackofen-Kochbuch: Rezepte für leckere Pizzen und Brote, für Fleisch- und Fischgerichte, Kuchen und Süßspeisen
Jones, Holly; Jones, David
Ökobuch

Die Feuerplatte
Eckert, Udo
Heel Verlag

Die ganze Welt des Spießgrillens: Tramontina
Bothe, Carsten
Heel Verlag

Draußen backen: Das Petromax Outdoor-Backbuch
Bothe, Carsten
Heel Verlag

Draußen kochen: Das Petromax Outdoor-Kochbuch
Bothe, Carsten
Heel Verlag

Einfach draußen kochen mit dem Hobo: Das Bushcraft Essentials-Kochbuch
Vogel, Johannes
Pietsch

Feuerfest: Kochen und Grillen mit Freunden am Feuer
Hartl, Lisana
Hädecke Verlag

Feuerküche: Genussvoll kochen über offenem Feuer. Kochtechniken, Feuerarten und Rezepte
Bay, Chris; Di Muro, Monika u.a.
AT Verlag

Grillen Argentinisch: Die sieben Feuer Patagoniens
Mallmann, Francis
Heel Verlag

Holzbacköfen im Garten: Bauanleitungen für Lehm- und Steinöfen Mit vielen Brat- und Backrezepten
Rascher, Manfred
Ökobuch

Holzbackofen: Aufbau, Praxis und Rezepte
Jaeger, Rudolf
Heel Verlag

Holzbackofen: Die besten Rezepte zum Braten, Grillen, Backen
Taylor, Genevieve
Heel Verlag

Kochen 1 aus Rucksack und Packtasche
Boll, Nicola
Conrad Stein Verlag

Kochen in der Jagdhütte (Land & Werken)
Bothe, Carsten
Heel Verlag

Kochen ohne Küche: 140 erprobte Rezepte für unterwegs
Richter, Ulrike; Albus, Ulrich
Delius Klasing Verlag

Kochen ultraleicht: Ausrüstung • Proviant • Rezepte
Kuhn, Stefan
Conrad Stein Verlag

Lagerfeuerküche: Grillen, Kochen, Backen auf offener Flamme
Bothe, Carsten
Heel Verlag

Outdoor Kochen: Das Lagerfeuer-Kochbuch. 95 Gerichte für draußen
Ekstedt, Niklas
NG Buchverlag GmbH

Wilde Küche: Das grosse Buch vom Kochen am offenen Feuer
Fischer-Rizzi, Susanne; Mader, Sabine u.a.
AT Verlag

Für Kinder

Allein im Wald: Survival für Kinder
Politano, Colleen
Conrad Stein Verlag

Erste Hilfe mit Globi: Ein Lernbuch für Kinder
Alves, Katja
Globi-Verlag

Gibt es ein Leben nach dem Tod?: Kinder fragen - Forscherinnen und Forscher antworten
Biesinge, Albert; Kohler-Spiegel, Helga
Kösel-Verlag

Hey, kleiner Kämpfer: Ein Buch über Angst
Young, Karen
Carl-Auer Verlag GmbH

Kinderwerkstatt Wildpflanzenküche. Mit Kindern sammeln, kochen, die Natur erleben
Tanner, Violette
AT Verlag

Nur Mut! Das kleine Überlebensbuch: Soforthilfe bei Herzklopfen, Angst, Panik & Co.
Croos-Müller, Claudia
Kösel-Verlag

Powerbook - Erste Hilfe für die Seele
Krüger, Andreas
Elbe & Krüger Verlag GbR

Schnitzen mit dem Schweizer Taschenmesser: 43 spannende Projekte
Lubkemann, Chris
Heel Verlag

Survival-Handbuch Naturkatastrophen
Kuhlmeier, Antje (Übersetzer)
arsEdition

Wald – Dein größtes Abenteuer
Walmsley, Naomi; Westall, Dan
Heel Verlag

Was mach ich nur mit meiner Trauer?: Emotionale Entwicklung für Kinder ab 5
Geisler, Dagmar
Loewe Verlag GmbH

Wildes Naturhandwerk: Werken, Pflanzenwissen und Wildkräuterküche mit Kindern im Jahreskreis
Simeoni, Sabine
AT Verlag

Wildnis erleben: Praktische Anleitungen für Outdoor-Aktivitäten mit Kindern und Jugendlichen
Danks, Fiona
AT Verlag

Yussef und die Erinnerungsgeister: Kindern und Jugendlichen PTBS erklären
Zeltner, Susanne; Tschirren, Barbara
BALANCE Buch + Medien Verlag

Erste Hilfe und Gesundheit

Erste Hilfe für Babys und Kinder: So reagieren Sie im Notfall richtig
Malteser (Hg.)
DK Verlag Dorling Kindersley

Erste Hilfe für traumatisierte Kinder - Mit einem Vorwort von Luise Reddemann
Krüger, Andreas
Patmos Verlag

Erste Hilfe unterwegs – effektiv und praxisnah: Fundiertes medizinisches Basiswissen für Laien und Experten
Wirth, Armin
Reise Know-How Verlag

Erste-Hilfe-Handbuch. Wissen, Ratschläge, Selbsthilfe
Malteser (Hg.)
DK Verlag Dorling Kindersley

Kinder und Trauma: Was Kinder brauchen, die einen Unfall, einen Todesfall, eine Katastrophe, Trennung, Missbrauch oder Mobbing erlebt haben
Eckardt, Jo
Vandenhoeck & Ruprecht

Medizin Survival: Überleben ohne Arzt
Nehberg, Rüdiger
Piper Taschenbuch

Outdoor- und Survivalmedizin: Selbstbehandlung in Extremsituationen
Vogel, Johannes
Pietsch

Schnelle Hilfe für Kinder: Notfallmedizin für Eltern - Das von Kinderärzten empfohlene Standardwerk
Ribbeck von, Janko
Kösel-Verlag

Wo es keinen Arzt gibt – Medizinisches Handbuch zur Hilfe und Selbsthilfe: Diagnose, Medikamente, Malaria-Prophylaxe, Impfungen, Hygiene, Ernährung.
Werner, David
Reise Know-How Verlag

Magazine

Bienen und Natur

Food&Farm – Wissen, was man isst

Gemüse – Das Magazin für den professionellen Gemüsebau

K-ISOM

kraut&rüben

Messer Magazin

mixtipp-Spezial: Keimfrei - Desinfektionsmittel, Heilmittel & Corona-Killer aus dem Thermomix®

mixtipp-Spezial: Kinderspielzeug - Kreide, Knete, Spielsand & Co. aus dem Thermomix®

mixtipp-Spezial: Vorratshaltung & Krisenküche - Leckere Gerichte in schweren Zeiten aus dem Thermomix®

Quicumque – Zeitschrift für moderne Selbstversorgung und autarkes Leben

Survival Magazin

Tactical Gear

VISIER Special 89 „Prepping & Krisenvorbereitung"

Webseiten

https://forum.urban-prepping.de
Deutschsprachiges Forum für Bushcraft, Urbansurvival, Prepping und Krisenvorbereitung

NINA
Hier handelt es sich um keine Webseite, sondern um die Warn-App des Bundes vom Bundesamt für Bevölkerungsschutz und Katastrophenhilfe. NINA steht für „Notfall-Informations- und Nachrichten-App".

www.bafa.de
Die Webseite des Bundesamtes für Wirtschaft und Ausfuhrkontrolle informiert über Förderprogramme für Privatpersonen

www.bbk.bund.de
Die Website des Bundesamts für Bevölkerungsschutz und Katastrophenhilfe. Hier erhalten Sie aktuelle Informationen zu Themen rund um den Zivilschutz und können kostenlos die Broschüre „Ratgeber für Notfallvorsorge und richtiges Handeln in Notsituationen" herunterladen.

www.bushcraft-deutschland.de
Outdoor-, Bushcraft- und Survivalforum

www.bushcraft-germany.com
Forum für angewandtes wildes Wissen – Bushcraft, Survival, Selbstversorgung

www.katwarn.de
Warn- und Informationssystem, das die Bevölkerung über Unglücksfälle wie Großbrände oder Wirbelstürme informiert

www.kfw.de
Bietet Förderkredite und Förderprogramme für Unternehmen und Privatpersonen

www.outdoorseiten.net
Deutschsprachiges Forum für Outdoorsport, Wandern, Bergsteigen, Klettern, Radreisen, Kanu, Kajak und Survival

www.previval.org
Österreichisches Prepper-Forum

www.selbstversorger.de
Bietet einen Einstieg und Vertiefung in die Welt des Nutzgartens, der Tierhaltung und Verarbeitung von Lebensmitteln

www.selbstversorger.info
Informationswebseite und Blog rund um das Thema Selbstversorgung

www.selbstversorgerland.de
Richtet sich an Prepper, Puristen und Selbstversorger, die Freude am Selbermachen, Entdecken von Neuem und Wiederentdecken von Vergessenem haben

www.team-survival.de/
Deutsches Forum für Survival- und Überlebenstraining

Checklisten

Schnell ist mal etwas vergessen und kann in einer Krisensituation das Zünglein an der Waage ausmachen, ob es gut oder nicht so gut ausgeht. Hier eine kleine Checkliste, die mit persönlichen Dingen vervollständigt werden sollte und als Ergänzung der behandelten Kapitel dienen soll:

Dokumentenmappe

- [ ] Haben Sie sich überlegt, welche Dokumente Sie unbedingt brauchen?
- [ ] Haben Sie von den wichtigsten Dokumenten Kopien angefertigt und ggf. beglaubigen lassen?
- [ ] Sind alle Dokumente in Ihrer Dokumentenmappe so geordnet, dass auch eine andere Person mühelos Ihr Ordnersystem durchschaut?
- [ ] Steht die Dokumentenmappe griffbereit in der Nähe der Tür bzw. ist mühelos erreichbar?

Wasser

- [ ] Haben Sie genügend Trinkwasser für alle Familienmitglieder im Haus?
- [ ] Haben Sie an die Wasserversorgung Ihrer Haustiere gedacht?
- [ ] Haben Sie an zusätzliches Wasser zum Abwaschen und für die Körperhygiene gedacht?

Lebensmittel

- [ ] Haben Sie genügend Lebensmittel für mind. 10 Tage vorrätig?
- [ ] Haben Sie eine Inventur durchgeführt und können auf diese Liste jederzeit zurückgreifen?
- [ ] Haben Sie bereits aus Ihrem Vorrat Gerichte für Ihre Familie gekocht und notiert, was gut und weniger gut ankam?

Erste Hilfe und Gesundheit

- [ ] Haben Sie einen Erste-Hilfe-Kasten immer griffbereit?
- [ ] Haben Sie den Erste-Hilfe-Kasten mit Ihren persönlichen Medikamenten ergänzt?
- [ ] Haben Sie an die Pinzette gedacht?
- [ ] Haben Sie an die Haut- und Wunddesinfektion gedacht?
- [ ] Haben Sie an Salben gegen Sonnenbrand gedacht?
- [ ] Haben Sie an ausreichend Mittel gegen Erkältung eingepackt?
- [ ] Haben Sie an ein Mittel gegen Durchfall gedacht?
- [ ] Haben Sie an verschieden starke Schmerzmittel gedacht?

Rund ums Haus

- [ ] Ist ein gut sortierter Werkzeugkasten im Haus?
- [ ] Haben Sie an ein Radio mit Batterie- oder Kurbelbetrieb gedacht?
- [ ] Ist der Keller und Speicher entrümpelt, um bei einem Brand die Gefahr zu minimieren?

- ☐ Haben Sie genügend Rauchmelder installiert und ggf. an einen CO_2-Melder gedacht?
- ☐ Sind Feuerlöscher und Löschdecken problemlos greifbar?
- ☐ Haben Sie alle Batterien kontrolliert und einen Vorrat angelegt?
- ☐ Sind Kerzen, Laternen, Taschenlampen, Streichhölzer und Feuerzeuge griffbereit?
- ☐ Haben Sie an alternative Heizgelegenheiten gedacht?
- ☐ Ist Ihr Auto immer mindestens zur Hälfte getankt?
- ☐ Haben Sie alles im Auto, was Sie für einen Notfall brauchen könnten (vgl. Seite 52)?
- ☐ Sind empfindliche elektronische Geräte ausreichend gegen Überspannung geschützt?
- ☐ Haben Sie mit Ihren Kindern über mögliche Gefahren gesprochen und eine Trockenübung gemacht?
- ☐ Haben Sie alles für Ihre Haustiere griffbereit, falls es zu einer Evakuierung kommt (vgl. Seite 70)?
- ☐ Haben Sie einen Ernteplan für Ihren Garten erstellt bzw. die Sprossenzucht ausprobiert?
- ☐ Haben Sie sich mit dem Kochen ohne Strom beschäftigt?
- ☐ Haben Sie sich mit Müllvermeidung beschäftigt?

Hygiene

- ☐ Haben Sie eine Notfalltoilette gekauft bzw. gebaut?
- ☐ Haben Sie ausreichend Haushalts- und Toilettenpapier?
- ☐ Haben Sie an Seife, Zahnbürste und Desinfektionsmittel gedacht?
- ☐ Sind Müllbeutel und Einweghandschuh in größeren Mengen verfügbar?
- ☐ Haben Sie an Einweggeschirr- und Besteck gedacht?
- ☐ Haben Sie eine alternative Möglichkeit, um Wäsche zu waschen?

Persönliche Checkliste

- ☐ ....
- ☐ ....
- ☐ ....
- ☐ ....
- ☐ ....
- ☐ ....
- ☐ ....
- ☐ ....
- ☐ ....
- ☐ ....
- ☐ ....

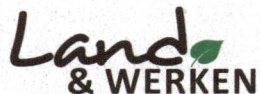

Weitere Empfehlungen für Sie

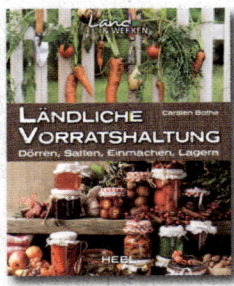

ISBN: 978-3-95843-179-9
€ (D) 9,99

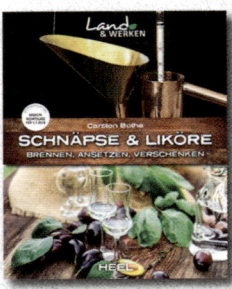

ISBN: 978-3-95843-579-7
€ (D) 14,99

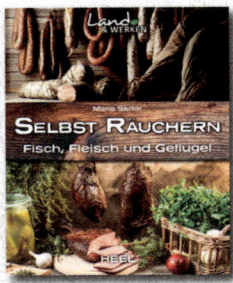

ISBN: 978-3-95843-327-4
€ (D) 14,99

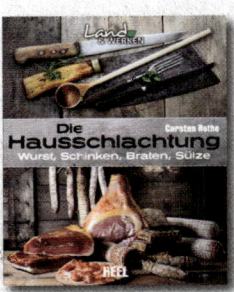

ISBN: 978-3-86852-685-1
€ (D) 19,99

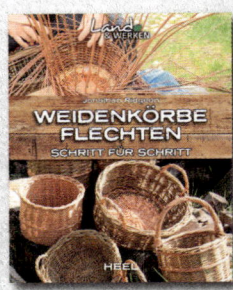

ISBN: 978-3-95843-364-9
€ (D) 16,99

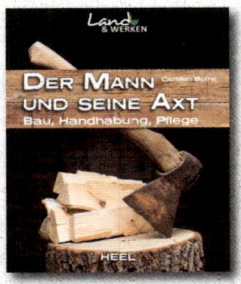

ISBN: 978-3-95843-177-5
€ (D) 9,99

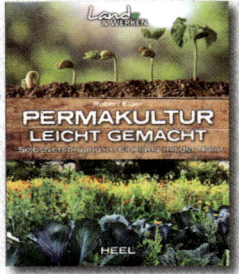

ISBN: 978-3-95843-580-3
€ (D) 9,99

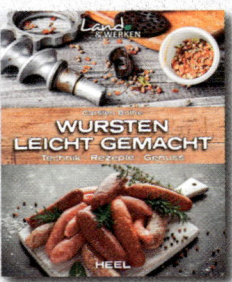

ISBN: 978-3-95843-771-5
€ (D) 16,99

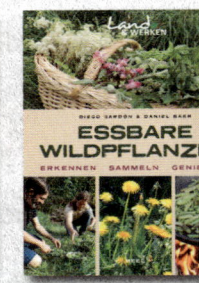

ISBN: 978-3-95843-477-6
€ (D) 14,99

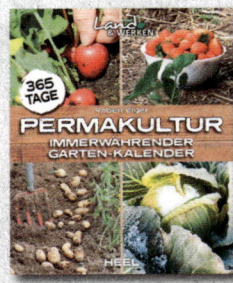

ISBN: 978-3-95843-950-4
€ (D) 12,99

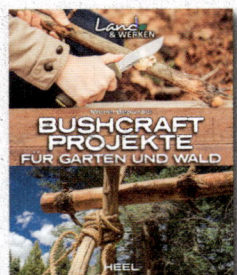

ISBN: 978-3-95843-952-8
€ (D) 12,99

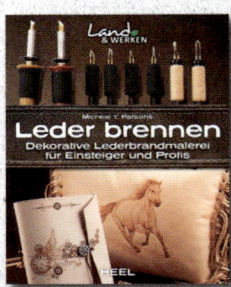

ISBN: 978-3-96664-010-7
€ (D) 16,99

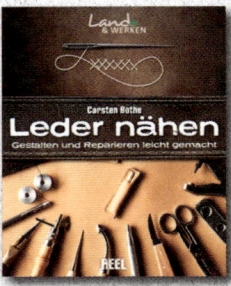

ISBN: 978-3-95843-180-5
€ (D) 12,99

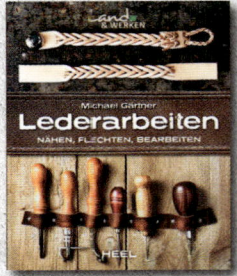

ISBN: 978-3-95843-493-6
€ (D) 14,99

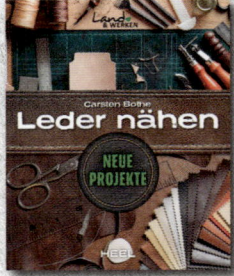

ISBN: 978-3-96664-124-1
€ (D) 12,99

Bestellen Sie bei: VSB – Verlagsservice Braunschweig
Bestelleingang: Tel.: 0531 7088560 | Fax: 0531 708601
bestellung@vsb-service.de

Bildnachweis

© -VICTOR-/iStock.com, 52 (row 1 l. & r., row 2, row 3 l. & r., row 5 c. & r.); © 221A/iStock.com, 25; © adisa/iStock.com, 54 (wool blanket); © ajafoto/iStock.com, 98; © AK-DigiArt/stock.adobe.com, Streichhölzer (155); © akepong/iStock.com, 83 b.; © alexlmx/stock.adobe.com, (141); © akinshin/ iStock .com, 151 (toothbrush); © alkimsarac/iStock. com, 46 (level); © AlonzoDesign/iStock.com, 70 (row 1 r., row 2 l. bone & r.); © Alter_photo/iStock.com, 31 (oatmeal); © andov.stock.adobe.com, (35); © Antagain/iStock.com: 7 (cockroach), 112 (mouse) © appleuzr/iStock.com, 12 (row 1 l. & r., row 2 l. & c., row 3), 52 (row 1 c.), 70 (row 1 l., l.c. & r.c.; row 2 r.c.); © AWSeebaran/iStock.com, 46 (goggles); © Azaze11o/iStock.com: 12 (row 2 r.); © Baloncici/iStock. com, 76 (brown mittens); © baona/iStock.com, 128; © Barbara Pheby/stock.adobe.com, Handtuch (155); © BasSlabbers/iStock.com, 88 t.; © Bet_Noire/iStock. co, 54 (sunscreen); © BlakeDavidTaylor/iStock.com, 102 (cream soup); © bobey100/iStock.com, 109 (garbage can); © Bombaert/iStock.com, 147; © bonetta/iStock. com, 76 (socks l.); © BrandeeMeier/iStock.com, 54 (poncho); © BWFolsom/iStock.com, 31 (canned fruit), 102 (potatoes, veggies); Carolyn Eckert, 6 (binder), 10, 90 l., 151; © Сергей Голуб/stock.adobe.com, Toilettenpapier (U1, 134); © cheche22/iStock.com, 102 (black beans); © chictype/ iStock.com, 39 (pen); © chrisbrignell/iStock.com, 95 (CO alarm r.); © Christian-P. Worring/stock.adobe.com, Panzerband (159 u.); © Coprid/iStock.com, 39 (bucket); Courtesy of Lehman's: 130 r.; © Cpro/stock.adobe.com, Stahlwolle (155); © CROCOTHERY/stock.adobe.com, (132); © cynoclub/iStock. com, 68; © DebbiSmirnoff/iStock.com, 39 (mason jar); © deepblue4you/iStock.com, 151 (notepad); © dehooks/iStock.com, 95 (CO alarm l.); © delectus/iStock.com, 129; © detailfoto/stock.adobe.com, (59); © DonNichols/iStock.com, 109 (trash bags); © epantha/iStock.com, 112 (moth); © Erpeewee/iStock.com, 144; © exopixel/iStock.com, 102 (peas); © FeelPic/iStock.com, 131; © Floortje/iStock.com, 7 & 99 (pancake); © GaryAlvis/iStock.com, 109 (counter top composter); © Gina Sanders/stock.adobe.com, (116); © GlobalP/iStock.com, 6 (dog); © gokhanaltinigne1907/ iStock.com, 46 (t-square); © golfcphoto/iStock.com, 7 (matches); © hecke71/stock.adobe.com, (91 u.); © herreid/iStock.com, 145; © Henry Kuhtz/stock.adobe.com, (121 u.); © igorsm8/ iStock.com, 30 t.r.; © Issaurinko/iStock.com, 76 (hat b.l.); © JamesBrey/iStock.com, 114; © Janine Lamontagne/iStock .com, 7 & 146 (ice water), 151 (water bottle); © jayfish/ iStock.com, 109 (burn barrel); © jenifcto/iStock.com, 67; © Jennbang/Dreamstime.com, 22; © JonasSanLuis/iStock.com, 6 & 56 (fire extinguisher); © Jumoobo/iStock.com, 151 (phone charger); © kapulya/iStock.com, 125 (row 3 l.); © karandaev/iStock.com, 127; © KariDesign/stock.adobe.com, 27 (o.); © khvost/iStock.com, 151 (shirt); © kiboka/iStock.com, 121 o.; © kickstand/ iStock.com, 65; © Kobyakov/iStock.com, 46 (tape); © Kolesnikov Vladimir/Shutterstock, 19 (cat); © lamyai/ iStock.com, 112 (ants); © LeventKonuk/iStock.com, 31 (herbs & spices); © lisafx/iStock.com, 142; © LotusWorks/iStock .com, 20 (towelettes); © LucianoBibulich/iStock.com, 76 (hat t.c.), 88 (tools); © lushik/iStock.com, 12 (row 1 c.), 41 (bottom-all), 70 (row 1 c., row 2 l. bowl); © m.u.ozmen/stock.adobe.com, (148 l.); © ma-k/iStock.com, 93; © Madeleine_Steinbach/iStock.com, 102 (broth); © marekuliasz/iStock.com, 75; © mawielobob/ iStock.com, 76 (hat t.l., c.l.); © mayamo/iStock.com, U4, 31 (rice); © Michal Sanca/Shutterstock, 19 (men); © Mike Mareen/stock.adobe.com, (74); © MileA/ iStock.com, 56 & 95 (smoke detector), 73; © MKucova/ iStock.com, 103; © moj0j0/Shutterstock, 19 (dog); © mtreasure/iStock.com, 110 b.; © NadiaCruzova/iStock. com, 31 (bottled juice); © New Africa/stock.adobe.com, (62); © Nirad/iStock.com, 100; © NLAURIA/iStock.com, 102 (tuna); © NosUA/iStock.com, 105; © NYS444/iStock.com, 54 (ground cloth); © nyvltart/iStock.com, 125 (row 3 c.); © Okea/iStock .com, 164 b.; © okrasiuk/stock.adobe.com, (85 o.); © oonal/iStock.com, 11; © pal1983/iStock .com, 6 & 76 (blue mittens); © Petr Jilek/Dreamstime .com, 109 (composter); © phive2015/iStock.com, 77 b.; © Picsfive/iStock.com, 124 (toilet paper); © Piotr Polaczyk/iStock.com, 77 t., 164 t.; © prill/iStock.com, 54 (space blanket); © REKINC1980/iStock.com, 64; © rdnzl/stock.adobe.com, Panzerband (155); © rickszczechowski/iStock.com, 46 (pipe wrench); © sauletas/iStock.com, 46 (miter box); © scol22/ iStock.com, 20 (diapers); © Sergey Skleznev/iStock.com, 137 (combo lock); © Shenki/iStock.com, 139; © Shootdiem/iStock .com, 102 (noodles); © sinankocaslan/iStock.com, 76 (gloves); © skodonnell/iStock.com, 113; © smartstock/ iStock.com, 20 (hand sanitizer); © soulcld/iStock.com, 52 (row 3 c., row 4 l. & c., row 5 l.); © Steve Debenport/ iStock.com, 61 (top), 109 (recycle bin), 151 (coins); © SteveCollender/iStock.com, 162; © stocksnapper/ iStock.com, 20 (socks); © subjug/iStock.com, 33 (bottom); © Tarzhanova/iStock.com, 7 & 124 (glove), 76 (socks r.); © tongwongboot/iStock.com, 20 (dishes); © TPopova/iStock.com, 7 (whistle); © UroshPetrovic/ iStock.com, 53, 88 (gloves); © vaitekune/iStock.com, 85 (u.); © ViktorCap/iStock.com, 94 l.; © vinodkumarm/ iStock.com, 96; © vintagerobot/iStock.com, 126; © Watcha/iStock.com, 54 (kitty litter); © winyuu/iStock .com, 163; © wolv/iStock.com, 94 u.; © wragg/iStock .com, 95 (skillet); © www.berkeyfilters.com, 27 b. & 165 b.; © www.campingaz.com, Gaskartusche (U1); © www.nestle-marktplatz.de, Ravioli (U1); © YinYang/Getty Images, 36, © yoepro/iStock. com, 148 r.;

Hoffe auf das Beste, doch sei auf das Schlimmste vorbereitet

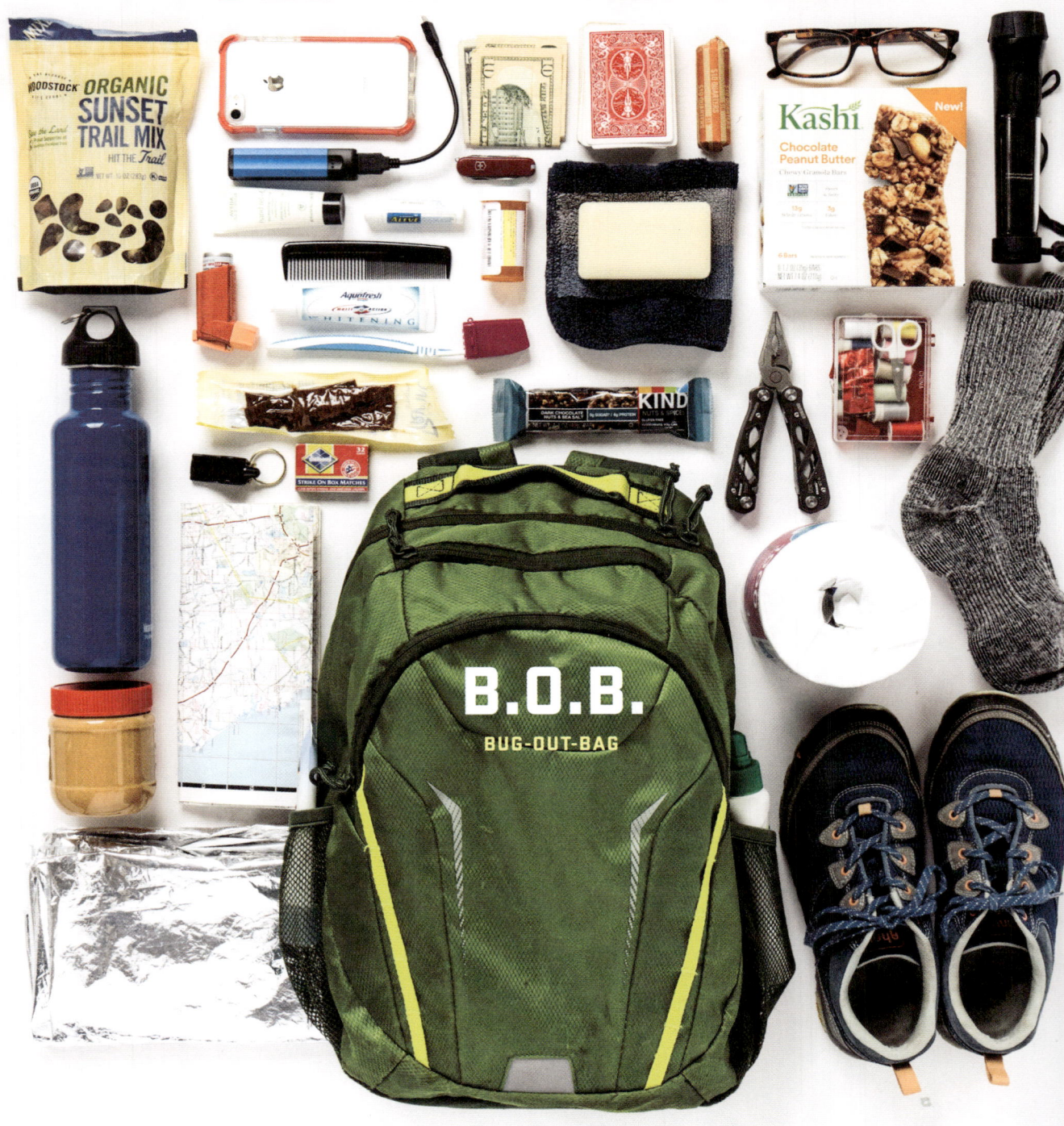